医药高等院校创新教材

供高职高专临床医学及其他医学相关专业使用

全科医学概论

主　编　王　仲
副主编　马　力　王　非　张　岳　王长虹
编　者　（按姓氏汉语拼音排序）
　　　　晁　爽（北京清华长庚医院）
　　　　贺凌婕（首都医科大学附属北京友谊医院）
　　　　林　可（重庆医科大学附属大学城医院）
　　　　马　力（首都医科大学附属北京天坛医院）
　　　　钱志勇（长沙卫生职业学院）
　　　　王　非（北京清华长庚医院）
　　　　王　艳（首都医科大学附属北京友谊医院）
　　　　王　仲（北京清华长庚医院）
　　　　王长虹（邢台医学高等专科学校）
　　　　魏学娟（北京市丰台区方庄社区卫生服务中心）
　　　　谢　妍（北京市西城区德胜社区卫生服务中心）
　　　　张　鸣（北京市西城区德胜社区卫生服务中心）
　　　　张　岳（南阳医学高等专科学校）
　　　　朱慧芳（廊坊卫生职业学院）

科学出版社
北　京

内 容 简 介

全书共分为10章，全面系统地阐述了全科医学的观念、体系、临床诊疗和健康服务知识体系。主要内容包括：全科医学概述，以人为中心、以家庭为单位、以社区为范围、以预防为先导的健康照护体系，以及全科医疗工作中的医患关系及临床知识技能等。此外，本书重点对全科医生健康医疗服务能力——居民健康档案建立、急症诊治和慢性病管理，特别是针对包括儿童、孕产妇和老年人群在内的重点人群的健康保健知识、技能进行了全面阐述。本书参考国际、国内全科医学通用教材，兼顾公共卫生观念和临床医疗知识的传授，以提升临床技能为主，以培养基层实用型全科医生为出发点。各章节通俗易懂，深入浅出，图文并茂，方便教学和学生学习之用。

本书可供高职高专临床医学及其他医学相关专业使用。

图书在版编目（CIP）数据

全科医学概论 / 王仲主编. —北京：科学出版社，2023.6
医药高等院校创新教材
ISBN 978-7-03-075477-6

Ⅰ.①全⋯ Ⅱ.①王⋯ Ⅲ.①家庭医学－医学院校－教材 Ⅳ.① R499

中国国家版本馆 CIP 数据核字（2023）第 074830 号

责任编辑：段婷婷 / 责任校对：周思梦
责任印制：赵 博 / 封面设计：涿州锦晖

版权所有，违者必究。未经本社许可，数字图书馆不得使用

科学出版社 出版
北京东黄城根北街16号
邮政编码：100717
http://www.sciencep.com
北京富资园科技发展有限公司印刷
科学出版社发行 各地新华书店经销

*

2023年6月第 一 版　开本：850×1168　1/16
2025年7月第二次印刷　印张：9
字数：272 000
定价：39.80元
（如有印装质量问题，我社负责调换）

前　言

党的二十大报告对新时代新征程上推进健康中国建设作出了新的战略部署，提出"把保障人民健康放在优先发展的战略位置"。这凸显了以人民为中心的发展思想，是推进中国式现代化的重要内涵。这对医药卫生事业提出了更高要求。贯彻落实党的二十大决策部署，积极推动健康事业发展，离不开人才队伍建设。"培养造就大批德才兼备的高素质人才，是国家和民族长远发展大计。"教材是教学内容的重要载体，是教学的重要依据、培养人才的重要保障。本次教材编写旨在贯彻党的二十大报告精神，坚持为党育人、为国育才。

全科医学是一门集公共卫生学、临床医学、预防医学、社会心理学等学科为一体的综合学科。自20世纪80年代以来，全科医学越来越受到全社会和政府的关注，也受到医疗服务工作者的青睐。目前，各大医学院校相继开设全科医学本科生、研究生课程，培养全科医学后备人才。全科住院医师规范化培训、全科转岗培训，也大力推动了全科医师的培养力度。但是，目前我国仍面对全科医师的不足和全科医学发展的不平衡性问题。部分地区全科助理医师仍然充当着全科医疗和公共卫生服务的骨干。为正在开展全科医师的大专院校提供一本有一定深度、符合全科医学和基层卫生服务培养规律的教材是培养合格医师的重中之重。在本教材的设计和书写过程中，为了保证教材的权威性和适用性，我们从全国医学院校汇集了14位全科医学专家，在充分学习、借鉴相关全科医学教材和专著的基础上，配合本教材体系中其他临床医学教材的内容，精心设计、撰写了《全科医学概论》一书。本书读者范畴包括就读全科医学专业及临床医学专业的大专学生、住院医师以及有意服务于全科医学领域的转岗加注全科医师。

本教材从传递全科医学理念和培养全科医疗、公共卫生服务能力入手，阐述了全科医学的概念、家庭与健康、公共卫生服务、临床常见症状及疾病以及急诊急救技能。全书共分为10章，7个专题，分别是：全科医学概论、社区照护、医疗服务与医患关系、健康档案、常见疾病管理、急症处理与转诊、预防保健。与国外全科医学教材不同，本书对社区照护、健康档案和预防保健等内容阐述比较详尽，对临床症状和疾病阐述篇幅略少。其主要原因是在医学生学习过程中，症状学和疾病学内容在临床桥梁课程和其他医学专科的教学中会有更多学习。而健康观念、家庭和社区概念、公共卫生理念在临床医学学习中常常不会涉猎，而这恰恰是未来从事全科医学的医学生必须在早期就了解和掌握，并在未来实践中必会的重点内容。

编　者

2023年3月

配 套 资 源

欢迎登录"中科云教育"平台，**免费**数字化课程等你来！

"中科云教育"平台数字化课程登录路径

电脑端

- 第一步：打开网址 http://www.coursegate.cn/short/3JH96.action
- 第二步：注册、登录
- 第三步：点击上方导航栏"课程"，在右侧搜索栏搜索对应课程，开始学习

手机端

- 第一步：打开微信"扫一扫"，扫描下方二维码

- 第二步：注册、登录
- 第三步：用微信扫描上方二维码，进入课程，开始学习

PPT 课件，请在数字化课程中各章节里下载！

目录

第1章 全科医学概述 ………………………… 1
    第1节 全科医学、全科医生和全科医疗 … 1
    第2节 全科医学的产生与发展 ……………… 4
    第3节 全科医学教育 ………………………… 8
    第4节 全科医学的基本原则、特点和
           人文精神 …………………………… 10

第2章 以人为中心的健康照护 ……………… 18
    第1节 以人为本的照护原则 ……………… 18
    第2节 全科医生的应诊过程 ……………… 20
    第3节 全科医学思维能力 ………………… 23

第3章 以家庭为单位的健康照护 …………… 31
    第1节 家庭概述 …………………………… 31
    第2节 家庭与健康 ………………………… 35
    第3节 家庭基本资料与评估 ……………… 37
    第4节 以家庭为单位的照护 ……………… 41

第4章 以社区为范围的健康照护 …………… 46
    第1节 社区与基层医疗 …………………… 46
    第2节 影响社区人群健康的因素 ………… 48
    第3节 社区诊断 …………………………… 52

第5章 以预防为先导的健康照护 …………… 55
    第1节 临床预防 …………………………… 55
    第2节 健康教育与健康促进 ……………… 63
    第3节 传染病与突发公共卫生事件的
           预防与管理 ………………………… 65

第6章 全科医疗工作中的医患关系与沟通 … 71
    第1节 医患关系的概述 …………………… 71
    第2节 全科医学中的医患关系与临床
           沟通 ………………………………… 73

第7章 居民健康档案的建立与管理 ………… 77
    第1节 居民健康档案概述 ………………… 77
    第2节 居民健康档案的内容 ……………… 79
    第3节 居民健康档案的管理与应用 ……… 81

第8章 常见慢性病的全科医学处理 ………… 90
    第1节 高血压的全科医学处理 …………… 90
    第2节 糖尿病的全科医学处理 …………… 93
    第3节 冠心病的全科医学处理 …………… 97
    第4节 脑卒中的全科医学处理 …………… 100
    第5节 慢性阻塞性肺疾病的全科医学
           处理 ………………………………… 102

第9章 社区常见急症的全科医学处理 …… 105
    第1节 急症的概述 ………………………… 105
    第2节 心肺复苏 …………………………… 106
    第3节 社区常见意外伤害 ………………… 108

第10章 重点人群的保健 …………………… 114
    第1节 社区儿童保健 ……………………… 114
    第2节 社区妇女保健与优生优育指导 …… 120
    第3节 社区老年人保健 …………………… 127
    第4节 临终关怀 …………………………… 136

参考文献 …………………………………… 138

第1章 全科医学概述

第1节 全科医学、全科医生和全科医疗

一、全科医学

（一）全科医学的定义

全科医学（general practice）又称家庭医学（family medicine），是面向个体、家庭和社区，整合临床医学、预防医学、康复医学及医学心理学、人文社会学科相关内容于一体的综合性临床二级学科。全科医学专业领域涉及各种年龄、不同性别、各个器官系统及各类疾病。全科医学主旨强调以人为中心、以家庭为单位、以整体健康的促进和维护为方向的长期负责式照顾，并把个体与群体的健康照顾融为一体。从理解上，"全科医学"的概念侧重于对医生的能力表述，而"家庭医学"的概念侧重于对医疗服务范畴的表述。

（二）全科医学的学科特征

全科医学的学科定位明确、服务人群清晰，有自己独特的知识、技能和理念。但目前全科医学与其他专科有交叉，学科界限有待厘清。

1. 服务定位 全科医学服务内容不仅涉及临床医疗相关内容，而且涉及健康维护、预防医学、心理学、行为科学、医学哲学等学科领域。相较于其他临床专科而言，全科医学的学科范围更宽，涉及全生命周期、全人和疾病的全过程。但单独针对某一个健康（疾病）的个体治疗问题，其服务和研究深度不及专科。这是因为基层医疗配备的资源不同，社区医疗的服务方向不同而导致的，并非全科医学仅仅诊断"轻症"和"慢性病"。全科医学在一定程度上更加注重人群健康，根据服务对象的健康需求将各门相关知识、技能有机地融为一体，向患者提供综合性的服务。

2. 学科知识体系 全科医学是一门独立的临床二级学科，有独立的知识体系。全科医学的知识体系主要包括：以"全人"为对象，以维护健康为目的的全科医疗知识体系；围绕着人群健康的社区医疗、公共卫生、预防保健知识体系；"全人"观念下的医疗服务知识体系等。全科医学的理论精髓包括以患者为中心、以家庭为单位、以社区为基础、以预防为导向的健康照护，同时包括全科医学临床服务的基本技能和服务工具等。除此之外，全科医学的知识体系也包括临床诊疗中常见健康问题的诊断、处理与评价的方法和技术，社区诊断的相关知识等。

3. 临床思维方法 全科医学以现代医学的成果来解释发生在患者身上的局部和整体变化，是具有科学基础的整体论思维方法。这种整体论可以体现在不同层次，包括器官系统、全人、社区等层次。

全科医学提倡以人为中心，以家庭为单位，以社区为基础，提供全面性及连续性的医疗照顾，促进各医学专科的协作，促使患者生理、心理和社会等方面达到健康状态，对患者、家庭、整个社区的健康水平以及医疗政策制订者具有重大影响。

（三）全科医学与其他学科的关系

1. 全科医学与预防医学　尽管全科医学的重点工作之一是预防与保健，但其重点仍然是人的健康与疾病诊治。预防医学的研究重点是环境与健康的关系，强调对抗疾病的预防措施和措施的综合性。在社区诊断和人群健康维护工作中，全科医生需要具备群体预防和公共卫生的基本思想、知识和相关技能，根据国家文件规定的要求和内容、社区居民的特定需要与需求，完成社区范围内的预防医学相关工作，承担相应的预防保健和公共卫生服务任务与职责。

2. 全科医学与中医学　全科医学是西医学的一个临床专科，但在医学观、方法论和基本原则等方面，有相似的哲学基础。全科医学与中医学均研究环境与疾病的关系，重视人的精神活动对健康和疾病的影响，都提倡以预防为主的健康服务。全科医学采用现代科学方法在具体分析研究基础上，建立了系统整体性的方法论。在发展全科医学时，可通过循证医学理念将中医的精华辩证性地引入，为社区居民提供全方位综合性的基层保健服务。

3. 全科医学与社区医学　全科医学属于临床二级学科，其内容和研究目标以个体医疗保健为主，在群体目标上与社区医学完全一致。全科医生是社区中执行社区医学任务的倡导者和带头人，全科医生及其工作团队在社区医学实践中提升群体保健的服务水平，为全科医学在社区的实施奠定坚实基础。

4. 全科医学与社会医学　全科医学吸收社会医学的研究成果，以生物-心理-社会医学模式和新型健康观作为理论基础，在社会大卫生观指导下开展服务。全科医学运用社会医学有关方法，研究满足社区民众卫生服务需求的方法等问题。全科医学使用社会医学的理论、方法与全科医生的日常服务相结合，扩大了社会医学的应用范围并丰富其内涵，提高了社会医学研究成果的可操作性。

5. 全科医学与行为医学　全科医疗服务中的患者教育与行为医学密切相关，行为医学的理论和研究成果在全科医疗服务中得到了广泛的应用，通过健康教育增加患者的遵医行为、改变不良生活习惯等。

二、全科医生

（一）全科医生的定义

全科医生指接受过全科医学专业训练，能够为个人、家庭和社区提供全科医学定义的医疗保健服务，对生命、健康与疾病的全过程、全方位负责式管理的医生。其服务范畴涵盖各个年龄、性别，以及不同的生理、心理、社会层面的健康问题。为家庭提供综合服务的全科医生，也被称为家庭医生。

在医疗服务体系中，很多国家的全科医生是医疗服务系统的"首诊医生"，是患者进入医疗保健系统的"门户"和"引路人"。"primary care doctor"在这些国家被定义为"第一个接触患者的医生"。全科医生被视为居民及其家庭的朋友、"健康保护神"和利益维护者。全科医生是健康保险系统的最佳"守门人"。作为守门人，全科医生首先要用有限的医疗资源解决更多的健康和疾病问题，要把大部分社区常见健康问题解决在社区，只把少量确定需要更多、更复杂医疗资源的疑难、危重问题转诊至综合医院或专科医院，实现卫生资源的合理利用，降低医疗费用。一个训练有素的全科医生的服务范围可以从确认某些潜在危险因素时所进行的常规健康检查，直到要求专科医师以高度发达的技术手段进行的会诊或转诊。全科医生必须对患者的人格和期望进行充分的考虑，了解可用于协助处理患者的多样而复杂的技术设备，使这些技术与个体患者的特定需求相匹配。

全科医生需要全面而透彻地研究与把握家庭和社区中各类服务对象的基本卫生服务需求，注意其个性、家庭、生活方式和社会环境，全面考察健康和疾病及其相互关系，在家庭、社区条件下进行适当的评价和干预。为此，全科医生需要保持高度的敏感性与开放性，全方位汲取营养，在理论与实践的结合中不断完善自身。

（二）全科医生的角色

全科医生与其他类别的专科医生不同，他们在社区卫生服务中面对着不同的服务对象和具体任务时扮演着不同的角色。

1. 面对患者及其家庭 全科医生承担着临床医生、健康监护人、卫生服务协调者、咨询者、教育者的角色。

2. 面对预防保健与保险体系 全科医生承担着守门人、团队管理者和研究者的角色。

（三）全科医生的素质和能力

1. 全科医生的素质 全科医生为个人、家庭和社区提供优质、方便、经济有效、综合性一体化的基层医疗保健服务，提供全方位、全过程负责式的健康管理，除了需要有所有医生具备的医疗服务相关临床素养外，更需要有其特定的专业素质，包括宏观且敏锐的观察和思维、强烈的人文情感、杰出的管理能力、执着的科学精神和高尚的职业道德。

2. 全科医生具备的能力 全科医生应具备的能力受一个国家的卫生保健制度、国家对全科医生的功能定位、社区居民的基本医疗卫生保健需求和全科医疗服务基本原则的影响。一般情况下，全科医生应达到的基本能力要求如处理常见健康问题和疾病的能力、处理医疗相关问题的能力、评价服务对象心理或行为问题的能力、评估及处理家庭问题的能力、服务社区的能力、自我学习与发展的能力。

三、全科医疗

（一）全科医疗的定义

全科医疗是将全科医学理论和诊疗方法应用于患者、家庭和社区照护，为个人、家庭和社区提供一种持续性、可及性、综合性、协调性的基层医疗保健服务，集预防、治疗、保健、康复、健康教育、计划生育技术指导于一体，是医疗保健系统的基础和"门户"，是基层或社区卫生服务中的主要医疗形式。全科医疗是一种集合了其他许多学科领域内容的一体化的临床服务，除了利用其他医学专业的内容以外，还强调运用家庭动力学、人际关系、咨询以及心理治疗等方面的知识提供服务。

全科医疗具备两个整合：①整合了生物医学、心理行为科学和社会科学的研究成果形成的一种新型基层医疗模式；②整合内、外、妇、儿等各临床专科医疗服务，具有"整合"的特点。

全科医疗中的"全"字，包括以下五个方面：①主动服务于社区的"全人群"；②兼顾个人、家庭和社区的"全范畴"；③整合临床多系统、多专科的"全人"；④开展生物-心理-社会服务模式的"全系统"；⑤预防、治疗、保健、康复、健康教育、计划生育技术指导一体化"全领域"。

全科医疗提供的是基础性的优质的医疗卫生服务，为服务对象提供躯体和精神上的医疗照顾，是一种安全的、可及的、资源有限而有效的医疗服务；是基于最佳科学证据、充分考虑到服务对象的需求、尊重患者个人和家庭的价值观及其信仰的医疗服务。

（二）全科医疗的特点

全科医疗有其独特的知识、技能和理念。全科医疗强调以人为中心，将患者置于其家庭背景和社区环境之中，强调运用家庭力量、人际关系、咨询以及心理治疗等方面的知识和技能处理相关医疗问题。

全科医疗强调综合性、个体化的照护；强调疾病预防和健康维护；强调疾病早期发现并处理；强调在社区场所对患者提供服务；强调协调利用全科、其他专科等医疗卫生资源和社区内外的其他资源。

全科医疗强调对服务对象的"长期负责式照护"，维护照护对象的身体健康。这意味着全科医学的关注中心是服务对象这个整体的人，而非仅仅是其所患的病，并对其长期健康负有管理责任。当全科医生与服务对象建立了某种契约关系，就应随时关注他们的身心健康，无论其主观和客观的、短期与长期的各种卫生需求，均应作出及时评价和反应。全科医疗多以团队合作的工作方式，以生物-心理-社会模式为诊治理论基础，从身体、心理、社会、家庭和个人的信仰、文化、价值观，以及各种客观因素等多角度处理问题，着重于对患者的健康照顾、疾病预防和健康促进。

（三）全科医疗的服务内容

全科医疗的服务内容贯穿人的全生命周期：从优生优育、妇女围生期到生产，从新生儿、青少年、中老年到临终关怀阶段，每个阶段的健康和疾病问题都是全科医疗的服务内容。具体服务内容一般包括：①向社区居民提供基本的健康促进、健康教育、疾病预防服务；②急性损伤和慢性疾病的诊疗服务，一定的康复治疗服务；③帮助患者合理地协调利用各种卫生资源；④妇女、儿童、老年人等重点人群的保健服务；⑤患者的支持性照顾及临终关怀服务；⑥基本的精神卫生保健服务；⑦咨询、会诊、转诊服务；⑧服务质量改进和基于临床实践的研究工作等。

第2节 全科医学的产生与发展

一、全科医学的产生基础

（一）古代的医治者

无论在中医还是西医，早期的医生是没有专科划分的，中国的"医生"被称为"郎中""大夫"，西方的医生被称为"healer"。作为"医治者"，当人发生病痛时，医生运用朴素的自然哲学理论，通过对患者的观察和大体了解，根据自身经验和书本理论及个案记载，对病情作出猜测性判断，对患者的整体状态及其与环境的相互关系进行描述与解释。此时，各种治疗手段（包括药物、针灸、按摩等）的主要作用不是干预疾病本身，而是刺激患者体内的自主调节系统，调整使之发生有利于健康的转变，其目的是协助患者"自愈"，而不是完全靠医生去"治愈"，使其从病理不平衡状态自然恢复到身体与精神的平衡状态。

鉴于当时对疾病的病因、病理肤浅的认识和治疗局限性，在诊疗过程中，医生往往需要守候患者较长时间；患者及其家属通过叙述病史、体验症状及实施协助自愈的照顾，在诊治过程中扮演重要的角色。这种医疗方式随着医学的发展，逐渐被定位精确、技术高明的现代医学所取代。但是，在现代医学高度普及和发展的今天，当人们发现现代医学在方法与应用上的局限性时，不免怀念起曾经朴素、自然、协调的思维方式、服务实践和医患关系。全科医学的产生和发展，是医学界适应时代和民众的需要，将古代医学的精华重现于当今的一种"螺旋式上升"的成功实践。

（二）通科医疗的兴起

全科医学在通科医疗的基础上发展而来。通科医生诞生于18世纪的美洲，命名于19世纪的欧洲。18世纪欧洲出现了北美大陆的"移民热"，部分医生随之也迁移到了美洲，为满足大量移民的医疗需求，医生不得不打破原有的行业界限，从事内科医生、外科医生、药剂师等多种医疗工作，以各种可能的方式服务于患者（图1-1）。19世纪初，英国Lancet杂志首次将这类具有多种技能的医生称为"通科医生"，通过官方举办的培训和资格类考试，可获得"通科医生"的开业资格。

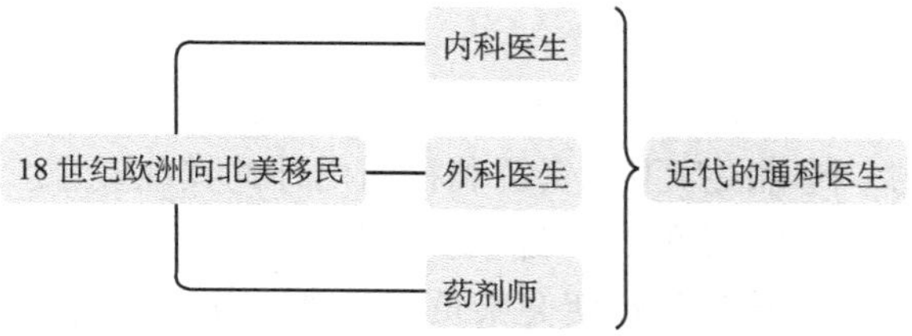

19世纪，约80%的医生是通科医生，他们大多在社区独立开业行医，虽然当时医疗水平不高，但其能够为居民及家庭提供周到细致的照顾，是社区民众的亲密朋友、照顾者和咨询者，在社会上备受尊敬，一直到19世纪末，通科医生都占据着西方医学的主

图1-1 18世纪美洲医生的不同类别

导地位。

(三) 专科医学的发展

现代医学的发展使人们对疾病和人体有了更深入、精确的了解。从1857年法国巴斯德发现细菌是许多疾病的致病原因到1940年青霉素应用于疾病治疗，直至1953年詹姆斯·沃森及弗朗西斯·克里克提出DNA双螺旋结构，细菌学、解剖学、生理学等基础医学的大发展，奠定了现代医学的科学基础。医学知识的迅速膨胀，新技术的运用和发展，使医疗技术系统化发展，医疗重点从社区转向医院，导致临床医疗实践分化，专科医疗开始发展。医学科学研究逐渐在以医院为主体的临床医疗中占据了重要位置，医学开始了专科化进程。专科医疗服务模式的成功，大大促进了医院专科化和医学科研水平的发展。

(四) 通科医疗的衰落与复兴

医学专科化的发展形成了以医院为中心、以专科医生为主导、以消灭生物学疾病为目标的医学观念，掌握了现代医学知识和技能的医生在人们心中树立了神圣的形象。医生成为对疾病自然进程线索的探索者，处于主导地位；而患者则因无法了解自己体内的细微变化而处于被动地位。医学专科化的成功使人们深信，依靠高科技能治愈人类的一切疾病，一时之间人们对医院和专科医生非常崇拜，专科医疗进入鼎盛时期。医院配备了各种新式仪器设备，集中了一批懂得新技术的专家，比社区里的通科诊所更能吸引患者。社区中的通科医生被冷落，通科医疗逐渐萎缩。到了20世纪40年代末，仅有不到20%的医生还在社区工作，通科医疗的发展曲线下降到了"谷底"。

随着专科化的过度发展，其服务模式的内在缺陷也逐渐引起人们的广泛关注。20世纪50年代后期，由于人口老龄化进程加速和慢性非传染性疾病、退行性疾病患病的上升，以及现代医学的治愈乏术，基层医疗保健的重要性重新显现，需要大批医生在社区和家庭中实施对患者的长期照顾，随着社会对通科医生需求的不断增长，公众开始呼吁通科医疗的回归。

1968年成立了美国家庭医疗委员会（ABFP）。家庭医学于1969年成为美国第20个医学专科委员会，标志着家庭医学学科的正式建立。美国将通科医师改称"家庭医师"（family physician）。我国为了改变人们对"通科医生"只通不专、缺乏专业训练的印象，将"general"的译文从"通"改为"全"，以示其服务全方位、全过程的特点，全科医生和家庭医生其实是一种医生拥有两个名称。

二、全科医学发展简史

全科医学的产生和发展是特定历史条件下的必然产物，也是医学发展的必然结果。全科医学的产生和人口迅速增长与老龄化、疾病谱与死因谱的变化、医学模式转变、医疗资源分配不合理与费用增长过快、家庭结构功能的变化等因素有密切的关系。

(一) 人口迅速增长与老龄化

第二次世界大战以后，随着社会经济条件的改善和生活水平的提高，公共卫生事业得到迅速发展。第一次卫生革命的成功使人群疾病发病率和病死率明显下降，世界人口数量迅速增加。经济的发展促使大城市中人口迅速增长和集中，社会人口的迅速增长与医疗保健系统的供需矛盾日益严重，社会为公众提供卫生服务的能力远远赶不上人口增长速度，医疗保健系统的服务能力与公众需求之间出现了尖锐的矛盾，培养全科医生更是十分必要和迫切的。

人类寿命的增长使得人口老龄化已逐渐成为当今全球性的一个社会问题。进入老年后，人体生理功能日渐衰退，慢性退行性疾病越来越多；慢性非传染性疾病对老年人健康的危害日益突出，伴随而来的还有社会地位和家庭结构的变化，心理情感问题的增加。人口老龄化给社会造成了巨大压力：社会劳动人口比例下降，老年人赡养系数明显增大，社会经济负担加重；老年人的生活自理能力逐渐下降，有多方面的特殊需要，卫生服务的供需变化发生变化。生物医学的高度专科化不能全面解决人口老龄化的问题。如何发展各种连续性、综合性的日常照顾，提高老年人的生活质量则成为各国公众和医学界的共同聚焦点。

（二）疾病谱和死因谱的变化

20世纪初威胁人类健康的主要疾病是各种感染性疾病、急慢性传染病、营养不良性疾病和寄生虫病等。到20世纪50年代，由于生物医学防治手段的发展，公共卫生的普及，营养状态的普遍改善，传染病和营养不良性疾病在疾病谱和死因谱上的顺位逐渐下降。目前，糖尿病、高血压、心脑血管病、恶性肿瘤等慢性非传染性疾病已成为威胁各国居民健康的主要问题。

疾病谱和死亡谱的变化对现代医学产生了新的冲击，需要卫生服务必须提供连续性的医疗保健。各种慢性疾病的病因和发病机制往往涉及多种外因和内因、涉及躯体的多个脏器和系统，慢性疾病患者一旦患病往往终身带病，长期发展的过程中可出现多系统的损害。如高血压的发病常牵涉遗传、饮食、紧张焦虑的情绪和行为方式等。

慢性疾病应以预防为主，自我保健和健康信念是预防疾病的关键，通过健康教育与个人保健等为辅的综合性、长期性、连续性的照顾，生物、心理、家庭、社会等全方位的配合，医患双方共同参与，使照顾重于医疗干预。疾病谱和死因谱的变化导致了社会对全科医生的再次思考，重新呼唤全科医学的出现。

（三）医学模式的转变

医学模式指医学整体上的思维方式或方法，即以何种方式解释和处理医学问题，又称为"医学观"。医学模式受到不同历史时期的科学、技术、哲学和生产方式等方面的影响，历史上曾有过古代的神灵主义医学模式、自然哲学医学模式，近代的机械论医学模式，现代的生物医学模式，最新的生物-心理-社会医学模式等五种不同内容的医学模式。

生物医学模式起源于16世纪欧洲文艺复兴时期，它把人作为生物体进行解剖分析，致力于寻找每一种疾病特定的病因和生理、病理变化，并研究相应的生物学治疗方法。在特定的历史阶段下，生物医学模式对防治疾病、维护人类健康作出了巨大贡献，人类基本上解决了几千年来严重威胁健康的传染病，疾病谱发生根本变化，平均寿命得到较大提高。随着疾病谱变化和病因病程的多样化，生物医学模式的片面性和局限性日益明显。生物医学模式无法解释疾病造成的种种身心不适，无法解释生物学与行为科学的相关性，以及某些病的心理社会病因，更无法解决慢性病患者的身心疾患和生活质量降低等问题。

1977年美国医生G. L. Engle提出生物-心理-社会医学模式的概念，他认为合理的模式应涉及患者本身及其周围的自然和社会环境。生物-心理-社会医学模式理论认为，人的生命是一个开放系统，通过与周围环境的相互作用及人体内部的调控能力决定健康状况。疾病是心理、社会共同作用于人体后机体产生一系列复杂变化的一种整体表现。生物-心理-社会医学模式作为一种多因多果、立体网络式的系统论思维方式，改变了人们以往的健康观念，从以单因单病、病在细胞为特征的生物医学模式中跳出来，调整着医学的科学研究、医生的诊疗模式和医疗保健事业的组织形式。医学模式的转换要求医师全面地关注患者，从以疾病为中心转变到以患者为中心。

（四）医疗资源分布不合理与费用快速增长

随着人们健康意识的增强，医疗消费占生活消费比例日趋增大；人口老龄化的加重，老年性疾病相对增多，医疗费用逐年增长；医学科技的日新月异，高科技医疗设备和材料、各种新药应用也必然增加医疗费用的支出，医疗费用的增加逐渐成为社会的负担。医疗投入不断增加，但人类总体健康状况的改善却收效甚微，究其原因是医疗投入中85%以上的卫生资源消耗在15%的危重患者身上，而仅有15%的资源用于大多数人的基础医疗和公共卫生服务。医疗卫生资源分布不均衡，城市多于农村，给区域卫生规划、医院分级医疗、卫生资源的合理配置和使用带来许多问题。这种不合理的医疗卫生资源分布，导致医疗费用暴涨和医源性疾病等问题频发。基层卫生保健因设施落后、卫生资源与人才匮乏，社区居民的一些常见病、多发病不能得到方便、及时、价廉的基层卫生服务，极大地浪费了国家投入的医疗经费。医疗体制改革的关键就是医疗卫生政策向基层医疗、全科医疗、预防保健方面倾斜。因此，开展全科医疗是从根本上解决我国的医疗卫生保健问题的一条必由之路。现在世界已经公认以社区为基础的正三角形（又称金字塔形）医疗保健体系是理想的保健体系。三角形底部宽大，指可以立足于社区，被群众广泛利用的、提供基本医疗保健和公共卫生服务的门诊机构（全科医疗诊所与社区健康中心）；中部是二级医院、慢性病院、护理院和其他能处理需要住院的常见问题（如分娩、急腹症、胃切除等）的机构；顶部是利用高技术处理疑难危重问题（如器官移植、冠脉搭桥手术、开颅手术等）的少数三级医院。

理想的医疗保健体系体现了不同级别医疗保健机构功能的分化。在基层能用便宜有效的基本技术解决约90%的健康问题，仅有少数患者需要转诊到大医院进行专科医疗；之后再转回基层接受后续医疗照顾。不同级别的医疗保健机构各司其职，基层机构全力投入社区人群的基本医疗保健工作，三级医院将精力集中于疑难危重问题和高技术的研究，并作为基层医疗的学术与继续医学教育后盾。患者的一般问题和慢性疾病可就近获得服务，若需要专科服务可以通过全科医生转诊，减少就医的不便与盲目性；医疗保健系统与医疗保险系统通过预防导向的服务和一对一负责式的首诊医疗，减少疾病的发生、恶化和高技术的滥用，达到避免浪费、提高医疗卫生资源利用成本效益的目的。

（五）家庭结构的变化

家庭基于血缘、情感、法律系统而构成，是社会最小单位的生活共同体，是健康保健的重要场所。随着社会的变迁与观念的转变，家庭的结构、规模、职能和生活周期等发生了显著的变化，对家庭成员的健康也产生了重要的影响。家庭结构日趋简单，核心家庭明显增多；家庭规模不断缩小，大家庭明显减少。2020年第七次全国人口普查结果显示，平均每个家庭户的人口为2.62人，比2010年的3.10人减少0.48人。家庭户规模继续缩小，主要是受我国人口流动日趋频繁和住房条件改善，年轻人婚后独立居住等因素的影响。传统的家庭观念受到巨大的冲击，独居生活老人或孤寡老人日渐增多。家庭危机一旦发生或家庭压力出现时，家庭的应对能力明显不足，家庭为其成员提供躯体和精神方面照顾的能力也明显减弱。传统家庭所特有的赡养、抚养、保障等重要职能逐渐转向社会，与家庭有关的健康问题也日益增多，家庭及其成员对医务人员的依赖不断增加，越来越需要得到全科医生的指导和帮助。全科医生不仅必须具备处理与家庭有关问题的能力以及提供家庭保健的技能，而且必须承担起某些弱化或丧失的家庭职能。全科医生需要为个人和家庭提供完整有效的医疗保健服务，尤其应做好中、老年家庭成员的保健服务工作。

三、全科医学发展现状

20世纪80年代后期，我国正式从国外引入全科医学的概念和体系。1989年11月，第一届国际全科医学学术会议在北京召开，同时北京全科医学学会成立。同年，首都医学院成立了中国第一家全科医学培训中心。首都医学院成为全科医学理念的推广者和传播者，我国开始了中国特色的全科医学教育的尝试和探索。随后，全科医学的理论在中国开始推广，学术界开始认识并研究全科医学的相关理论，并在国内部分地区开始尝试进行全科医疗的服务模式和全科医学教育模式试点工作。

1997年以前，全科医学在中国的发展仅限于局部试点。1997年开始，我国政府陆续出台了一系列的政策和文件，使全科医学在中国的发展进入了一个崭新的阶段。1997年1月《中共中央、国务院关于卫生改革与发展的决定》明确提出要"加快发展全科医学，培养全科医生"。1999年12月，卫生部召开了"全国全科医学教育工作会议",标志着我国全科医学教育工作正式启动,并进入规范化发展的阶段。

全科医学在我国经历了30多年的发展探索,已经初步形成了全科医学教育体系,全科医学的培训机构、学术机构不断涌现,社区卫生服务不断发展。

1. 建立了全科医学教育体系 我国已经基本建立起全科医学教育体系,包括本专科生的全科医学教育、全科专业住院医规范化培训、全科医学研究生教育、全科医师转岗培训和全科医师继续医学教育等。

2. 建立全科医学的培训机构、学术机构和学术刊物创刊 卫生部全科医学培训中心于2000年成立。2003年11月,中国医师协会全科医师分会成立。1998年《中国全科医学》创刊,2002年和2003年《中华全科医师杂志》《中华全科医学》分别创刊。

3. 全科医学与社区卫生服务结合与发展 全科医学的发展与社区卫生服务息息相关,相辅相成,全科医学为基层医疗保健体系培养全科医生,是社区卫生服务的核心力量,其倡导的全科医疗服务方式是社区卫生服务发展的最佳服务模式。

当前,随着我国医疗卫生改革的深入,全科医生的作用逐渐凸显,社区居民对全科医疗服务的客观需求仍非常迫切,为全科医学的发展提供了积极动力。我们要研究、吸取经验,形成具有我国特色的完善的全科医学教育和服务体系,更好地满足民众对基层医疗服务的需求。

第3节 全科医学教育

一、国外全科医学教育概况

全科医学教育在国外起步较早,目前,世界上大多数国家都开展了全科医学规范化培训项目,形成了由全科医学本科生教育、毕业后教育和继续教育三部分组成的、较完善的教育和培训体系。下面重点介绍美国、英国等早期建立全科医学教育培训系统的国家的全科医学教育发展概况。

(一)美国

美国家庭医师大多数以个体或群体开业的方式为居民个人或家庭提供医疗健康服务;少部分在综合医院或大学附属医院的家庭医学科从事医疗与教学活动。美国的家庭医生来自医学院的临床专业,在毕业后选择接受专业培训的方向。所有专业的临床医生都需要接受毕业后教育,选择成为家庭医生的需要在国家认定的培训机构接受住院医生培训,培训时间一般为3年,第1~2年主要在综合医院或社区医院培训,第3年主要在社区诊所培训。培训人员每年必须参加由美国家庭医疗委员会(ABFP)组织的统一考试,3年培训结束后参加由该委员会统一组织的综合考试,考试合格者获得由美国家庭医疗委员会颁发的家庭医师资格证书,才有资格从事基层医疗。

为了保持和提高家庭医师的素质和能力,美国家庭医师每3年必须获得继续教育学分150学分,每6年必须参加ABFP组织的家庭医师资格再认证,合格者方能再注册执业。美国家庭医疗委员会对教育、知识和操作技能质量的强调,促使家庭医师的声望在该国卫生保健系统中迅速提高。

(二)英国

英国作为世界上最早实行国家医疗卫生服务体制的国家,其宗旨是让英国居民享受条件允许的最好的免费医疗服务。英国的全科医学教育贯穿于医学本科阶段教育、毕业后教育和继续教育三大部分。医学本科教育阶段包含全科医学的入门教育,让医学生了解全科医学的基本概念和原则。本科阶段毕业后成为英国全科医学理事会的注册医生,开始为期2年的临床基本训练,但是不能独立开业,必须经过毕业后教育培训才能成为专科医生(包括全科医学医生)。全科住院医生需要经过3年的毕业后教育培训，其中2年时间在医院各科轮转，1年时间在社区全科医师诊所学习。继续教育时间大约为每年1周，要求大部分的全科医生参加，政府对此也会给予鼓励和物质奖励。

（三）澳大利亚

澳大利亚是全球卫生体系比较完善、卫生绩效比较满意的国家之一。澳大利亚1958年成立皇家全科医生学会，负责全科诊所认证标准和全科医生执业前、中、后继续教育培训考核标准；组织全科医生职业考试和制订全科医学相关标准；提供全科医生教育培训平台等。澳大利亚的医学生毕业后，需要经过1年的实习医生培训，通过执业医生考试，申请成为住院医生，并经过1~2年的住院医生培训后，才能申请进入全科专科医生职业培训。全科医生的职业培训共3年，第1年主要在综合性医院中学习内、外、妇、儿、创伤和急救等诊疗技术；第2、3年的培训主要在社区全科诊所从事全科医疗、社区卫生、预防保健等工作。同时对将在农村及边远地区工作的全科医师增加1年的培训时间，学习麻醉、急救、诊疗器械应用、土著人疾病等知识技能。完成全科医生职业培训并资格考试合格后，才能获得全科医师资格。澳大利亚的全科医生每年要接受皇家全科医学院组织的4周左右的脱产培训，每3年需参加国家组织的继续医学教育的考核和评估，合格者方能注册行医。

二、我国全科医学教育概况

我国传统医学具备了很多全科医学的特点，它是以师带徒的方式进行人才培养。中华人民共和国成立以后，大量的"赤脚医生"通过短期培训和自学的方式走进田间地头，为广大农村群众服务。改革开放以后，全科医生大多数从临床医学专业转岗而来。此时系统的全科医生培养体系开始逐渐建立。20世纪80年代，专业化的全科医生培训进行了初步尝试。1989年，首都医科大学成立我国第一个全科医生专业化的培训中心，使我国全科医生培训逐步走上系统化道路。

目前我国全科医学教育体系主要包括：医学本科生、专科生的全科医学教育，毕业后全科医学教育，全科医学研究生教育，全科医生转岗培训和全科医生继续医学教育。

1. 医学本科生、专科生的全科医学教育　目前我国已经有近20所高等医学院校开设了全科医学课程，多数院校已将全科医学列为必修课或选修课。教学目标多定位于传授家庭医学的知识、态度和技能；培养学生对全科医疗的职业兴趣，为毕业后接受全科专业住院医师规范化培训奠定基础；认识全科医学这一新学科的特点，使毕业后从事其他专科的学生也能够很好地与全科医师沟通和合作。教学内容主要以全科医学的基本理论为主，教学方式包括理论教学与临床见习或实践。

2. 毕业后全科医学教育　《国务院关于建立全科医生制度的指导意见》中明确提出：要规范全科医生培养模式，将全科医生培养逐步规范为"5+3"模式，即先接受5年的临床医学（含中医学）本科教育，再接受3年的全科医生规范化培养。在过渡期内，3年的全科医生规范化培养可以实行"毕业后规范化培训"和"临床医学研究生教育"两种方式。对到经济欠发达的农村地区工作的3年制医学专科毕业生，实行"3+2"模式，在国家认定的培养基地经2年临床技能和公共卫生培训合格并取得执业助理医师资格后，注册为助理全科医师。"5+3"模式是我国全科医生培养的主流模式或是期望的唯一目标模式，"3+2"模式和转岗培训是当前的过渡期模式。

3. 全科医学研究生教育　全科医学研究生教育分为科学学位和专业学位研究生教育两种，前者主要以研究能力培养为主；后者仍然以全科医生临床工作能力为主，其内容和途径与全科专业住院医师规范化培训基本一致，同时培养学员一定的科学研究能力。专业研究生需通过研究生主管部门要求的国家统一考试才能进入该培训项目。

4. 全科医生转岗培训　2019年，国家卫生健康委员会组织制定了《全科医生转岗培训大纲（2019年修订版）》，规范全科医生转岗培训工作，提高全科医生转岗培训质量。培训对象包括基层医疗卫生机构中已取得临床执业（助理）医师资格、拟从事全科医疗工作、尚未接受过全科医生转岗培训、全科专业住院医师规范化培训或助理全科医生培训的临床执业（助理）医师；二级及以上医院中取得临床执业医师资格、从事临床医疗工作三年及以上、拟从事全科医疗工作、尚未接受过全科医生转岗培训、全科专业住院医师规范化培训或助理全科医生培训的其他专业临床执业医师。通过较为系统的全科医学相关理论学习和实践技能培训，使其掌握全科专业基本知识和技能，达到全科医生岗位胜任力基本要求，为个人、家庭、社区提供连续性、综合性、协调性基本医疗卫生服务。培训总时长不少于12个月，可以在2年内完成。其中，全科医学基本理论知识培训不少于1个月（160学时）、临床综合诊疗能力培训不少于10个月、基层医疗卫生实践不少于1个月（160学时）、全科临床思维训练时间不少于20学时（穿插培训全过程）。培训采取模块式教学、必修与选修相结合的方式进行，培训人员经过省级卫生健康行政部门统一组织的全科医生转岗培训考试合格，颁发全科医生转岗培训合格证书。

5. 全科医师继续医学教育 继续医学教育是毕业后医学教育之后，以学习新理论、新知识、新技术和新方法为主的一种终身性教育。全科医师通过在执业期间不断地接受新知识、新理论、新技术和新方法，以保持其专业水平的先进性和服务水平的高质量。教育形式可以采取专题研讨会、学术讲座、学术会议、培训班、自学、进修、撰写论文和专著等。继续医学教育内容除了专业理论和专业技术以外，还包括政策制度以及健康教育、重大传染病和慢性疾病防控、突发公共卫生事件等公共业务知识和技能。根据国家卫生行政管理部门规定，继续医学教育活动采取学分制，即在规定时间内完成规定的学分。我国也已把继续医学教育的学分作为卫生专业技术人员（以下简称卫技人员）业绩考核、聘任及晋升专业技术职务的条件之一。

第4节　全科医学的基本原则、特点和人文精神

一、全科医学的基本原则

（一）以人为中心的照护

"以人为中心"是全科医学的重要特征之一。全科医学从以往生物医学研究"人的病"转为研究"病的人"，并将研究对象拓展到健康人。全科医疗重视人胜于重视疾病，它将患者回归到有生命、有感情、有个性的人，而并非仅是疾病的载体；其服务目标不仅要诊疗疾病，更要预防疾病和维护健康。全科医生充分考虑和尊重人的生理、心理和社会需求，以人性化服务调动人的主动性，使之积极参与健康维护和疾病控制的全过程，从而达到良好的服务效果。

医患之间必须建立亲密的关系，全科医生要具备"移情"（empathy）的能力，即从患者的观点来看他们的问题。这种照护要求医生从各方面充分了解自己的患者，熟悉其个性类型以及生活、工作和社会背景，以便提供适当的、有针对性的预防和治疗建议。例如，同样患高血压，患者对疾病的担忧程度可能大不相同，对医疗服务的需求也会有所差异，有些人应该耐心解释、释其疑团；有些人应具体指导、改其偏执；有些人则应多次提醒、让其重视等。临床上专科医生多采用常规的、非个体化的诊断和治疗标准进行工作，但全科医生由于其负有长期照顾患者健康的责任，除了提供常规的生物医学诊治措施之外，还需要使这种照顾具备个体化、人性化，才能为患者所接受，并显示良好的效果。

（二）以家庭为单位的照护

以家庭为单位的原则是全科医学作为一门独立学科的重要基础，也是全科医学鲜明的专业特征。全科医学把以家庭为单位的健康照顾作为基本原则，不仅明显有别于其他临床学科，更重要的是将健康照顾的内容与资源利用扩大到社会的每个家庭。家庭作为全科医生的服务对象，是其诊疗工作的重要场所和可利用的有效资源。全科医学吸收了社会学关于家庭的理论和方法，发展出一整套家庭医疗的理论体系和实践技能。

1. 家庭和个体健康的相互影响 个人与其家庭成员之间存在着相互作用，家庭的结构与功能可以

直接或间接影响家庭成员的健康，家庭成员健康或疾病状况亦可以影响家庭的结构与功能。以家庭为单位是在家庭的背景上评价个人的健康问题，把家庭看作影响个人健康的重要因素，看作患者最重要的生活背景和生活关系，从而深入分析个人与家庭之间的相互影响和相互作用。了解家庭对个人健康的影响，才能找到真正的原因、真正的问题和真正的患者。全科医生一定要在问诊时了解患者的家庭情况，探讨家庭对个人的影响。

2. 家庭生活周期理论　作为家庭医学观念最基本的构架，家庭生活周期的不同阶段存在不同的重要事件和压力，家庭压力事件若处理不当会产生家庭危机，在家庭成员中产生特定的健康问题和损害。全科医生要善于了解、评价家庭结构、功能与周期，发现对家庭成员健康的潜在威胁，及时采取相应的干预措施、改善家庭功能，还要善于动员家庭资源，协助疾病的诊断、治疗、康复与长期管理。

全科医生如能遵循以家庭为单位的照顾原则，通过家庭调查，既有助于发现患者有意义的病史和真正的病因，又可以改善患者的就医遵医行为；有时还能发现真正的患者，有时真正的患者并非前来就诊者，而是家庭其他成员甚至整个家庭。这类发现和相应的适当干预，如家庭访视、家庭咨询与治疗等效果显著，可以极大增加群众对全科医生的信任度，为全科医生提供了有力的武器。

（三）以社区为基础的照护

社区是全科医生相对稳定的服务范围，全科医生通过充分了解社区，协调社区中的各种资源，形成有利于社区居民健康的良好环境，保持卫生服务的可及性。以社区为基础的基础医疗将全科医疗中个体和群体健康照顾紧密结合、互相促进。全科医生在诊疗服务中，既要利用其对社区背景的熟悉去把握个别患者的相关问题，又要关注社区人群的整体健康。

1. 社区的概念体现在地域和人群，以一定区域的人群为基础、以该人群的卫生需求为导向。全科医疗服务内容与形式应适合当地人群的需求，充分利用社区资源，为社区民众提供服务。

2. 把社区作为全科医疗服务的一个特定对象，将社区居民的个体健康和群体健康照顾紧密结合、互相促进。全科医生的诊疗服务中，既要利用全科医生对社区背景的熟悉去把握个别患者的相关问题，又要对从个体患者身上反映出来的群体问题有足够的认识与分析，通过群体性干预提高健康保障、健康促进的水平，促进公共卫生事业的发展。

全科医疗服务植根于社区，并在很大程度上受社区因素的影响。全科医生作为社区的一员，能够对不断变化的居民卫生需求作出回应，迅速适应社区环境的不断变化，动用适宜的卫生资源尽力满足患者的需求。

（四）以预防为导向的照护

全科医疗围绕着"生命周期保健"，根据服务对象在生命周期的不同阶段中可能存在的危险因素和健康问题，提供不同层次的预防服务。当今许多疾病是非传染性的，大多可以预防却极少能治愈，对于慢性疾病来说，预防的价值已远远超过非特异性治疗的价值。由于卫生经济学等方面的原因，各国政府对慢性疾病预防的价值越来越重视，预防医学的观念发生了根本的转变。预防保健服务已成为公众关心的热点，公众已经开始主动要求维护健康，追求长寿。其他专科医生多数每天要接待大量门诊患者，分给每个患者的时间较短，难以提供理想的预防保健服务，且其他专科医生使用的病史记录仍以疾病的诊断和治疗为中心，不利于提供有计划的预防保健服务。相较于其他专科医生，全科医生立足于社区，具有许多独特的优势，并树立了崭新的预防医学观念，为社区全体居民提供连续性、综合性、协调性和个体化的预防保健服务。全科医生接受过临床医疗为中心的一体化服务训练，能够掌握预防医学的基本知识，并以此作为技术核心，对服务对象进行长期跟踪式的预防服务。通过掌握临床预防医学的方法、组织工具和服务模式，在以提高全民整体健康水平为目标的健康保险体系中扮演"最佳守门人"的角色。

全科医生承担的三级预防包括在无病时期、疾病的未分化期和临床早期做好预防工作。①提供一级预防服务：又称病因预防，如计划免疫和各种健康促进手段；②提供二级预防服务：又称"三早"预防，疾病筛检，早期诊断症状不典型者，早期治疗；③提供三级预防服务：又称临床预防，防治并发症或进行康复训练等。

二、全科医学的特点

（一）连续性照顾

全科医生与社区居民努力建立起一种固定、长久、亲密的朋友式关系，提供连续性的服务。其连续性可包括：①人的生命周期的各个阶段：从婚育咨询开始，经过孕产期、新生儿期、婴幼儿期、少儿期、青春期、中年期、老年期直至濒死期，皆覆盖在全科医疗服务之下；患者去世后，全科医生还要考虑其家属居丧期的健康，以及某些遗传危险因素和疾病的持续性监测问题。②对疾病周期的各个阶段，提供健康维护、疾病预防、疾病诊治、后期康复的全程照顾。③无论何时何地，全科医生对其服务对象都负有连续性责任，根据患者的需要，事先或随时提供服务。持续性照顾使全科医生利用时间作为诊断工具，鉴别一般问题和严重疾病；同时由于诊断和治疗获得持续的反馈，使全科医生能够谨慎、批判性地应用现代医学的成果。

持续性服务是全科医疗区别于专科医疗的一个重要特征，实施持续性服务需要通过一些特定途径来实现，包括：①建立家庭保健合同，固定医患双方的相对长期关系；②建立预约就诊制度，保证患者就诊时能见到自己的全科医生；③建立慢性疾病的随访制度，使任何一个慢性疾病患者能够获得规范化的管理而不失控；④建立急诊或24小时电话值班制度，使全科医疗对患者的"首诊"得到保证；⑤建立完整的健康档案，使每个服务对象的资料能够完整准确记录和充分利用。

（二）综合性照顾

全科医学为人的健康提供"全方位"和"立体性"的照顾。这种综合性体现在：①服务层面上，应用生物-心理-社会医学模式进行临床思考，从多角度认识和解决健康问题；②服务范围上，以家庭为单位，充分兼顾到个人和社区，使人人都可以享有健康服务；③服务内容上，根据社区居民的健康需求，提供预防、医疗、康复、保健、健康教育的一体化服务；④服务手段上，结合现有条件和社区资源，应用现代医学、传统医学或替代医学等为社区居民服务。

专科医生提供专科化服务是片段的、暂时的、局部的，如果患者的问题是跨专科或介于各专科之间，单个专科无法为患者全面负责，不仅无法取得理想的效果，而且可能无法保证医疗的安全。不管什么健康问题都可能涉及生物、心理和社会等各方面因素，多因素间不能割裂而必须整合在一起分析、解决。全科医疗服务必须兼顾生物、心理、社会等多方面的因素。全科医疗服务必须整合临床各专科的基本服务，把患者看成一个不可分割的整体，提供整体性服务。在了解患者生理、心理和社会的各种情况、背景或相互之间关系的基础上，厘清健康问题的来龙去脉，全面评价患者的健康状况，协调利用各种专科资源、社区资源和社会资源，帮助患者全面有效地解决与健康相关的问题，满足患者的需要，维护患者的健康。患者先到全科医生这里进行首诊，必要时由全科医生将其转诊至专科医生，但全科医生始终对患者的健康负责。

全科医疗的服务项目，在诊疗方面包括一般的内科、妇产科、儿科、门诊外科、眼科、五官科、皮肤科、骨科、精神科的常见问题，以及老年病、慢性疾病、环境及职业病的防治；在预防保健方面包括婚前检查、优生咨询和计划生育指导、妇幼保健、计划免疫、职业体检、周期性健康检查；还包括心理咨询、医学咨询、健康教育、家庭医疗护理等；另外根据患者需要可提供现代和传统医学的各种有效手段，如我国的中医药学等。

（三）可及性照顾

全科医疗将服务机构设立在社区中，成为公众为其健康问题寻求卫生服务时最先接触、最经常使用的医疗保健部门，是整个卫生保健体系的门户和基础。大部分常见的健康问题可以在社区得到很好的解决。全科医疗作为可及、高效的基层医疗服务，对社区居民应体现出地理上的接近、使用上的方便、关系上的亲切、结果上的有效及经济上的可接受性等一系列特点，使服务人群易于利用。

任何地区在建立全科医疗试点时，应从地点、服务内容、服务时间、服务质量、人员结构素质、服务价格与收费方式等方面考虑当地民众的可及性，使基层百姓感受到这种服务是便利、可承受并值得充分购买利用的。由于医患双方的亲近与熟悉，全科医生在诊疗中可以大大减少不必要的辅助检查，从而获得比一般专科医疗更好的成本效益。

"守门人"的角色赋予全科医生一项特殊任务，为医疗保险和患者节省经费，全科医生可以通过预防疾病和杜绝浪费实现这个目标。

预防疾病，特别是预防慢性疾病及其并发症，是全科医生的主要任务之一。在人群中普及基本医疗保险的条件下，从预防入手可以节省一定的住院费和药费，对于任何社区卫生服务机构或医生的生存发展，都具有巨大的意义。

杜绝浪费，意味着要减少不必要的检查、治疗或用药。在每一次诊断中，减少不必要的实验检查和试验性治疗，可以节省大量医疗费用。因此，全科医生需要具备必要的流行病学知识，熟悉患者的家庭背景和社区情况，了解临床常用检验项目的灵敏度和特异度，熟练运用物理检查手段，强化临床思维能力训练，切实提高应诊服务水平，适应医疗保险和广大群众在基础医疗成本-效果效益方面的要求。

（四）协调性照顾

全科医生是社区居民的"健康代理人"，处于整个医疗保健网络中"枢纽"的位置，不仅掌握着各类医疗机构和专家的信息，也掌握着家庭和社区支持服务系统的信息，能够动员各级各类资源服务于患者及其家庭。全科医生的协调作用通常表现在通过会诊、转诊和会谈等协调措施，与专科医生和患者及家庭等积极合作，共同解决患者的问题，确保其获得正确、有效和高质量的健康照顾。

美国国家科学院医学研究所1996年关于基层保健的报告指出："当患者获得较好的协调照顾时，反映出的是一种适宜的服务范围、合适的照顾程度和有效的照顾花费。协调性照顾，通过减少一些检查和治疗过程的数量，可以降低不必要的检查和治疗的危险度，同时降低照顾费用。"

协调性照顾指的是针对每一个患者的要求进行的调整、组合保健服务的过程。协调性照顾需要关注患者健康照顾需求的所有方面，包括协调提供预防性服务和健康监护、及时地提供健康促进以及对患者的宣传教育。协调性照顾需要全科医生同社区中的患者保持亲密联系，明确患者的卫生需求，并为此提供服务等。全科医生需要协调好医院照顾和家庭照顾，同时需要处理好患者专科照顾的要求，建立组织和领导一个健康照顾团队对社区中的患者提供学科间的和多学科的照顾。

为实现对服务对象的全方位、全过程服务，全科医生需要掌握各级各类专科医疗信息和转会诊专家的名单，为患者提供无缝式的转会诊服务；熟悉患者及其家庭，把握与利用家庭资源；了解社区健康资源如健康促进协会、志愿者队伍、营养食堂护工队伍、托幼托老机构等，必要时可为患者联系有效的社区支持。协调和利用上述各种健康资源，使全科医生可以胜任其服务对象的"健康代理人"角色。当患者需要，全科医生将调动医疗保健体系和社会力量，为患者提供医疗护理、精神、社会等多方面的援助。

（五）以团队合作为基础

全科医学的发展历程证明，在提供持续性、综合性、协调性的健康照顾过程中，全科医生需要与公共卫生、康复、理疗、营养、心理、口腔、护理等各类医护人员及社会工作者、社区义工等相互配合，组成健康照顾团队，围绕全面改善个体和群体健康状况与生命质量的目标共同努力。

在全科医疗发展初期，全科医生以个人开业的方式服务社区居民。随着社会发展，民众的健康需求发生了重大变化，全科医生依靠有限的个人力量不可能解决所有的健康问题，从而逐步走上团队合作的道路。强调团队合作，不仅需要树立集体和整体观念，而且需要掌握娴熟的人际交往艺术。全科医生需要将自己当作社区卫生工作网络及卫生保健组织体系中的核心成员，一个组织者和协调人，通过和他人协调配合，逐渐形成卓有成效的综合性工作团队，提供协调性的医疗保健服务，包括：①全科医生需要利用全科医学专科特长，解决居民大多数的健康与疾病问题；②了解各个专科的专业范畴和诊疗能力，学会适当地利用专科会诊和转诊，充分发挥三级医疗预防保健网的作用，建立首诊、转诊制度，合理利用有限的卫生资源；③善于发掘、组织和利用社区内外一切可以利用的医疗和非医疗资源，提供全面的社区卫生服务。

全科医疗团队应该以全科医生为核心，由护士、公共卫生医生、中医医师、健康管理师、营养医生、康复医生、口腔医生、其他各科专科医生、社会工作者、护工人员等与全科医生协同工作，共同为服务对象提供立体网络式健康照护。这些人员可以受聘于不同的机构，为了社区卫生服务中的共同目标团结协作。该团队成员中，社区护士、健康管理师和社会工作者起着特殊而重要的作用。社区护士、健康管理师是全科医生完成社区家庭医疗工作的主要助手，其主要的服务对象是社区内需要长期管理的慢性疾病患者、老年患者、出院患者及残疾人等；其主要任务是在社区、家庭环境中进行生物-心理-社会环境全方位的患者护理工作，相关疾病的健康教育和生活方式指导等；其服务内容包括家庭访视、家庭护理、指导患者教育和患者小组活动等。在对老年患者的家庭访视中，社区护士需要常规地评价患者的一般健康和疾病状况，目前面临的主要健康问题、用药情况、营养状况、心理状况、家庭环境安全等各方面的问题，提供全面、有针对性的个别指导和咨询。社会工作者，又称"社工"，是普遍存在的一种社会职业，从事此类职业的人员必须经过正式的学历教育，才可以到社会服务机构工作。他们积极参与社区卫生服务，运用人类学、社会学、管理学等多方面的知识和技能，协助全科医生进行社区诊断和干预。他们对于个体患者的社会学评价和干预非常娴熟，日常工作是参与困难病例讨论和管理。各种与健康和疾病相关的心理、社会问题都属于社工的管理职责范围，如人际关系协调、心理问题协调、扶贫、助老助残、劳动保护、卫生资源协调利用、社会及社区环境保护等。正因为社区护士和社工的参与，全科医疗的全方位、全过程的卫生服务才能成为现实。目前我国这两个重要的团队成员较为缺乏，直接影响了社区卫生服务的范围、质量和内容，也不利于全科医生核心作用的发挥。

三、全科医学的人文精神

人文精神是人的一种理性觉识、理论阐释和实践规范，包括对人立身处世的现实规范、精神和价值追求的理论提升，是文明社会中人理性精神的基石，是高科技时代的精神支柱。医学人文精神的基本内涵是对人的生命神圣、生命质量、生命价值和人类健康与幸福的关注，是对人类身心健康与自然、社会和人之间的和谐互动和可持续发展的关注。医学人文精神的核心就是关爱生命。

（一）医德与医务人员的人文素质

1. 医德 良好的医德是医务人员整体素质的基础。优秀的医务人员不但要具备健全的体魄和健康的心理，掌握精湛的专业知识和技能，还要具有高尚的医德，其对患者的高度同情心和责任感不会轻易改变，是无条件的、全方位的、不求索取的。医务人员的道德品质应是高层次的道德，既具有高尚的公民道德，又具有良好的职业道德，坚持全心全意为人民身心健康服务的理念。全心全意为人民身心健康服务是对医务人员的基本要求。医务人员应当坚持救死扶伤，实行革命人道主义，全心全意为患者所需，不图名利，积极为人民的身心健康服务。

2. 医务人员的人文素质 医务人员必须具有强烈的人文情怀，对人类和社会生活的热爱与持久兴趣，具有服务患者、与人交流和相互理解的强烈愿望和自身需求。

（1）医务人员的文化素质　①宽厚、广博的基础知识；②传统和现代文化修养；③哲学修养；④审美修养；⑤时代精神和现代意识。

（2）医务人员的思想道德素质　①以科学理论为指导的思想政治素质；②以全心全意为人民服务为核心的道德素质。

（3）医务人员的社会适应能力　①树立终身学习观念，养成终身学习习惯，掌握终身学习方法；②具备获取信息、调适应变能力、知识更新能力、动手实践能力、科学思维能力、社会交往能力和管理能力等社会适应力。

（二）医学模式的转变与医学人文精神

1. 医学模式与医学模式转变　医学模式是指医学整体思维方式，即解释和处理医学问题的方式，其核心是科学的医学观。社会进步与科学发展推动了医学的进步，同时形成了与之相适应的医学模式。在人类历史上经历的医学模式有神灵主义医学模式、自然哲学医学模式、机械论医学模式、生物医学模式和生物-心理-社会医学模式。医学模式的转变触动了医学领域的一次重大观念的变革，对于认识和解决生物医学与社会医学的关系、临床医学与预防医学的关系、个体医学与群体医学的关系、微观医学与宏观医学的关系、防治疾病与增进健康的关系以及医学进步与社会发展的关系，都具有重要作用。

2. 医学模式的转变与医学人文精神　医学是认识维护和增进人类健康，预防和治疗疾病，促进机体康复的科学知识体系和实践活动。医学人文精神的基本内涵是对人的生命神圣、生命质量、生命价值和人类健康与幸福的关注，是对人类身心健康与自然、社会之间和谐互动的关注。医学人文精神的核心就是关爱生命。医学人文精神包括对医务工作者的立身从业的现实规范，也包括自己对医学精神和医学价值追求的理性提升。

（1）生物医学模式　是建立在生物科学基础上，反映病因、宿主和自然环境变化规律的医学观和方法论。生物医学模式以疾病为中心，以数百年来的生物科学的重大发展为基础，与现代科学技术相结合，发展出各种高科技的诊断、治疗和预防手段，在较长的历史时期内对于疾病的防治、维护人类健康作出了巨大的贡献。

在人类历史发展的长河中，生物医学模式的确在促进人类健康中作出了不可磨灭的贡献，但生物医学模式无法解释没有生理疾病时的种种身心不适，无法解释生物学与行为学的相关性，也无法解决慢性疾病患者身心疾患和生活质量降低等问题。生物医学模式由于其自身的缺陷及社会变迁和疾病谱的改变，已经不再适应公众对健康的需求。在21世纪的今天，人们需要一种人性化的，能使人的健康得到全面照顾的医学模式。

（2）生物医学模式造成人文精神的缺失

第一，生物医学模式忽视了人的社会属性。人具有双重属性，人作为一个高级生命复合体具有生物属性；人在社会中生活，扮演相应社会角色，具有复杂的心理、情绪活动，因此具有社会属性。在医学科学的发展进程中，生物医学模式在很长的一段历史时期发挥着重要作用，但随着社会的发展进步，人类疾病谱、死亡谱的转变，医学模式也随之发生转变。但是，医生却总是把人当作一个生物体来对待，疾病是细胞或分子结构的异常，而对于与人的疾病转归和身心健康有密切关系的情感、思想和各种社会心理因素却漠然置之。医学的人文主导作用渐行渐远，现代医学在许多医务人员的认识和实践中逐渐演变为"生物主导型"医学。

第二，生物医学模式忽视人的整体性。唯物辩证法告诉我们，人是一个整体，人体的各部分器官和组织之间紧密相连，互相影响。但随着现代医学特别是临床医学的专科化，一个医生只面对一个系统乃至一个器官，医生只看自己学科内的系统或器官疾病。医学专科化和程序化、流水线式的诊疗活动，使患者在患病过程中全身心的感受被分解为病因、病理、症状、体征等单个的词素，患者的痛苦被转化为检验学上的数据和各类影像图片中的信息，一个整体的患者被现代医学的诊疗模式和程序分割和肢解，现代医学忽视了人的整体性，演变为某种意义上的"系统或器官主导型医学"。

第三，生物医学模式造成技术至善主义。20世纪以前，医学在疾病诊治方面的能力十分有限，是一种规范化的照顾程序。20世纪以来，医学发生了巨大的变化，现代化医院里配备了各种诊断仪器和设备，从心电图、X线、电镜、内镜、超声诊断仪，到自动化分析仪、电子计算机断层扫描（CT）、磁共振成像（MRI）等。医生们凭借这些仪器设备能准确、自动地诊断、分析疾病原因，判断机体功能的动态变化。在临床治疗中，呼吸机、肾透析机、起搏器、人工脏器等也发挥着重要作用，化学药物、介入性治疗、器官移植和生殖技术等提供了多种有效治疗手段。不断涌现的现代化诊断、治疗技术将医生的注意力从关注患者吸引到寻找致病原因、分析数据、发现细胞或分子结构和功能的变化上。医生过度相信技术的力量，花费大量时间去熟悉仪器设备，钻研技术，却极少有时间去考虑与患者思想感情的沟通，现代医学很大程度上成为"技术主导型"医学。

第四，生物医学模式带来物质化倾向。生物医学模式造成技术至善主义，技术至善主义背后的潜在动力是追求更大的经济利益。市场化使人们追求物质利益，巨大冲击了最具人性化精神的医学领域，追求更大的经济利益成为医疗服务的潜在动力，医疗行为的许多方面和环节中表现出物质化倾向。患者的时间被压缩到最少，做大检查，开大处方和各种过度医疗频繁出现。由于各种新技术能带来更大的利润，各种现代医学技术被无节制地使用，高技术-高费用-高利益成为医疗产业复合体追逐的目标。医疗服务更多地关注经济利益，必然削弱对患者的人文关怀。现代医学在某些医务人员手中成为"利益或市场主导型"医学。

（3）生物-心理-社会医学模式要求医学必须回归人文精神 1977年美国的恩格尔（Engel）教授提出生物-心理-社会医学模式的概念。生物医学模式应该逐步演变成生物-心理-社会医学模式（又称恩格尔模式）。恩格尔指出，为了理解疾病的决定因素，达到合理治疗和卫生保健的目的，医学模式必须考虑到患者自身、患者的生活环境以及由社会设计来应对疾病破坏作用的补充系统，即医生的作用和医疗保健制度。人存在于自然环境和社会环境所组成的生态系统之中，处于宏观世界和微观世界的焦点。人们对健康和疾病的了解不仅包括疾病的生理（生物医学）解释，还包括了患者心理因素、患者所处的环境（自然和社会环境）以及帮助治疗疾病的医疗保健体系。

生物-心理-社会医学模式消除了生物医学模式的局限性，确立了社会心理因素的重要地位，表明了心理社会因素的重要地位。心理行为与健康的密切关系受肯定，社会因素对健康的决定性影响得以确立。医学呈现社会化，多学科融合兼收并蓄，使广大医务工作者应用大卫生观点指导医疗卫生实践，使医学科学获得了前所未有的发展，卫生事业取得了史无前例的成就。

第一，对临床工作的影响。临床医学要求医生从患者的社会背景和心理状态出发来了解疾病，对患者所患的疾病进行全面分析和诊断，制订有效的、全面的治疗方案。希波克拉底曾指出，知道是什么样的人患病，比知道这个人患的是什么病更重要，至今仍对临床医生具有重要的启迪意义。临床医学逐步摆脱生物医学的思维模式，正在改变过去"只见疾病，不见患者；只治疾病，不治患者；头痛医头，脚痛医脚；不关心患者周围环境"的倾向。

第二，对预防工作的影响。预防工作的成效很大程度上取决于社会参与性。用社会大卫生观念指导预防工作，需要确立领导支持、部门与社区参与、卫生系统发挥专业技术的指导作用。预防保健工作不仅要注重生物、物理、化学等自然环境因素的作用，更不能忽视不良心理、行为以及社会因素对人群健康的影响。生物-心理-社会医学模式要求预防医学从生物病因为主导的思维模式扩大到生物心理社会的综合预防策略和措施，进一步提高预防工作的效果。

第三，对卫生服务的影响。生物-心理-社会医学模式对卫生服务的影响可归纳为"四个扩大"。①从治疗服务扩大到预防保健服务，在预防医学领域内倡导三级预防的理念，即一级预防（病因预防）、二级预防（早期发现患者）、三级预防（防止疾病引起伤残和劳动能力丧失）。②从生理服务扩大到心理服务，特别注重心理、社会服务的重要性。③从医院内服务扩大到社区服务，全科医生通过社区性服务向社区居民提供"六位一体"，即融预防、医疗、保健、康复、健康教育和计划生育技术指导于一体的连续性综合服务。④从医疗技术服务扩大到社会服务，单纯的技术服务已经不能满足广大群众日益增长的健康需求，社会服务如老年保健上门服务、心理咨询和行为指导、饮食指导等已经成为许多医疗机构开展的服务项目，深受广大群众的欢迎。

第四，对医学教育的影响。生物-心理-社会医学模式提供了改革医学教育的依据。在医学院内建立人文科学和社会科学，努力与传统的基础医学、临床医学与预防医学融会贯通，形成多学科交叉。一系列社会科学、经济学和行为心理科学等在医学院校的教学研究工作中，逐渐显示出与医学的结合点。

（张　岳）

第2章
以人为中心的健康照护

> **案例 2-1**
>
> 患者男性，78岁，丧偶独居，1天前因失眠后出现头晕来诊。既往有高血压病史5年，间断服用降压药物，未正规监测血压，血压水平控制不详。查体：BP 170/100mmHg，一般情况好，神志清楚，四肢活动可，心肺腹检查正常。
>
> 问题：1. 如何接诊患者？
>   2. 如何进行问诊？需要获得患者哪些关键信息？有没有特别需要关注的问题？

全科医学的服务范围涵盖了健康时期、亚健康、疾病早期以及经临床专科诊疗后需进一步进入社区康养的患者。全科医学关注的中心是人，需要形成以人为中心的健康照护理念，并贯穿于全科医疗活动始终。这种医疗服务理念契合了当前医学模式的转变过程。纵观医学发展史，经历了神灵主义医学模式、自然哲学医学模式、机械论医学模式、生物医学模式和生物-心理-社会医学模式，现代医学的关注中心也由从人的自然属性进行思考疾病的预防治疗转变为关注人的整体健康水平和生存质量。疾病仅为患者的一部分，患者的心理、生理需求和期望同等重要。本章将从全科医生以人为中心的健康照护理念出发详细介绍全科基本医疗原则、医疗过程及思维方法。

第1节 以人为本的照护原则

以人为本的照护理念的基本出发点是需要站在患者的角度去看待和处理疾病。全科医生在医疗活动中需要充分了解患者的心理、生理特点，要从疾病对其本人、家庭、社会影响的角度出发，根据疾病的特点和自然规律提供医疗服务。全科医生以人为本的健康照护应遵循以下基本原则。

一、关注患者整体

关注患者整体是指要站在患者的角度，从生理、心理、社会等各个因素去整体地考虑问题。1977年，美国精神病学教授恩格尔提出"为理解疾病的决定因素，以及达到合理的治疗和卫生保健，医学模式必须考虑到患者、患者生活的环境，以及由社会制度安排来对付疾病破坏作用的补救系统，即医生的作用和卫生保健制度"，也就是生物-心理-社会医学模式。全科医生应遵循关注患者整体的原则，并从患者角度多因素思考并解决人群健康问题，树立整体健康观。

我们可以从以下三个"病"的概念去理解患者在其中的关系。①疾病：是指根据患者的病史、体征及辅助检查等临床表现，医生通过缜密的医学推理得到的患者的病理生理状态。②病痛：是指患者主观的患病感受，是自我对疾病状态的感觉和判断。③患病：是指一种疾病状态，是被他人知道患者处于的不健康状态。

临床中上述三种状态可能同时存在，也可能交替存在。传统的医疗模式或者其他专科医疗更加注重对疾病状态进行研究分析，医生利用实验室检查、影像学及病理学方法来确定疾病来源，采用手术、药物、物理治疗等方法使得疾病得到恢复，而没有充分考虑到诊疗过程中患者的主观感受和社会关系对其影响。以人为本，关注患者整体，则需要将"疾病、病痛、患病"这三种状态同时予以考虑，并同等予以对待。这是对患者的主观感受和社会关系给予较好的照护和考量，也是为全科医生给患者提供更为优质的医疗服务、改善医患关系、树立医患共同参与疾病管理的决心提供基础。

二、理解患者的角色及行为

（一）理解患者的角色

全科医生需要理解患者的角色状态。患者的角色是指从常态的社会人群中划分出来的处于疾病状态，有求医行为和被治疗行为的社会角色。这种角色状态不同于常态的社会角色，是健康人群中剥离出来的患有疾病的角色状态。根据特定的权利和义务状态，患者角色特点可以包括以下四个方面。

1. 暂时免除或减轻日常社会责任 患者在患病状态下，如出现严重身心受损时，可能无法完全承担健康状态下应有的社会责任和义务，勉强承担这些责任和义务有可能影响机体的康复，这在急症疾病时尤为突出。因此，患者通常会出现暂免或减轻日常社会责任的情况。减免承担的责任和义务范围、持续时间取决于疾病的性质和严重程度，也与患者的性格及其所处家庭、社会环境密切相关。患者病情较轻时可能不影响其原来所承担的责任，但当其病情急重时，患者的病人角色可能会取代一切其他社会角色。

2. 患者对其陷入疾病状态是没有责任的 患者陷入疾病状态不是其自身可以控制的，不应责怪患者为什么得病，不能因为患者陷入疾病状态后不能承担相应社会责任而对患者进行指责。全科医生应当理解患者没有能力完成社会任务的苦衷和寻求帮助的心理，要帮助患者建立积极健康恢复的意志和决心。

3. 患者有努力尽快恢复健康的义务 患者应当明白当前因疾病状态不能履行社会责任和义务是暂时的，通过积极有效的治疗是可以尽快恢复并可以再次承担相应社会责任。这就要求患者在患病状态下应积极配合医务人员做好诊疗工作，全科医生需要充分考虑到患者生理、心理、社会功能恢复的重要需求，制订立体、全面的诊疗计划并激励患者积极参与，争取早日康复。

4. 患者应主动寻求专门技术的帮助 患者通常寻求医务人员的帮助，并应在试图恢复健康的过程中与医护合作。大多数的患者在患病后都不可能依靠自身的机体修复来实现康复，因此就应主动地寻求医疗专业人员提供帮助。在恢复健康过程中，患者还应有积极配合医务工作者去共同实现医疗目标的义务。

（二）理解患者的行为

全科医生需要理解患者的行为。患者的行为包括了患病行为、就医行为和遵医行为。患者作为独立个体，其患病行为受生活文化背景、经济条件、治疗意愿等多因素影响，所表现出不同的行为表现，也反映出治疗意愿，并直接影响后续的就医和遵医行为。同一疾病的不同患者往往因患者行为表现差异、对医疗行为的排斥或不配合，最终的结局不同。全科医生需要了解患者行为，并明确其内在因素，在充分尊重患者意愿的情况下积极引导患者树立战胜疾病的意志和决心。

三、尊重患者的权利

尊重患者的权利是以人为本的重要医疗原则。患者在诊疗过程中享有知情权、隐私保护权及诊疗方案选择权等一系列权利，全科医生应该给予充分的尊重，这既是患者基本的权利，也是医学伦理的要求。在长期遵从的生物医学模式中，临床医生将诊疗疾病放在主体地位，更多地强调如何诊断和治疗疾病本身，常常希望患者按照医生设计的诊疗框架进行，但往往忽略了患者的主观能动性和参与选择的权利。生物-心理-社会医学模式的转变要求关注患者疾病诊疗，同时也必须将心理、社会等因素一并给予考虑。只有在进行医疗决策前充分考虑了上述因素，医生才能对患者作出贴合其治疗意愿的医疗选择，患者积极配合治疗的意愿才会更强烈，从而积极营造医患共同参与的医疗合作方式，取得更好的治疗效果。

提供个体化医疗服务也是以人为本的医疗原则的重要体现，是建立在尊重患者权利基础上的医疗服务延伸。全科医生为患者提供个体化的服务包括以下4个方面：①对患者提供包括疾病的诊治和预防保健的整体性服务；②根据患者的人口社会学特征、个性需求，结合医疗原则，提供个体化的治疗方案；③根据患者健康问题及其转归特征，对患者及其家属提供个体化的健康教育服务；④根据患者个人特点和心理状态，提供个体化的精神照护。

四、形成稳定的患者参与式医患关系

全科医生对患者的帮助是整体的也是连续的，在社区医疗服务中可以逐渐发展形成稳定的患者参与式的医患关系。这既是为患者实施以人为本的照护的先决条件，也是全科医生相较其他临床专科医生在构建良好的医患关系的优势所在。社区医疗服务中的患者多为慢性疾病患者，其关注和咨询的问题除了病情的诊疗以外，往往更关注疾病的预防和并发症的控制，这为全科医生与患者之间更加紧密充分的沟通交流创造了条件。此外，全科医生在患者慢性疾病管理过程中也需要患者和家属的参与，从而构建医患之间伙伴式的关系，这对于提高患者参与度与依从性、达到良好的慢性疾病管理效果提供了很大的帮助。通过协调家庭成员，共同参与患者疾病管理，营造良好的家庭健康环境，对患者积极主动乐观地参与疾病诊疗十分有利。

五、以患者需求为导向，注重健康结局

卫生服务的需要和需求是两个不同的概念。卫生服务需要是指依据人们的健康状况和与之"理想健康水平"之间的差距而提出的对医疗、预防、保健、康复等服务的客观需要，包括了个人的需要和专业人员结合患者情况提出的需要。卫生服务需求是指患者实际可以接受的卫生服务程度，是患者愿意也有能力接受的卫生服务。需要不等同于需求，但需求来源于需要。患者的需求受到个人认知状态、经济水平和文化水平的限制，医生可以提供需求选择，最终仍需要患者作出决定。以患者需求为导向更能体现以患者为中心、将患者作为一个整体进行考虑，医疗的需要不一定是患者的需求，全科医生应当充分尊重患者的需求，并以此为导向提供卫生服务。

健康结局是医患共同追求的最高目标。这里的健康既是指躯体疾病的康复，也是指心理上的康复。在诊疗过程中，我们更应该强调服务的过程、质量，更应该注重对患者健康结局的考量。例如，某些慢性疾病或者终末期疾病，全科医生在社区诊疗过程中要紧密围绕患者的整体健康和良好照护这一目标进行医疗服务，力求公平、及时、经济、有效，在积极治愈疾病的同时也要提高生存质量。当治愈和生存质量存在一定矛盾时，应以患者需求为导向，避免出现因医疗需要而违背以人为本的照护原则，给患者带来不良的医疗体验。

第2节 全科医生的应诊过程

全科医生的应诊过程是基于临床医生的诊疗步骤，包括病史采集、体格检查、辅助检查、作出临床判断、制订诊疗计划等多个方面。但是因社区诊疗的特殊性，依据以人为本的照护原则建立的全科医生诊疗模式，还需要充分涵盖患者的健康需求、连续性问题的管理、预防性照护和遵医行为，同时全科医生还需针对不同类型的患者提供不同的接诊帮助方式。因此，全科医生在应诊过程中应该明确主要任务，区分不同人群的接诊模式，并需要掌握一定的应诊技巧。

一、全科医生应诊中的四项主要任务

以人为中心、以家庭为单位、以整体健康的维护为方向的长期负责式照护是全科医生应诊的主要任务和原则。全科医生要从生物、心理和社会多个层面对患者进行全方位的照护，主要体现在以下四个方面。

（一）确认和处理现患问题

临床医生的医疗活动就是要确认和处理患者的现患问题。全科医生在诊疗过程中，同样也应以此为医疗活动的主线。需要注意的是，全科医生在处理这个问题时应该从患者的整体角度去考虑，从生物、心理、社会等三个维度层面去分析，在患者的医疗过程中要体现对患者全方位的照护和关怀。

（二）管理连续性问题

在社区诊疗服务中，全科医生并非承担短短的几次应诊服务，有些慢性疾病，如高血压、糖尿病、冠心病等，往往需要长期的连续性的观察和治疗。全科医生应针对慢性疾病管理提供良好的诊疗计划和服务，针对患者的需求，结合患者的主观和客观环境，构建患者参与式的慢性疾病管理规划，共同协作改变患者的认知和生活方式，指导血压、血糖等生理指标的良好管理。全科医生应对患者的慢性疾病管理提供全面且连续的照护。这种持续性的医疗照护涵盖了患者人生的各个时期、疾病的各个阶段，是一个不间断管理范畴。

（三）提供预防性照护

提供预防性照护是全科医生应诊过程中另一项重要任务。《黄帝内经》中提出"上医治未病"，就是预防性照护的早期观念。通过预防性照护，帮助非病人群（包括健康与亚健康人群）提供健康策略，降低疾病发生的可能性，改变疾病发生不良结局的可能性。慢性疾病患者在社区诊疗过程中最常接触的就是全科医生。全科医生在治疗慢性疾病同时更需要注意防治慢性疾病并发症的发生，如高血压如控制不得当可能出现急性心力衰竭、脑出血等严重并发症，长期控制不良还可能引起眼底、心脏、肾脏等靶器官的损伤。这需要全科医生在管理慢性疾病的过程中针对可能出现的并发症和靶器官功能损害提前进行干预，提供预防性照护。同时，针对需要帮助的亚健康人群或者有需求的健康人群，给予预防性照护，协助改善生活方式，达到预防疾病和健康促进的目的，也是全科医生的重要任务。

（四）改善就医遵医行为

改善患者就医遵医行为包括两个方面：首先是让患者学会如何利用医疗资源以满足自己的医疗需求，其次是提高患者对医嘱的依从性。现阶段，就医问药是患者的自我选择，很少得到医生的指导。由于患者自身文化水平、家庭环境及对疾病的危害性认识不一，其选择就医的时间、医院、紧迫性也有所不同。改善患者的就医行为，即是希望通过全科医生的帮助让患者适时地选择适合自己的医疗服务。

提高患者对医嘱的依从性一直是临床医生面临的困难。全科医生作为全方位照护患者的医务人员，通过建立长期伙伴式医疗关系，相较其他专科医生更容易达到一定的患者依从性。疾病的良好预后与遵医行为密不可分，充分的医患沟通交流、良好的医疗服务态度和娴熟的医疗技能都是让患者提升遵医行为的重要方式。

二、以患者为中心的接诊模式

就诊是患者对医疗服务系统的最重要需求，而接诊是医生接触患者的第一步。在诊疗过程中，全科医生可能会接诊不同类型的患者，选择恰当的接诊方式对做好接诊工作至关重要。

（一）如何接待普通患者

通常，会有很多出现急性、慢性症状的患者前来全科医学科或社区卫生服务机构就诊。患者在疾病未对其躯体或者心理造成严重困扰时是不会前往医疗机构就医的。当患者出现症状前来就诊时，往往存在对医疗机构以及医疗行为的一种陌生和恐惧感，这也使得患者不能准确、全面地将其不适感或病痛表述出来。全科医生在接诊患者时要注意舒缓患者的紧张、焦虑情绪，刚开始接诊时可以采取一些开放式问诊的方式去引导患者尽量准确地表达疾病内容。例如："您有什么不舒服吗？""简单说说得病的过程，好吗？""您觉得可能是怎么回事？觉得严重吗？"等等。

（二）如何接待慢性疾病患者

慢性疾病患者在接诊时的状态与普通患者不同，他们往往因为慢性疾病需要长期接受诊疗，或者已经对疾病有了充分的了解、认知，或者饱受疾病痛苦的折磨，部分患者甚至对治愈该疾病丧失信心，出现自暴自弃的表现。全科医生遇到这种情况需要更多的耐心，应以站在朋友、伙伴的角度对其进行鼓励劝导；在制订诊疗计划时，还需考虑到患者所处社会环境、个人心理状态、经济状况及依从性等多个层面，通过进行细致有效的沟通为患者建立战胜疾病的信心，最终实现医患共同决策。

（三）如何接待特殊患者

在社区医疗实践活动中，全科医生还会面临一些特殊的患者，例如，老年人、精神病患者、聋哑人等，全科医生应该对其予以特殊的关心和照护。在对待特殊患者方面，有效、耐心、细致的沟通是最为主要的接诊手段。例如，在接诊老年患者方面，老年人往往合并多种慢性基础疾病。有些老年人因疾病困扰，或治疗效果欠佳，再加上经济的负担常使其失去治病信心。其次，老年人在情绪上往往较低落，有的经历丧偶之痛，有的不善于人际交往，与子女存在代沟，加之社会、家人没有对其给予足够的重视，老年患者往往承受着精神上和肉体上的极大压力。全科医生对待这类患者应该给予充分的关怀和足够的耐心。有精神性疾病患者在叙述病情时往往缺乏逻辑性，病史叙述杂乱无章，全科医生切不能随意打乱他们的陈述，这会使其对疾病表述存在畏惧和担忧，应在适当的时候进行适当的提醒和合理的引导，以达到知悉病史的目的。全科医生在处理特殊患者疾病时，还需从心理、精神和日常生活方式等多个方面上给予更多的关怀和考量。

三、全科医疗的问诊方式

根据全科医疗的专科特性，按照以人为本的应诊原则，全科医生的问诊应该涵盖以下内容，并加以分析、归纳、整理和存档。

（一）了解患者的背景

患者的背景主要包括个人背景、家庭背景和社区背景三个方面。

个人背景主要包括生理、心理、社会三个方面的内容。生理方面包含性别、年龄、健康状况等信息，社会方面涉及职业、经济、文化、宗教信仰等内容，都可以通过医生问询病史的方式获取，而心理方面涉及的性格、爱好、情绪、心理状态等信息则需要全科医生通过诊疗过程中细致的观察获得。

家庭背景和社区背景指的是患者所处的环境状态，包括家庭婚姻状态、家庭成员之间的相互关系和所居住的社区文化、物理条件等，两者往往相互影响相互关联，而且常形成合力与患者的疾病状态息息相关。

（二）弄清患者的问题

在问诊过程中弄清患者此次就诊的主要问题是非常重要的。全科诊疗接诊过程中可能遇到表述能力相对较好的患者，但是也可能接诊到对慢性疾病管理失去信心的患者、表述不清或者被疾病困扰的老年人甚至是精神疾病或者聋哑患者。全科医生需要通过良好的耐心和充分的引导去知晓患者存在的疾病问题。需要注意的是，患者的病患往往并非仅仅指疾病本身，有时指的是不舒服或者亚健康状态，有时还存在心理相关疾病或者夹杂社会因素，全科医生需要从患者表述中梳理出患者存在的躯体、精神以及潜在可能存在的社会问题，只有弄清患者的问题，对患者下一步诊疗才能作出更为精准的判断。

（三）明确患者的期望

明确患者的期望即是要明确患者的医疗需求。医疗需要和医疗需求是两个不同的范围，前者基于疾病或者病患提出，而后者还需要结合患者自身的期望，受到患者个人的文化、经济、家庭环境等多方面因素影响。因此，全科医生应在问诊时明确患者的目的与期望，应包含主观与客观，生理、心理、社会等层面的需求。

（四）理解患者的感受

患者的感受一般包含了躯体、精神和社会三个层面的表现，三者相互作用、互相关联。躯体的感受是以生理功能障碍为前提，甚至同时影响了精神层面的感受。例如，有时患者过分关注躯体的症状，对不适的感受往往更为明显甚至过度放大，还可能引起心理相关疾病；但是患者一旦心理放松下来，躯体的不适感可能反而会有所减轻。同时，精神感受的变化又会引起患者社会功能变化。每个患者都有着不同的社会角色，疾病的变化会影响其社会角色的正常发挥。因此，理解患者的感受，从不同层面予以评估，关注患者躯体疾病，也更应关注患者精神上的痛苦和其承担的社会角色，并给予必要的解释与支持。

（五）洞悉患者的行为

患者的行为主要包括就医和遵医两个方面。患者的行为直接与其健康信念模式有关。在问诊过程中，通过询问患者的行为，全科医生可以从中洞悉到患者对自身健康的关心程度、对疾病严重性和易感性的认识可能性，从中了解患者对自己健康的价值观念。全科医生只有了解患者的健康信念模式，才能"对症下药"，建立患者共同参与式的诊疗过程，最终实现诊疗计划和目的。

第3节　全科医学思维能力

全科医生主要在基层开展医疗服务，常常是患者在社区就诊的首诊医生。全科医生承担了大量临床常见病、多发病、急诊乃至危及生命的重症患者的早期筛查和诊疗任务。由于全科医生接触到的患者多数以出现不同的症状前来就诊，有些患者的症状体征可能不典型，基层医疗服务能够获取的检验、检查结果也十分有限，全科医生在进行处置的同时还需照顾和缓解患者及其家属紧张焦虑的心情，因此具有良好的临床思维能力就显得特别重要。提升全科医生的临床思维能力可以提高社区医疗对基层患者的诊疗救治能力，还可以通过早期识别、正确处置和及时转诊以实现急危重患者的抢救成功率提升，从而达到为社区居民提供及时、高效、全面医疗服务的目的。

一、临床思维的概念

临床思维是指医生在临床实践中，以辩证唯物主义认识论、方法论为指导，综合运用各种工具收集和评价临床信息资料，通过科学的、合乎逻辑的临床推理作出诊断和处理判断的辩证途径和逻辑推理过程。临床思维不是脱离实际的凭空猜想，而是临床医生根据患者基础情况、病史、查体、必要的辅助检查，基于解剖学、病理生理学等医学理论基础知识和临床经验的正确合理的逻辑推理和判断。因此对临床医生而言，良好的病史采集、临床检查和阅读辅助检查结果的能力和扎实的医学基本功是构建临床思维的基础。临床医生不断积累和丰富临床经验对于临床思维能力的快速形成和提升具有很大帮助。急诊患者的病情评估、风险判断以及处理、转诊决策制订，在病情复杂、检查检验资料较少的情况下作出，更需要全科医生有良好的临床思维能力和紧急决策能力。

临床思维的形成涵盖了三个阶段，即通过全面的病史采集、查体和必要的辅助检查结合临床经验作出初步诊断分析，再通过对病程发展观察、检查检验结果的动态延续分析及早期治疗效果的综合判断分析作出诊断确认、补充诊断或修正诊断，最后形成相对完备、符合科学的临床诊疗计划。这是一个临床实践、分析、再实践、再分析的螺旋上升式诊疗过程，实现这一过程需要满足临床思维的三大要素：信息采集、临床诊断和临床治疗。

（一）信息采集

信息采集活动包括病史采集、体格检查、必要的实验室和其他辅助检查的选择，在诊疗过程中通过搜集各种临床资料与细致周密的观察来发现、分析和解决问题。

1. 病史采集、体格检查、必要的实验室和其他辅助检查的选择

（1）病史采集　是医疗实践的第一步，也是临床医生接触患者后常规采取医疗行为的首要过程。良好的病史采集不但能为临床思维提供重要的推理信息，而且对体格检查、实验室及其他辅助检查的有的放矢提供支撑依据，对缩短诊疗时间及半径、准确高效地完成诊疗活动提供重要帮助。在病史采集过程中首先要给患者创造一个相对宽松、舒适的环境，患者可以在相对和谐的氛围中从主诉开始陈述一个连续的发病及诊疗过程。其次，在患者陈述的过程中应采取适当的引导式提问。患者在陈述病情过程中有可能对某些枝节问题过度陈述，而可能对某些关键问题、诱因和重要体征忽略不提。临床医生适当的引导式提问和针对某些重要问题追问可能得到更多有利于病情诊疗的信息，高效地缩短这一临床实践活动，这对于急症患者而言显得十分重要。需要注意的是，这里的引导式提问或者追问不是教科书式的询问，也不是依据某些诊疗表格按部就班地询问，是需要临床医生在良好聆听患者陈述病史的同时充分运用自己的知识综合思考后的提问。在病史的采集过程中需要得到以下内容：①患者因为什么问题就诊？②该问题是否还存在其他方面的影响或者病理生理变化？③希望解决什么问题？④是否还存在隐匿的原因或者问题？同时，病史采集过程也是临床医生与患者建立联系的重要过程，临床医生通过询问采集病史从中了解和观察患者的性格、心理特点等，为后续与患者建立合作型的医患关系打下基础。

（2）体格检查　是病史采集的延续，在经历过病史采集后，临床医生应对体格检查的项目有清晰的认识，既要全面也要突出重点。医生需要针对重要人体系统（循环、呼吸、消化、神经等）进行全面查体，有针对性的查体比盲目的全身查体更容易发现重要的阳性体征，阴性体征对疾病的诊疗判断同样可以提供重要线索。需要注意的是，临床医生在体格检查时，对生命体征的检查是非常有必要的。尽管临床医生在接诊患者时可以通过调动感知功能来评估患者一般生命征相对平稳，但是缺乏对生命体征的确切评估可能遗漏某些疾病的关键信息，甚至可能错过对急危重症患者的早期识别。

（3）必要的实验室和其他辅助检查的选择　在完成病史采集及体格检查后，临床医生应对患者疾病状态有了初步的判断，选择必要的检查检验以进一步印证推论并完成诊疗线索收集。不同的检查、检验都有一定的敏感性和特异性，不同的临床检查、检验结果的阳性率、预测价值、安全性、效益比均不一致，需要临床医生基于医学理论、疾病发展逻辑规律和临床线索，在充分了解"怎么查""为什么查"的问题后，有的放矢地选择相应的检查、检验手段。开展辅助检查的顺序在满足检查、检验的目的要求情况下，原则上应当先简后繁、先价低后昂贵、先无创后有创，避免漫无目的"拉网式"筛查。同时，对于检查检验的结果都要全面分析，尤其是重要阴性结果也非常有意义；其次，检查、检验结果需要动态地去看待，疾病的发生发展不是一成不变的，必要时应动态地追踪，以提供更多的临床线索及诊疗意义。

2. 动态评估　疾病是一个连续、动态的病理生理过程，临床医生通过首次接诊获取到的临床实践信息作出的初步诊断有可能受到患者的个体差异、病程演变过程的隐匿性以及辅助检查的敏感性等影响，不足以解释该患者临床表现的全貌，甚至可能和患者最终疾病诊断存在差异。需要临床医生在初步诊断后仍要对患者疾病的发生发展动态观察评估，重点关注阳性结果和重要阴性结果的动态变化、予以医疗处置后治疗的反应性和变化。临床的诊疗活动是反复推理、实践、再印证、再判断、再实践的螺旋式上升的过程，临床医生搜集各种临床资料与细致周密的动态观察、发现分析和解决问题是临床实践的关键。

（二）临床诊断

临床诊断思维是临床医生根据临床资料进行系统地整理、归纳和分析，结合医学基础理论和临床经验对其病理生理过程进行辩证推理，从而推断出不同个体所患疾病的思维过程。

临床诊断思维的基本流程包括五个步骤，分别是临床资料的收集与整理，进行相关资料的归纳和分析，结合医学理论逻辑及经验得到对疾病的初步诊断，通过临床诊疗实践边治疗、边检查，再收集相关临床信息，最终得出确定、补充或修正的诊断意见。

1. 临床资料的收集与整理　临床资料的收集与整理包含病史采集、体格检查、必要的实验室和其他辅助检查资料的收集，并应根据临床思维模式，将上述碎片化的资料整理汇总。

2. 临床资料的归纳和分析　科学有序的归纳和分析临床资料是临床诊断过程中极为重要的一环。首先需要将疾病划分为急性或慢性，病情急迫程度不同，等候诊疗的属性不同，对构建不同的临床模型是有较大差异的。其次临床医生需要从碎片化的临床信息中根据患者的病因、临床表现、病程变化划入不同类型范围，列出问题清单，提出临床病理假说，结合医学逻辑、体格检查和辅助检查结果逐一进行确认或排除。例如，一名腹痛患者，一天前因大量进食饮酒后出现该症状，主要表现为全腹的轻度压痛，无明显反跳痛，无肌紧张。临床医生在资料划分时需要根据他是否有基础疾病，如糖尿病、胃溃疡、胆囊炎等病史，明确有大量进食饮酒后发病史需要构建是否存在急性胃黏膜病变、胃肠梗阻、胃肠道穿孔、胰腺炎、胆囊炎、消化道肿瘤、肠系膜血栓形成等腹部疾病模型，然后通过细致的进一步查体如听诊肠鸣音、Murphy征检查、直肠指诊等，完善血尿淀粉酶、腹部超声、CT等检查去逐一分析确认。

3. 初步诊断　有了科学的临床资料的整理、归纳和分析，临床医生通常可以得出几个初步诊断假设，根据这些初步诊断假设与临床资料相契合疾病的发生率、危重程度和可治疗的时效性进行依次排列，并作为下一步临床诊疗实践印证的先后顺序。例如，一名严重胸痛的患者，临床上需要考虑气胸、肺栓塞、主动脉夹层、急性心肌梗死等问题，但是如果忽略了下一步诊疗的顺序，尤其是没有考虑到可治疗的时效性，如是一名急性心肌梗死患者就很有可能错过了黄金救治时间，从而对患者的生命健康产生严重影响。

4. 临床诊疗信息的再收集　临床诊疗信息的再收集是建立在已有初步诊断的基础上。这时临床医生已经通过临床资料收集分析、结合医学理论及经验推断初步依序有了几项诊断假设模型，查体后的阳性体征的动态随访、重要阴性体征的密切观察、阳性检查检验结果的动态评估是确立最终诊断的基础。临床医生还可以通过初步推论进行针对性的治疗，治疗效果的观察和连续评估也是印证和确立最终诊断的重要依据。如初步诊断困难，或者通过上述临床诊疗实践活动依然不能得到可以解释疾病全貌的科学推论，由浅入深的检查检验、从无创检查到有创检查的辅助诊疗、多学科多中心的病例讨论可能对疾病的临床诊断提供帮助，如有必要应进一步完成可能早期不方便做的检查、检验。

5. 确立、补充或修正诊断　经过上述螺旋式的诊疗过程，临床上基本都可以得到较为满意的诊断结论。需要说明的是，这个诊断是基于上述疾病的发生发展过程，是建立在不断对临床实践的辩证和统一的归纳分析基础上，但是对于患者而言是存在个体化差异的，而不同疾病随着病程进展常常互为因果，因此确立的诊断也需要根据患者病程演变动态分析调整。其次，鉴别诊断是明确诊断去除假设一个非常重要的方式，应贯彻整个临床诊断过程的始终。

（三）临床治疗

临床治疗思维是诊断确立后医疗实践活动的逻辑延续，是基于诊断思维形成的治疗决策和根据患者的个体化情况形成的差异化处置。临床治疗既统一在诊断框架之内，也受到与之有关的各种因素和条件影响，有其特殊规律，需要根据具体情况分析而定。需要提出的是，临床治疗决策的形成要遵从基本原则和思维流程，同时还需要尊重患者的意愿，形成医患共同决策（shared decision making, SDM）机制。

1. 临床治疗的基本原则

（1）以患者为中心的原则　一切的诊疗活动都建立在患者的支点上，以患者为中心最大限度维护其应有的利益是制订治疗计划的准则。

（2）最优化治疗原则　任何治疗手段都可能是"双刃剑"，如抗生素足量广覆盖的应用可以有效地杀灭病菌、缩短抗感染疗程，但不注意对肝肾功能检测评估很可能继发严重肝肾功能损害。选择临床治疗时，应以取得最佳疗效为目的，首选对患者风险较小、并发症较少、毒副作用较轻和创伤较小的治疗。

（3）整体观和个性化相结合原则　对待患者应从生理-心理-社会等多重因素评估分析，制订计划时应充分考虑到整体治疗的重要性，做到标本兼治、局部与全身治疗辩证统一。同时患者作为独立个体在治疗上的选择因时、因地、因人、因经济条件和治疗场所条件的限制和个体差异，同样的诊断可能治疗方式不同，同样的治疗方式可能治疗效果不尽相同。因此，在整体考虑下"量体裁衣"式的个性化诊疗方案设计才可能让患者取得良好的治疗预期和效果。

（4）医师职业道德原则　医生需要有强烈的责任心、高度的责任感并富有同情心，能全心全意地为患者谋求解除疾病和痛苦的方式和办法。

2. 临床治疗的基本思维流程

（1）治疗方案的构建阶段　根据临床诊断方向需要对待处理的疾病尽可能全面地收集各种治疗方案，可以依据治疗的敏感性、有创性、依从性、费用等多个方面寻找患者较为关心的部分按相关顺序进行排列。

（2）治疗方案的筛选阶段　根据以患者为中心、构建最优化、整体与局部相平衡的基本原则，筛选出较为合适的2~3种方案。

（3）最优治疗方案的认定阶段　遴选最终治疗方案时医生除了根据疾病治疗最优化分析，更需与患者进行充分沟通，理解患者在其出发点的个体考虑，共同讨论权衡，制订合乎医疗逻辑且符合患者需求的最优治疗方案，实现SDM。

需要注意的是，即使临床治疗符合基本原则，临床医生和患者一起选定了最优的治疗方案，但是病程的发生发展难以预料，不同的患者治疗效果差异很大，治疗中可能出现的并发症也不尽相同。因此，医生在实施治疗前需要进行良好而充分的医患沟通，同时也需密切观察治疗效果，动态调整治疗方案。

二、全科医生临床思维的特点

全科医生的临床思维相对于专科医生更加注重以下三个方面：①以患者为中心，注重整体思维；②以问题为导向，寻求适合患者的最优方案；③以证据为基础，采取流行病学和循证医学的科学思维方法，运用辩证和逻辑思维去分析解决临床问题。

（一）以患者为中心，注重整体思维

1. 以患者为中心　是指以医生站在患者的角度去思考解决问题。因为疾病的着力点归根到底是人的问题，而医疗服务作为发现、诊断和治疗该种疾病的处理方式，其着力点也是患者。医生作为诊疗患者疾病的关键一环，其提供的临床推荐决策对患者最终选择有决定性的作用。全科医生作为社区医疗中负责患者接诊、处置、转诊及健康管理的人员，对患者的选择影响可能更大。全科医生应用以患者为中心的医学临床思维才会让患者得到更契合的诊疗和疾病管理方案，患者诊疗的心理舒适度和依

从性才会更高。

2. 注重整体思维 生物-心理-社会医学模式的概念在20世纪70年代由美国恩格尔教授提出，其改变了既往的生物医学模式，在解释疾病的层面融入了预防医学、行为科学、心身医学、医疗哲学等多学科内容，把对患者疾病的思考引入多因果相互作用、立体网状的整体思考范畴。这种思维模式是全科医生整体思维的基础。全科医生在临床实践活动中不但要从生物医学层面去分析评价疾病与患者各个器官功能的相互影响，还需要延伸到患者的心理、所处的社会环境去整体评估，从而从社区诊疗、疾病管理、身心医疗等多个维度为患者提供医疗服务。

（二）以问题为导向，寻求适合患者的最优方案

以问题为导向的全科临床思维与临床医生以疾病为导向的临床思维有一定不同。临床医生接触到患者进行病史采集、体格检查及辅助检查包括诊断性治疗和动态观察疾病的演变和干预的效果，这种螺旋上升式的临床思维是确立临床诊断并制订出契合患者目的的医疗决策的重要思考方式。这种疾病为导向的临床实践活动是为了更好地收集、提炼、归纳、分析临床资料得到正确的临床诊断，避免误诊、漏诊。患者在医院治疗的时期，临床医生更多地关注患者疾病的治疗情况、系统器官功能的恢复情况，对患者后续的康复、康养、健康管理缺乏更多关注。

全科临床思维着力点是患者的问题，基于全科医生在社区诊疗服务中大多接触的是常见病、慢性疾病，需要解决的健康管理问题、康养问题多于疾病的诊疗。全科医生解决患者问题的方案除了考虑到生物医学本身，还要涉及患者心理、家庭、生活、工作等一系列问题的整体管理分析和资源调配。这是一个从疾病诊疗到康复再到健康教育、健康管理的连续过程。因此，在全科医生看来，患者的问题不仅仅只是疾病，还包括患者的健康问题，如心理、家庭、生活方式、工作环境等一系列问题。

全科医生以问题为导向的临床思维还可以加强全科医生对疾病的识别和处置能力。全科医生的工作环境多位于基层社区，多数患者慢性疾病状态多于急诊医疗，健康管理问题多于疾病诊疗，全科医生接触患者后往往面临大量的碎片化信息，如遇到不典型的体征再加上基层医疗缺乏一定特异性的辅助检查方式，全科医生需要快速地识别患者疾病明确诊断并制订出正确的医疗决策存在一定困难。以问题为导向可以让全科医生优先发现重点的问题并迅速进行干预处置，避免病情延误，同时也可以为后续进一步归纳分析大量碎片信息提供诊疗空间。

（三）以证据为基础分析解决临床决策

以证据为基础的思维模式是当前医学广泛应用的临床决策方法。临床实践活动获得的患者临床资料是医生可以进行归纳、分析、推理的临床证据，同时医学基础理论、科学研究结果也可以作为临床证据。全科医学涉及医学专业面广泛，全科医生更需要从大量医学资源中去寻找最佳证据，从而为患者的疾病诊疗和健康管理提供更多帮助。医生找寻证据的思维方法包括流行病学和循证医学的方法。

流行病学是研究特定人群中疾病、健康状况的分布及其决定因素，并研究防治疾病及促进健康的策略和措施的科学。不同的地域、不同的环境、不同的种族和居住习惯都可能让不同地区的人群发生疾病的种类、人群健康状态分布不同。全科医生通过对当地流行病学的查询、调查和研究，可以对其工作人群的健康状态、发病病种所涉及的基础理论和技能知识进行储备，同时也可以在诊疗常规中加以重点关注和处理，尤其是对该区域常见病、多发病的发现处置会更为高效，也会降低诊疗成本。

循证医学，又称实证医学，是一种医学诊疗方法学，强调应用完善设计与执行的研究将医疗决策最佳化，其核心是医疗决策应尽量以客观研究结果为依据。循证医学有别于传统医学，在注重个人经验的同时，更多地将医疗决策的制订依赖于现有的、最好的研究数据，而且随着医学科学研究的不断深入，医疗决策的制订势必更为优化，有利于患者疾病诊疗的进一步提升。全科医师面对的多为常见病、多发病，有大量基于这些疾病的医学研究，部分已形成专家指南、共识，并根据临床研究结果持续更新；这为全科医师的诊疗提供了很多指导性意见，也为患者取得相对均质化的服务打下了基础。

需要指出的是循证医学是基于一定样本量的医学研究结论基础上的理论运用，但是对于每个患者都是独立个体，人体本身又具有复杂性，实际影响因素也较多，甚至循证医学的证据如果来源于动物试验则其指导意义更需要科学、辩证地看待。全科医生应根据个人经验结合实际临床情况综合判断分析最终得出医疗决策，并应根据诊疗效果持续更新调整。

三、全科医生临床思维方法

全科医师的临床思维与其他专科临床医师一样，需要根据患者的病史、体征及检验、检查资料，运用医学理论知识及结合个人经验做出正确的诊断和处理。不同之处在于，大多数全科医生的诊疗场所在基层医疗机构，医疗资源相对不足，高新精密的检查、检验手段较少，临床诊断更依赖于病史、临床阳性体征和重要阴性体征的识别。全科医生的医疗行为相对其他临床医师更为独立，其涉及的诊疗范围相较更广。因此，全科医生在常规临床医师诊疗思维的基础上有其独特的临床思维方法，这样才能多角度、多层面、多学科地去认识和解决患者病痛。

（一）全科医生的诊断思维

1. 快速识别排除可能危及患者生命的疾病　全科医生在社区医疗服务中首要医疗环节即是通过询问病史及简要查体快速识别患者是否存在危及生命情况，是否需要立即进行紧急处理。全科医生在社区诊疗环境中面对的危重患者往往处于疾病早期或者未充分表现阶段，及时识别并处理可以极大地保障患者的医疗安全，同时可能避免事态进一步恶化，为危重患者有更多时间和机会转诊创造条件。对于危重患者的早期识别，可以应用危险问题标识法（red-flag approach）进行处理，通过患者的主诉、病史、症状及其他临床线索快速判断其是否存在重要危险问题，需要重点排查可能遗漏的严重疾病。可以用红旗征"red flags"提示患者有进行性或危及生命的疾病，见表2-1。在临床工作中，我们也可以应用更为基础的"生命八征"进行快速评估，即体温、呼吸、脉搏、心跳、血压、意识、瞳孔、尿量，从而达到快速识别处理的目的。

表2-1　应用"red flags"提示患者有进行性或危及生命的疾病

诊断	"red flags"
重度抑郁症	出现自杀念头，社会活动减少、退缩
戒断综合征	有长期酒精、烟草或精神药物滥用史，最近突然停用
重症感染	体温＞39.5℃、脑膜炎、休克
严重心力衰竭	端坐呼吸、心脏扩大、心脏杂音
控制不良的糖尿病	烦渴、多尿、体重下降

2. 病因的初步诊断和临床推理　在快速排除危重疾病后，全科医生作为最初接触患者的医生其重要任务就是通过采集临床线索及合理推理得到初步诊断。这个思维过程和其他临床医生的思维过程是一致的。包括：①倾听患者陈述病情；②通过引导获取病情发生发展经过，应涵盖症状的性质、发病的诱因、加重和缓解的因素及伴随症状；③进行全面细致查体，针对上述病因可能涉及的重要体征进行重点查体；④根据上述采集得到的临床线索列出可能会导致该症状的几个鉴别诊断，通常不超过5个；⑤进一步采集病史、查体等临床线索，同时可针对性完善辅助检验、检查，以得到初步诊断。

从采集临床线索到得到初步诊断需要经历一个逻辑缜密的推理过程，这个推理是基于个人临床经验、医学基础理论和医学研究进展从多角度、多层面分析得来的过程。这里主要用到两种推理方法，分别是穷极推理法和假设演绎推理法。穷极推理法是通过全面收集患者的临床线索并进行分析，进而得出可能的诊断，在得出推理结论前不会做任何假设。而假设演绎法正好相反，是通过患者最初的线索快速形成诊断假设，而后根据诊断假设进一步完善相关检查检验等临床线索的收集，从而进一步验证或者排除该假设诊断。

在全科医生的诊疗活动中，还需要学会运用疾病概率的方法来进行推理，因为全科医生尽管面临患者提供信息不足或者不清晰，但其接诊的患者多为常见病、多发病。在对患者进行临床推理时，该区域内常见疾病的鉴别诊断往往需要更为仔细筛查，对尽快得到初步诊断有很好的帮助。

3. 诊断的验证和动态调整　在得到初步诊断后，按照临床常规思维，我们还需要完成进一步特异性的检查检验以指导诊断得到进一步补充和修正。但在全科医生工作中，缺乏综合性医院具备的高新的诊断设备，其所具备的检查检验也停留在检查常规方面，因此全科医生更要注重对患者病史的再追踪、重要阳性体征及阴性体征的动态随访，包括对常规辅助检查结果有针对性的定期随访，诊断性治疗在全科医生的诊断确认和调整中的应用也非常重要。同时，全科医生可以通过转诊检查后返回社区医疗、请上级医院专家会诊等方式以进一步提高诊断的准确性，为后续诊疗打好基础。

（二）全科医生的治疗思维

治疗是建立在诊断基础上的医疗活动的延续。全科医生的治疗思维根据临床诊断方向进行，需要遵循"以患者为中心、最优化治疗、整体和个体相结合、医师职业道德"四大基本原则，同时也应做到治疗方案的初步构建到筛选再到最优方案确认的螺旋上升式的临床治疗基本思维流程。不同之处在于，全科医生面临的患者群体多为社区居民，其疾病状态多为早期急性疾病、慢性期或长期与疾病共存状态。社区患者的诊疗受到时间、空间、社会甚至个人饮食习惯的影响，其依从性往往较差。因此，全科医生在制订治疗策略时应从生理-心理-社会等多重因素评估分析，要充分考虑到患者长期可接受治疗的重要性。例如，高血压疾病作为需要长期服药随访的慢性疾病，我们在给患者开具降压药时在考虑血压波动的个体化差异以外，还需充分考虑患者服药的依从性。一名三餐不规律的销售人员和一位作息时间相对固定的教师尽管同为高血压患者，其选择的降压制剂可能是截然不同的，缓释剂、控释剂以及利尿剂的选择也需充分考虑到患者服药的便捷性和应用药物后可能对工作生活带来的影响。

需要指出的是，同诊断一样，治疗的过程也是动态调整的过程。尽管全科医生所面对的多是常见病、多发病，基于社区诊疗条件，处置方式方法相对单一，但疾病是可能动态演变的，同时治疗过程中一些隐匿性疾病也可能暴露出来，需要全科医生辩证地、动态地看待患者的整体情况，及时调整诊疗策略。

（三）全科医生的转诊思维

转诊与会诊是全科医生为了患者健康，通过协调并利用专科医生或者综合医院服务力量，更好地为患者服务的过程，也是充分保障患者和全科医生的医疗安全的重要方式。这里的转诊是双向的，当患者在专科医生或者综合医院得到良好的医疗救治后，符合社区康养的条件，通过全科医生的参与协调，可将患者转回社区纳入全科医疗范畴。

全科医生在作出转诊决策时需遵循以下思路。

1. 明确转诊的指征　全科医生判定患者需要转诊的指征主要有六大类。

（1）病情复杂、诊断不清。

（2）诊断明确但社区治疗和干预条件有限，需转上级医院行进一步诊疗。

（3）社区治疗效果不好。

（4）危重、濒危的抢救患者。

（5）特殊人群：精神疾病的急性发作期患者、新生儿、婴幼儿等。

（6）国家政策法规要求需要管控和治疗的甲、乙、丙类传染性疾病。

2. 确认转诊的目的地，明确转诊的时限和紧迫程度　根据患者需要转诊的指征不同，全科医生须尽快联系相关上级接收部门以保障转诊顺利进行。例如，转诊传染相关疾病，需进一步明确其传播途径，如为呼吸道传播疾病应联系转诊人员做好标准防护，同时安排专用转运救护车进行转运。当患者病情危重抢救时，全科医生可直接将患者转诊到医院的急诊科进行救治，转诊前应尽量提前与转诊医院取得联系以保障患者入院后急诊救治通道的畅通。

3. 做好转诊前的必要医学处理，与转诊医院做好患者信息的有效交接 全科医生在转诊前须评估好患者的病情和转诊过程中可能面临的医疗风险，应做好充分评估和准备，尤其是面对危重患者时，必要时应请上级医院安排专科医生到现场评估患者情况及其转运救治能力能否保障患者安全。一旦决定启动转运，全科医生应做好充分的转运物资准备，包括患者的救治病情介绍和本次急性加重转运前的各项检查资料，有条件的全科医疗机构还可以通过提前与转运120机构联系，提前准备并配置转运过程中可能用到的基础抢救用品，例如，在患者血流动力学不稳时，可提前准备配置好转运过程中需要用到的血管活性药物等。全科医生应尽量减少患者转运停留时间，尽快完成转运交接工作，确保患者医疗资料交接清楚。

在启动患者转运后，全科医生应通过有效渠道方式将患者的医疗相关信息与转诊上级医院进行有效交接，按照双向转诊的要求可以建立长期的患者信息共享渠道以保证患者诊疗的最优化连续，也可以为患者后期离院后社区康复医疗信息交互打下基础。

（林　可）

第3章 以家庭为单位的健康照护

案例 3-1

刘某,女,28岁,已婚,未育,因父亲较早去世,从小个性要强且孤僻。由丈夫陪同前来就诊,确诊为肺结核,采用药物治疗,定期复查,医生要求其丈夫对刘某的用药实行督导。然而3个月的治疗并未使病情好转。因刘某认为自己年纪轻轻不能天天吃药且怕影响生育,认为加强锻炼就行,而其丈夫亦不敢多说,致使用药过程断续。

问题:该家庭属于哪种类型?该家庭处于家庭生活周期哪个阶段?

第1节 家庭概述

一、家庭的定义

家庭是健康观念、健康行为、压力释放和情感支持的根本来源,是通过生物学关系、情感关系或法律关系连接在一起的一个群体。

传统意义的家庭主要依据家庭结构和特征来定义,即指"同一处居住的,靠血缘、婚姻或收养关系联系在一起的两个或更多人所组成的,以生活为目的的基本单位"。但在现实生活中,有些"家庭"与传统意义上的家庭不同,诸如"同居家庭"等,且已经超出了上述定义的范畴。因此,依据对家庭功能的理解,家庭又被定义为能提供社会支持,其成员在遭遇躯体或情感危机时能向其提供帮助的一些亲密者所组成的团体。此定义涵盖了近年来所出现的各种家庭形式,但从家庭的社会特征看,已经淡化了家庭的某些基本特征,如法律关系。

从社会学的角度,家庭成员应包含8种关系,即婚姻关系、血缘关系、亲缘关系、感情关系、伙伴关系、经济关系、人口生产与再生产关系、社会化关系。实际上,社会上存在着大量关系不健全的家庭,如单身、单亲、同居等家庭。关系不健全的家庭往往家庭功能也不健全,家庭资源相对不足,应成为全科医生重点关注的对象。

二、家庭的结构

家庭结构主要指家庭成员的组成和各成员间的相互关系,包括外部结构和内在结构。家庭的外部结构即家庭类型,由家庭成员的组成和数量决定,包括核心家庭、主干家庭、联合家庭和其他家庭类型等。家庭的内在结构由家庭成员间的关系决定,包括家庭权力结构、家庭角色、家庭沟通类型和家庭价值观等。

(一)家庭的类型

1. 核心家庭 指由父母及未婚子女组成的家庭(包括养父母及养子女组成的家庭),或夫妇二人家庭,其中由父母及其未婚子女组成的家庭为标准核心家庭,只有夫妻二人组成的家庭为夫妇核心家庭,子女因工作或婚姻离家、其父母独居的空巢家庭均属此类家庭。核心家庭是当今中国社会主要的家庭类型。

核心家庭的主要特征：规模小、人数少、结构简单、关系单纯，家庭内部只有一个权力和活动中心。从医疗保健的角度，核心家庭的家庭资源较其他家庭少，家庭关系存在着亲密但脆弱两重性。

2. 主干家庭 又称直系家庭，指由一对已婚子女同其父母、未婚子女或未婚兄弟姐妹组成的家庭，包括父和（或）母和一对已婚子女及其孩子所组成的家庭，以及一对夫妇同其未婚兄弟姐妹所组成的家庭。

主干家庭的显著特点是具有一个权力和活动中心，某些情况下还允许存在一个次中心。每代都只有一对夫妇的三代人以上组成的家庭也属于主干家庭，是我国仅次于核心家庭的一种主要家庭类型。

从形式看，三代以上的直系亲属缺少中间一代可称为隔代直系家庭，是一种特殊的主干家庭，主要由农村外出务工人员的子女同祖父母留守、城市职工子女到祖父母处寄居而形成，此类家庭中所衍生的隔代教育、留守问题已引起社会的广泛关注。

3. 联合家庭 又称复式家庭，指由至少两对同代夫妻及其未婚子女组成的家庭，包括由父母和两对以上已婚子女及其孙子女组成的家庭、两对以上已婚兄弟姐妹组成的家庭等。

联合家庭内存在一个权力和活动中心及几个次中心，或几个权力和活动中心并存，其结构相对松散且不固定，多种关系和利益交织，决策过程复杂。但同时，这种家庭可利用资源较多，有利于家庭对危机的适应和处理，增加对危机的抵御能力。

主干家庭和联合家庭统称为扩展家庭，从核心家庭到主干家庭，再到联合家庭，家庭的结构和关系逐渐从简单到复杂，权力和活动中心由单一到多元。这些差异可导致家庭面临危机或事件时各自表现出的家庭问题和需求也有所不同。

4. 其他家庭类型 包括单亲家庭、隔代家庭、同居家庭、单身家庭等。这些家庭虽背离了传统意义上的家庭形式，但仍行使着家庭的部分功能，体现着家庭的某些主要特征。

（二）家庭的内在结构

家庭的内在结构是指家庭成员之间的相互作用及相互依存关系，反映了家庭内部动力和运作机制，包括家庭权力结构、家庭角色、家庭沟通类型和家庭价值观四方面。

1. 家庭权力结构 指权力在家庭内部的分布情况以及在家庭决策中家庭成员之间的相互作用方式。一个家庭通常只有一个权力中心，但有些类型家庭也可以存在一个或多个权力次中心。只有一个权力中心的结构是较为理想的权力结构形式。这种结构具备良好的决策力、管理力、号召力，也能给予每个成员一定的独立性和自由度，以满足家庭成员的个性发展需要。家庭权力中心过于专制或权力分布过于模糊均可能对家庭的决策形成和发展产生不利影响。

随着社会生产和生活方式的变化，家庭权力结构除了受传统习俗影响外，还越来越多地受到情感和经济等因素的制约。家庭的权力结构可分为四种基本类型。

（1）传统权威型 是根据社会文化传统而形成的权威，如在我国以儒家思想为代表的传统观念中，父亲通常是一家之主，家庭成员都认可父亲的权威而不考虑其社会地位、能力、收入和健康状况等。

（2）工具权威型 是以经济为基础的权威，家庭的权威人物是负责供给家庭经济来源的成员，如果妻子或子女处于该位置，也会成为家庭的决策者。

（3）分享权威型 是建立在自由、民主和平等基础上的权力分配。家庭成员分享权力，共同协商、共同决策，每个成员的能力和兴趣都能得到尊重，是现代社会所推崇的权力类型。

（4）感情权威型 是以家庭情感生活中的地位为基础的权威，家庭感情生活中起决定作用的人担当决策者。如中国家庭中的"妻管严""小皇帝"等现象，家庭成员默认了情感重于权力的事实。

家庭权力结构常随家庭生活周期、家庭的变故和社会的价值观等家庭内外因素而发生变化。家庭权力结构是全科医生进行家庭评估中的重要参考资料，通过家庭权力结构的评估，确定家庭决策者，在家庭干预过程中获得家庭决策者的支持，常有利于家庭干预计划的顺利实施。

2. 家庭角色 从社会学角度来看，角色是与某一特定身份相关联的行为模式，每一种社会角色都代表着一套有关行为的社会准则。角色是社会对个人职能的划分，反映出个人在社会中的地位和位置，代表着每个人的身份。这种身份是社会客观的，而不是自己认定的。家庭角色是指家庭成员在家庭中的特定身份，代表其成员在家庭中所应执行的职能，反映其在家庭中的相对位置及与其他成员之间的相互关系。

（1）角色期待 指家庭成员遵守或默认一定的标准、期望或要求的前提下，在家庭生活中所形成的某种特定角色定位。角色期待通常以社会规范或传统习俗为基础。如在我国家庭中，妻子和母亲的传统角色被赋予情感和慈爱的形象，其职责是生育、抚养子女、料理家务；丈夫和父亲的传统角色被赋予力量和威严，承担养家糊口、负责家庭中重要决定的职责；儿童的传统角色被认为是被动和服从，包括孝敬长辈、完成学业、实现父母的愿望。家庭角色会随着社会潮流、家庭环境、文化教育背景以及宗教信仰等因素的变化而变化。健康的角色期待对家庭成员是关心和鞭策，有利于成员的成长和自我实现，促进家庭内部和谐。相反，不切实际的角色期待对于个体和家庭都是不利的。家庭的角色期待应既能符合家庭又能为社会规范所认可。

（2）角色学习 家庭成员要实现角色期待，完成相应的角色行为，需要一个学习和发展的过程，这个过程被称为角色学习。角色学习是一种综合性的学习，包括学习与角色相适应的责任、权力、态度和情感，是在相互作用的社会关系中进行的，符合社会学习的机制和规律。人类在社会和家庭中的角色能力不是与生俱来的，每个人都扮演着不同的角色，但要成为一个为社会和家庭所接受的合格角色，都需要不断地学习，并不断地适应角色的转变。

（3）角色冲突 当家庭成员不能实现家庭对其角色期待，或不能适应其角色转变时，便会在内心产生矛盾和冲突的心理变化，称为角色冲突。角色冲突可由自身、他人或环境对角色期待的差异而引起。当家庭对角色的期望各有不同或是角色划分不清时，也时常会发生角色冲突，从而引发家庭成员的情绪和心理问题，甚至会出现躯体障碍，表现出相关的症状和体征。

家庭角色功能的优劣是影响家庭功能的重要因素之一，全科医生在进行患者的照护时，应考虑到家庭角色的问题，在做家庭角色评估时，可依据以下的五个标准来判断家庭角色的功能：①家庭对某一角色的期望是否一致；②各家庭成员能否适应自己的角色模式；③家庭的角色模式是否符合社会规范而被社会所接受；④家庭成员的角色能否满足其他成员的心理需要；⑤家庭角色是否具有一定的弹性而适应角色转换，并承担多种不同的角色。

3. 家庭沟通类型 家庭沟通是家庭成员之间所进行的信息交流与传递，是家庭人际关系的表现形式。有效的家庭沟通是情感维系、行为调控和家庭稳定的必要手段，也是评价家庭功能状态的重要指标。沟通由三个元素组成，即信息的发送者、信息和接收者。在信息传递过程中，任何一个环节出现差错都会出现相应的误解。如发送者表达有误或表达不清、接收者没有认真听，都会导致沟通不畅，影响成员间的相互关系。

家庭沟通类型依据沟通的方式、效果等不同进行多种分类，按沟通方式可分为直接沟通和间接沟通；按沟通形式可分为开放式沟通和封闭式沟通；按沟通内容可分为情感性沟通和机械性沟通；按沟通时表达信息的清晰程度分为清晰性沟通和模糊性沟通等。

观察家庭沟通的内容和方式，可以了解家庭功能的状态。情感性沟通障碍一般发生在家庭功能不良的早期，而当机械性沟通也中断时，家庭功能障碍通常已相当严重。掩饰性和替代性的沟通通常出现在功能不良的家庭中。

4. 家庭价值观 指家庭判断是非的标准以及对外界事物的价值所持的态度。家庭价值观常潜移默化地规范着家庭成员的行为方式，同时也影响着家庭成员对社会压力的态度和反应。价值观的形成受到传统观念、文化背景、宗教信仰等因素的影响。家庭的健康观和疾病观更是关系成员的就医行为、遵医行为、预防保健的实施等，对维护家庭的健康至关重要。全科医生可通过对家庭成员价值观的了解，制订出切实可行的保健治疗计划，并采用健康教育手段，使家庭树立科学的健康观和疾病观。

三、家庭的功能

家庭是社会的细胞，是个体与社会的结合点，同时与这两个方面发生着联系。因此，家庭应具有满足家庭成员个人和社会两方面基本需求的功能。随着社会发展，有些家庭功能逐渐弱化甚至消失，有些则得到强化，还产生一些新的功能，但家庭的最基本的功能却不可替代。

1. 满足感情需要的功能　家庭能满足人爱与被爱的需要。家庭成员以血缘和姻缘为纽带在一起生活，通过成员之间的爱与关怀满足感情的需要。主要表现为：①家庭成员间的相互理解、表露和交流彼此的深层情绪与感受；②家庭成员相互关怀、安慰与支持；③聆听对方的倾诉，消除因外部的社会生活挫折所带来的苦恼，以保持家庭成员的健康心态；④家庭成员共度娱乐时光，调节心身、恢复体力，增进家庭成员间的亲密程度。

2. 满足生殖和性需要的功能　人类通过组建家庭、生儿育女来延续种族是家庭特有的重要功能，同时还满足了人对性的需要。

3. 抚养和赡养的功能　通过供给家庭成员衣、食、住、行、安全保护及对病、老者的照护等以满足成员的基本需要。抚养指夫妻间或家庭同辈人之间或对晚辈成员的供养与照料。赡养是指子女对家庭中长辈的供养和照护，体现下一代对上一辈的家庭成员的责任和义务。

4. 社会化功能　家庭承担将其成员培养成合格的社会成员的责任。家庭具有引导其年轻成员学习社会规范、树立生活目标的职能，成年人具有传授给未成年人社会常识、基本技巧和知识的义务。同其他具有社会化功能的场所（如学校、社区等）相比，家庭是完成社会化功能的第一场所，也是最重要的场所。

5. 经济的功能　家庭是社会经济分配的最基本单位，也是社会最基本的消费单位。家庭只有具备充足的经济资源，才能满足家庭成员各种需要。

6. 赋予成员地位的功能　父母的合法婚姻本身便给予子女合法的地位。此外，家庭还有可能为其成员在社会经济、教育和职业等方面谋求某种优越地位。随着社会文明的进步，这一功能可能会逐渐弱化。

四、家庭生活周期

1. 家庭生活周期概述　家庭生活周期指家庭遵循社会与自然的规律所经历的产生、发展与消亡的过程。通常表现为经历恋爱、结婚、怀孕、抚养孩子、孩子成家、空巢、退休、丧偶独居等时期。根据家庭在各个发展时期的结构和功能特征可将家庭生活周期分为8个阶段，即新婚期、第一个孩子出生、有学龄前儿童、有学龄儿童、有青少年、孩子离家创业、空巢期和退休期（表3-1）。在实际中，并非每个家庭都会经历上述8个阶段。

表3-1　家庭生活周期表

阶段	定义	发展任务	保健重点
新婚期	男女结合	双方适应及沟通，性生活协调及计划生育	婚前健康检查，性生活指导，计划生育指导，心理咨询
第一个孩子出生	最大孩子介于0~30个月	调整进入父母角色，存在经济和照护孩子的压力	母乳喂养，新生儿喂养，预防接种，婴幼儿营养与发育，哺乳期性生活指导
有学龄前儿童	最大孩子介于30个月~6岁	抚育，帮助孩子适应与父母的部分分离（上幼儿园），注意儿童的身心发育	合理营养，监测和促进生长发育，疾病防治，形成良好的习惯，防止意外事故

续表

阶段	定义	发展任务	保健重点
有学龄儿童	最大孩子介于6～13岁	儿童的身心发展，教育孩子，使孩子适应上学，逐步社会化	合理营养，逐步社会化，防止意外事故，引导正确应对学习压力
有青少年	最大孩子介于13～20岁	青少年的教育与沟通，青少年的性教育，与异性交往	防范意外事故，健康生活指导，青春期教育与性教育，防止早恋早婚
孩子离家创业	最大孩子至最小孩子离家	父母与孩子关系改为成人关系，孩子进入社会，父母逐渐感到孤独	心理咨询，消除孤独感，定期体检，更年期保健
空巢期（父母独处）	所有孩子离家至家长退休	恢复仅夫妻俩的生活，开始计划退休后的生活	定期体检，防止药物成瘾，防范意外事故，改变不健康生活方式
退休期	退休至死亡	经济及生活的依赖性高，面临各种老年疾病及死亡的打击	防治慢性病，孤独心理的照护，提高生活自理能力，提高社会生活能力，丧偶期照护，临终关怀

2. 家庭生活周期的临床意义 处于不同家庭生活周期的家庭将承担不同的家庭任务，从而面临不同的主要家庭问题，即"家庭发展性任务"。为了更好地适应这些发展性任务，家庭成员从个体角度应正确理解改变自己行为的可能性，适应新的角色，有效地处理角色冲突事件，更积极主动地迎接家庭角色变化的挑战。

根据家庭生活问题所处的时期，可将其分为三种状态。①预测期：问题尚未发生，但根据一般规律和有关理论以及家庭所处的发展阶段，预见该问题可能会发生；②筛检期：问题正在或即将发生，但还不明朗，可以通过各种灵活的监测手段使其显示出来，如通过家庭功能的家庭关怀度指数（APGAR）评估等；③症状期：问题已经显现，常比较严重，可通过明显的家庭功能障碍或家庭成员的躯体症状、情绪反应、社会适应不良等客观反映出来。

第2节 家庭与健康

家庭是个人健康和疾病发生、发展过程中最重要的背景，家庭中各种因素、家庭成员间的相互作用关系及家庭资源的利用等对人的身体健康和心理健康都具有重要意义。

一、家庭对健康的影响

1. 遗传因素 作为基因型与环境之间相互作用的产物，人类的健康与疾病受生物遗传因素的影响较大。部分疾病通过基因而继承，如血友病、白化病等。一些影响健康的生理或心理特征也受遗传影响，如人的身高、体形、性格、心理状态等。部分疾病如高血压、冠心病、糖尿病、乳腺癌等与遗传因素密切相关。某些先天性因素会影响胎儿的生长和发育问题，如胎内感染、妊娠期间用药不当或受到射线辐射等。

2. 儿童生长发育 家庭是个人生活最长久、最重要的自然环境和社会环境，也是儿童心理、生理和社会化形成和成熟的重要场所。家庭环境的安全、营养的均衡调配和良好习惯是儿童身体健康发育的基础。家庭通过喂养、教育、行为培养等方式直接或间接地影响着儿童生理、心理的生长发育，同时对儿童的道德观念、行为、情感、价值观的形成具有重要意义。

3. 疾病传播 家庭功能与家庭成员身心健康密切相关，家庭的健康观念、防病意识、就医和遵医行为、生活和卫生习惯直接影响疾病在家庭中的发生、发展及传播。在家庭中传播的疾病多见于传染性疾病和神经官能症。

4. 成人死亡率和发病率 家庭是疾病早期预防、早期发现、早期治疗的重要单位,很多疾病在发病之前都会伴有生活压力事件的增多,如精神心理疾病、心脑血管疾病等。同时,家庭因素还会影响医疗服务的利用,当家庭压力增加时,医疗服务利用率增加。

5. 疾病的康复 家庭支持是影响各种疾病结局的重要因素之一,尤其是慢性病和残疾方面。相比功能不良的家庭,患慢性病的个体在功能良好的家庭中表现更佳。个体的遗传背景、围生期环境和婴儿早期环境对成年期的生理和心理健康均有影响。因此当面对一个新诊断的成年患者时,需要了解患者的整个病史,而不仅仅是当前和最近的生活方式,以便更好地理解患者,帮助患者应对新的诊断、疾病或生活事件的影响。

6. 生活习惯和行为方式 家庭对个体的健康生活方式、健康知识、卫生服务利用、认知技能和健康理念等均有较大的影响,其中对健康生活方式影响最大。通过限制盐摄入量、作为一个群体进行定期锻炼和分享非传染性疾病知识等实际支持,努力改变影响家人或亲密朋友的行为,有助于共同保持健康的生活方式。

二、常见家庭健康问题

家庭健康问题泛指与家庭成员健康状况、家庭伤害事件以及疾病的发生、进展和转归有关的多层次问题,常见健康问题是这些问题中出现频次较高的相对概念,多指与健康相关的、家庭生活周期中可预见的、优先利用家庭资源处理的、紧迫性和严重性均较轻的普遍问题。良好的家庭结构、和谐的角色关系、健全的家庭功能和充足的家庭资源在解决家庭常见健康问题过程中至关重要。

1. 与年龄、性别有关的健康问题 以家庭生活周期为导向,在儿童、青少年、中年、老年期等各阶段均存在可预见的健康问题(表3-2)。

表3-2 与年龄、性别有关的家庭常见问题

阶段	健康问题
新生儿和婴儿	喂养和睡眠 体格发育 消化系统和呼吸系统常见病
学龄前儿童	体格和智力发育 社交和情感发育 偏食和行为问题
学龄儿童	行为和发育问题 入学恐惧症 儿童注意力不集中、学习困难
青春期少年	生理发育(性发育) 智力、行为发育与社交活动 膳食营养不平衡与肥胖 意外伤害
育龄妇女	月经周期与月经病 生殖道感染 计划生育与不孕 妇科疾病
老年人	衰老 心理问题与老年孤独 慢性疾病 临终

2. 与职业、营养有关的健康问题 与职业性有害因素有关的健康损害是家庭常见问题，如生产工艺过程中产生的有害因素，包括化学因素、物理因素、生物因素，劳动过程中的有害因素和工作环境中的有害因素等，可导致职业性肺部疾病、职业中毒、慢性肌肉骨骼损伤等。

在慢性病综合防治中，倡导健康行为和生活方式十分重要，由于不合理膳食所造成的营养缺乏性疾病、肥胖症、脂质代谢异常、代谢综合征等，已成为家庭和社会的巨大疾病负担。以家庭为单位、以预防为导向的疾病预防具有不可替代的作用。

3. 与现代化进程有关的健康问题 随着现代化进程的加快，人们的思想观念随之改变，导致我国的家庭结构也发生了相应的变化，包括家庭规模缩小、家庭类型多样化、家庭关系呈现新特征。丁克家庭、单身家庭和漂泊家庭不断涌现，空巢家庭、隔代家庭、分离家庭、单亲家庭、再婚家庭比例急剧上升，进而出现大量的留守儿童、空巢老人、单亲儿童等身心健康问题高发的群体，给老年人和儿童的身心健康造成严重的消极影响。

4. 与家庭伤害有关的健康问题 家庭伤害主要包括家庭暴力和家庭意外伤害。遭受家庭暴力的家庭成员不仅会出现与暴力直接相关的生理伤害，还会出现焦虑、恐惧、紧张、自卑、沮丧等心理问题及失眠等躯体症状，遭受或目睹了家庭暴力的孩子还可能出现攻击性行为、情绪问题、社会行为能力下降、智力和学业问题、语言和认知发展等问题。家庭中常见的意外伤害包括异物窒息、烧烫伤、刀割伤、意外摔倒、急性中毒、动物咬伤等，伤害的主要对象包括儿童和老年人。

三、特殊家庭成员的健康问题

1. 困境家庭儿童 困境家庭根据家庭性质可归为三类：贫困家庭、监护不力家庭、流动/留守困境家庭。困境家庭儿童包括因家庭贫困导致生活、就医、就学等困难的儿童，因自身残疾导致康复、照料、护理和社会融入等困难的儿童，以及因家庭监护缺失或监护不当遭受虐待、遗弃、意外伤害、不法侵害等导致人身安全受到威胁或侵害的儿童。困境家庭不良的生态环境和功能的缺失或不足会使儿童发展面临很多的困难、风险与危机，更易出现身心健康问题，严重的还会导致社会适应不良、出现反社会行为，进而成为社会潜在的不稳定因素。

2. 空巢老人 老年空巢家庭指身边无子女共同居住、老年人独自生活的家庭，包括单人空巢家庭和夫妇两人的空巢家庭，这些家庭中的老人称为"空巢老人"。近年来我国空巢老人的数量逐年增加，需要给予足够的关注。空巢老人经常罹患多种慢性疾病，生活上缺乏子女的照料和情感的慰藉，且很多老年人没有固定的收入或收入水平较低，加之我国社会支持系统尚处于发展阶段，很多空巢老人的生活状况不佳、社会适应能力下降、躯体疾病和心理问题多发、家庭意外伤害多发，已经成为一个不可忽视的社会问题。

3. 照护者 为失能失智老年人及精神疾病、恶性肿瘤、脑卒中等患者提供合理的照护能有效减缓其病情进展、提高生活质量。但与此同时，受患者和照护者双重因素影响，照护者在承担照护任务时往往需要付出较大的身体、精神、情感、社会和经济等方面代价，因此承受较大的照护负担，显著影响照护者的身心健康和社会适应能力，成为越来越多家庭的压力事件。

第3节 家庭基本资料与评估

一、家庭基本资料

家庭是个人生活的主要环境之一，它影响个人的遗传和生长发育，影响疾病的发生、发展、传播和康复。家庭健康档案是家庭医生实施以家庭为单位照护的重要参考资料。家庭健康档案应包括家庭的基本资料、家系图、家庭卫生保健、家庭评估资料、家庭主要问题目录及问题描述和家庭各成员健康档案，拓展的资料还包括社区的情况等。

（一）家庭资料

1. 家庭基本资料　家庭基本资料包括家庭住址、人数及每个人的基本资料，建档医生和护士姓名，建档日期等。每位家庭成员的基本情况包括姓名、性别、年龄、家庭角色、职业、文化程度、婚姻状况、主要的健康问题、其他重要信息如宗教信仰等。

2. 家系图　家系图以绘图的方式表示家庭结构及各成员间关系、患病情况等内容的资料，是医生及时掌握家庭成员健康状况和家庭生活周期等资料的最好工具，是家庭健康档案的重要组成部分。

3. 家庭卫生保健记录　家庭环境的卫生状况、居住条件、生活起居方式等记录，是评价家庭功能、确定健康状况的参考资料。

4. 家庭经济状况　包括主要经济来源、年均收入、人均收入、年均开支、消费内容、年度积累、消费观念等。

5. 家庭健康生活　包括家庭生活周期、家庭重要生活事件、主要生活方式、受教育程度、家庭健康观念、自我保健及家庭成员疾病间有无遗传联系，家庭成员中的危险因素，如糖尿病、心脏病、癌症家族史等。

（二）家庭环境资料

家庭环境资料包括家庭的地理位置、周边环境、居家条件、邻里关系、社区服务状况等。家庭的环境对家庭成员的影响非常大，评估家庭环境主要包括以下内容。

1. 住所　住所的种类与构造不同，它代表着家庭的经济状况、社会地位、成就等，亦能看出家庭的生活方式、文化背景及价值观等，对任何的评估可以了解家庭环境卫生、意外危险发生、家庭活动空间等情形。

2. 近邻　近邻包括硬件环境与软件环境两方面，硬件环境部分主要指的是环境设施（住址、附近情况、空气、噪声、拥挤情形、周围购物、文化设施、医院情况和邻居情况），软件环境部分则为社会阶层、文化网络、价值观、犯罪率等。

3. 家庭与社区的关系　家庭如果能与社区建立良好关系，可以充分运用社会支持网络，在必要时较容易得到社区的资源，亦有较多回馈社区的机会。

二、家庭健康评估

家庭健康评估是完整家庭照护的重要组成部分，其目的是了解家庭的结构和功能，分析家庭与个人健康状况，掌握健康问题的真正来源。

1. 家庭评估的适应证　①病患经常因非特异性的症状就诊，如头痛、背痛、腹痛、疲劳、失眠等；②无法控制的慢性病，遵医嘱不良，如高血压、糖尿病控制不良，严重气喘频繁发作等；③与生活方式及环境因素有因果关系的疾病，如酗酒、药物滥用及恶性肿瘤等；④情绪及行为方面的问题；⑤配偶间的问题（婚姻及性问题）；⑥促进健康与预防疾病的活动，包括预防接种、遗传咨询及营养指导等；⑦家庭发展阶段因预期问题而产生的焦虑，如婴儿的诞生及照护、青春期、中年危机等；⑧危机，包括丧失家庭成员、失业、意外、死亡、战争、分离等。

2. 家庭的健康评估概要　家庭的健康评估概要包括三部分，即家庭生活周期、家庭心理层面问题和社会环境。进行评估时，由评估人询问家庭成员，最后由全科医生进行评估。

（1）家庭生活周期　主要询问的问题有：①这个家庭有几个成员；②成员近来住址；③该家庭处于家庭生活周期中的哪个阶段；④这个阶段目前发生了哪些问题；⑤过去该家庭遭遇过哪些重大问题；⑥家庭对这些问题的处理方式是否满意。

（2）家庭心理层面问题　主要询问的问题如下。①谁是这个家庭的决策者；②在这个家庭时期，哪些人应受重视；③家庭成员中，大家各自的期望值是什么？是否已经实现，现在还有哪些期望值；④家庭成员间彼此引起注意的主要因素是什么；⑤家庭成员的个体差异与自我表达方式；⑥家庭成员各自的容忍度有多大。

（3）社会环境 ①该家庭和亲戚间有多少接触，亲友是否前来帮助解决问题或是前来制造问题；②家庭成员在邻居中是否有很多朋友，成员们参加的社团或团体有哪些；③家庭有无使用社区资源，以后是否还会使用这种资源；④该家庭中，双亲受教育的程度。

（三）家庭评估工具

1. 家系图 又称家庭结构图，是以家谱的形式展示家庭结构和关系、家庭人口学信息、家庭生活事件、健康问题等家庭信息。它以符号和结构的形式，直观、简单地表达家庭的结构、成员间的关系及家庭成员的健康状况。家系图是收集和分析家庭健康资料的主要工具，有助于了解家庭的疾病史及家庭成员间的相互关系。根据家系图，医师能够迅速地评估家庭基本情况，判断出主要的家庭问题、家庭健康问题和家庭高危人员等。

家系图一般包含三代或三代以上，可从最年轻的一代开始向上追溯，也可从中间一代开始上下展开，用不同的符号表示不同性别、角色和家庭关系。长辈在上，晚辈在下，同一代人则按年龄大小从左向右排列。夫妻关系中，男在左，女在右。代表每个成员的符号旁边可以标注年龄、婚姻状况、出生或死亡的时间、患病情况。也可根据需要标注职业、文化程度、家庭决策者、重要家庭事件及主要健康问题等。常用的家系图符号及含义见图3-1，家系图示例见图3-2。

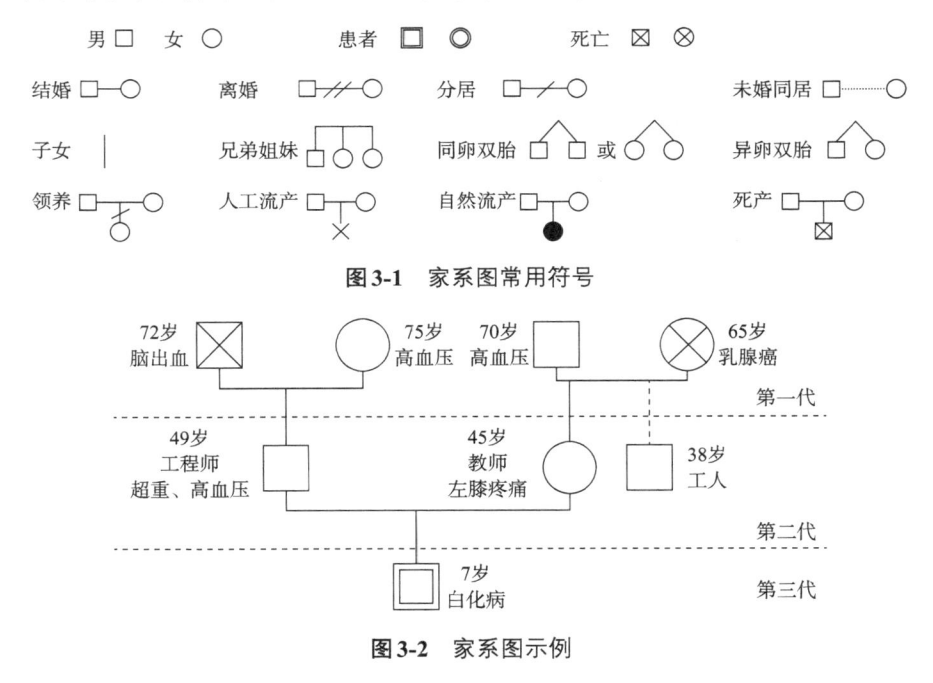

图3-1 家系图常用符号

图3-2 家系图示例

2. 家庭圈 是由某一家庭成员自己画的关于家庭结构与家庭关系的图，主要反映一个家庭成员对家庭关系的感性认识、情感倾向、家庭成员间关系的亲疏程度等，用于理解家庭成员之间的相互关系及亲密关系程度。

家庭圈具体使用是让患者画一个大圈，在大圈内画若干小圈，分别代表患者自己和他认为重要的家庭成员。圈之间的距离代表关系亲疏，小圈的大小代表权威或重要性的大小（图3-3）。医师可比较两个不同家庭成员的家庭圈，发现他们之间缺少沟通的方面或彼此间不同的期望，使之修改角色，改善家庭功能。

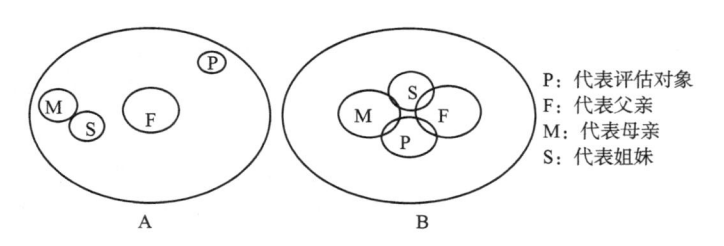

图3-3 家庭圈示意图

A. 评估对象为一名35岁单身女性，家庭圈显示其父亲主宰家庭，评估者较自卑，极少请求家庭的帮助。B. 评估对象为一位21岁准备毕业的大学生，其家庭圈显示家庭成员间非常和睦，关系亲密

3. 家庭关怀度指数（APGAR） 又称家庭功能评估表，主要反映家庭中个体对家庭功能的主观满意度，不能完全反映家庭作为一个整体的功能状况。APGAR问卷由于问题少，评分简单，适合用来快速检测家庭功能，是全科医生最为常用的家庭评估方法。

APGAR问卷共有两个部分。第一部分测量个人对家庭功能的整体满意度，共5个题目（表3-3），分为经常这样、有时这样、几乎很少三种程度，分别赋予2、1、0分。评分标准：总分在7～10分为家庭功能良好，4～6分为家庭功能中度障碍，0～3分为家庭功能严重障碍。第二部分用于了解个人与家庭其他成员间的关系，分为好、一般、不好三种程度（表3-4）。

表3-3 APGAR问卷（第一部分）

维度	评价指标	经常这样	有时这样	几乎很少
适应度	当我遇到问题时，可以从家人那里得到满意的帮助	□	□	□
合作度	我很满意家人与我讨论各种事情以及分担问题的方式	□	□	□
成熟度	当我希望从事新的活动或发展时，家人能够接受并给予支持	□	□	□
情感度	我很满意家人对我表达感情的方式以及对我情绪（如愤怒、爱）的反应	□	□	□
亲密度	我很满意家人与我共度时光的方式	□	□	□

APGAR各指标的名称和含义：A，适应度（adaptation），反映家庭遭遇危机时，利用家庭内外资源解决问题的能力；P，合作度（partnership），反映家庭成员分担责任和共同作出决定的程度；G，成熟度（growing），反映家庭成员通过互相支持所达到的身心发展与自我实现的程度；A，情感度（affection），反映家庭成员间相互关爱的程度；R，亲密度（resolve），反映家庭成员间共享时间、金钱和空间的程度。

表3-4 APGAR问卷（第二部分）

按密切程度将与您住在一起的人（配偶、子女、重要的人、朋友）排序			跟这些人相处的关系（配偶、子女、重要的人、朋友）		
关系	年龄	性别	好	一般	不好
如果您和家人不住在一起，您经常求助的人（家庭成员、朋友、同事或邻居）			跟这些人相处的关系（家庭成员、朋友、同事或邻居）		
关系	年龄	性别	好	一般	不好

（四）家庭评估注意事项

在家庭评估过程中应注意以下问题。①有意识地从家庭成员中获得有价值的资料。②正确地分析资料作出判断，认识家庭的多样性、避免主观判断、随时收集资料和修改计划、充分利用其他医务工作者收集的资料。③将收集的资料按分析目的进行分类整理、分析后提出家庭的健康问题，包括不能认识现存的问题；不能采取适合的健康的行为；不能为有病或残疾的家庭成员提供照护；不能维持家庭健康和个人发展；不能有效利用家庭资源等。

第4节 以家庭为单位的照护

一、家庭照护中的三级预防

1. 一级预防 通过对下列问题的指导，实现对疾病的预防，包括以下方面。①生活方式相关问题指导：饮食、瘾癖、休息与锻炼、基本生活习惯。②健康维护：免疫接种、健康检查。③家庭生活教育：性生活、婚姻指导、产前保健、老年人问题。

2. 二级预防 包括：①医生与患者共同监测健康，心理咨询；②鼓励患者及时就医，早发现、早治疗；③监督患者遵医嘱，患者的治疗及管理。

3. 三级预防 包括：①对慢性病患者给予持续性管理，监督其遵医嘱，指导适当的活动能力；②对慢性病患者带给家庭的变化，指导全体成员参与、作出相应调整；③为重病或临终家庭，提供团队合作家庭照护和临终关怀。

二、家庭访视

（一）家庭访视概述

家庭访视简称"家访"，是指全科医生和护士进入居民家庭有目的地进行互动，以促进和维持家庭成员健康的活动。家访是全科医生为个人和居民家庭主动服务的重要途径，是全科医生重要的服务方式。家访分为评估性家访、照护性家访和急诊性家访三种。作为家庭访视应该掌握家庭访视的适应证、访视的技巧、流程、制订和实施有针对性的家庭干预计划，并能够准确、及时地填写家庭访视记录。

（二）家庭访视的准备

1. 家庭访视前，需提前与被访视对象以及家属共同制订好本次家访的计划，并取得必要的协助。
2. 根据本次访视计划，提前准备好本次家庭访视的记录文书、出诊包、访视所需的药品和检查器械等。
3. 认真查阅患者（受访者）的病历资料及曾接受的治疗与护理情况等；核对地址、联系电话等；填写探访卡，致电患者（受访者）或家属约定访视时间。

（三）家庭访视流程

家庭访视流程见图3-5。

（四）家庭访视的注意事项

1. 要有明确的目的。
2. 要有周全的家庭访视计划。
3. 选择合适的时间，尽量避免家庭就餐和休息的时间。
4. 说明来意和家庭访视需要的时间，请求家庭给予配合。
5. 严格控制家庭访视的时间，一般在30分钟至1个小时。
6. 不能表现出对某一成员特别亲热，以免被误解。
7. 结束前进行简短的总结，告知本次家庭访视的结果，必要时预约下次家庭访视的时间。
8. 如果是出于调查研究目的进行的家访，应注意宣传、教育，并尽量与医疗服务相结合。
9. 家庭访视途中及家庭访视过程中遵守家庭访视安全守则，防止家庭访视意外发生。

家庭访视流程图

计划
1. 制订本次家访计划
2. 明确本次家访所需的物品和人员
3. 填写探访卡
4. 估计本次访视的安全性和配合程度

准备
1. 准确本次家庭访视的记录文书、出诊包、访视所需的药品和检查器械
2. 认真查阅病人/受访者的资料（转介资料、健康档案、健康需求及曾接受的治疗与护理）
3. 核对地址、联系电话等，致电病人/受访者或家属约定访视时间

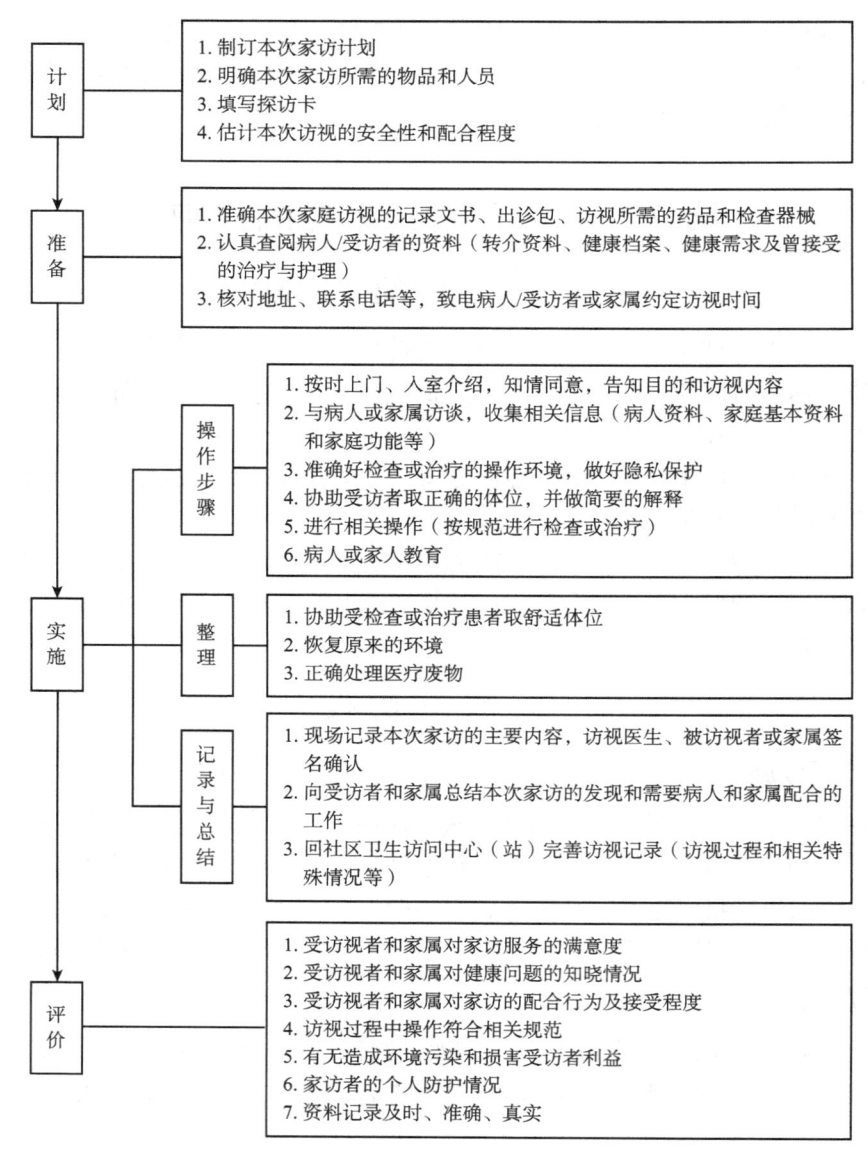

实施

操作步骤
1. 按时上门、入室介绍，知情同意，告知目的和访视内容
2. 与病人或家属访谈，收集相关信息（病人资料、家庭基本资料和家庭功能等）
3. 准确好检查或治疗的操作环境，做好隐私保护
4. 协助受访者取正确的体位，并做简要的解释
5. 进行相关操作（按规范进行检查或治疗）
6. 病人或家人教育

整理
1. 协助受检查或治疗患者取舒适体位
2. 恢复原来的环境
3. 正确处理医疗废物

记录与总结
1. 现场记录本次家访的主要内容，访视医生、被访视者或家属签名确认
2. 向受访者和家属总结本次家访的发现和需要病人和家属配合的工作
3. 回社区卫生访问中心（站）完善访视记录（访视过程和相关特殊情况等）

评价
1. 受访视者和家属对家访服务的满意度
2. 受访视者和家属对健康问题的知晓情况
3. 受访视者和家属对家访的配合行为及接受程度
4. 访视过程中操作符合相关规范
5. 有无造成环境污染和损害受访者利益
6. 家访者的个人防护情况
7. 资料记录及时、准确、真实

图 3-5　家庭访视流程图

三、家庭病床

（一）家庭病床概述

家庭病床服务是基层医疗卫生服务的重要形式，是适应经济发展和人口老龄化形势要求、方便社区患者获得连续性医疗卫生服务、提高基本医疗卫生服务可及性的有效方法，是基层医疗机构医护人员走入社区，走进家庭，满足辖区居民，特别是老年人医疗服务需求的重要举措。

1. 家庭病床的概念　家庭病床是以家庭为卫生服务场所，对适合在家庭条件下进行检查、治疗和护理的某些患者，在其家庭建立的病床。家庭病床服务的内容包括疾病普查，健康教育与咨询，预防和控制疾病发生发展等。

2. 家庭病床的分类

（1）医疗型　以老年病、慢性病及中晚期肿瘤患者为主要服务对象。包括诊断明确或基本明确，病情稳定的非危、重症患者，住院不便且需连续观察治疗的患者；年老体残，行动不便，到医院连续就诊困难的患者；需予以支持治疗和减轻痛苦的中晚期肿瘤患者和经住院治疗病情稳定，出院后仍需

继续观察治疗的患者。

（2）康复型　心血管疾病等老年性疾病的康复期，可能或已经遗留后遗症（功能障碍或残疾），根据病情需进行以社区康复为主治疗的患者。

（3）综合服务型　以诊断明确、治疗方案单一、长期卧床、适宜家庭治疗的慢性病患者为主要对象。

3. 家庭病床的服务对象

（1）诊断明确，需要在家庭进行治疗和护理的患者。

（2）出院恢复期仍需继续康复，需要在家庭进行后续康复的患者。

（3）自然衰老，主要脏器衰竭，生活不能自理，需要在家庭进行维持治疗者。

（4）疾病晚期，需进行支持疗法的患者。

（5）需要姑息治疗和减轻痛苦的中晚期癌症患者。

4. 家庭病床的主要任务

（1）对建床患者提供基本医疗服务。

（2）开展家庭条件下的康复训练和指导。

（3）对患者进行个体化的健康指导，宣传疾病防治、家庭医学保健知识。

（4）研究适宜在家庭环境下的预防、治疗和康复措施，总结经验。

5. 家庭病床服务的主要内容

（1）居民健康档案的建立、补充、完善和更新。

（2）常用适宜技术的应用，如定期巡查、药物治疗、饮食治疗、运动治疗、心理治疗、家庭护理、输氧（含雾化）、换药、拆线、导尿（含膀胱冲洗）、灌肠（含保留灌肠）、鼻饲、物理降温、针灸、拔罐、刮痧、中药泡洗治疗、心电图检查、临床检验标本采集、医疗康复等。

（二）家庭病床的建立与管理

1. 家庭病床的建床要求

（1）申请建立家庭病床的实施对象主要为居住在本社区卫生服务中心（站）或乡镇卫生院（村卫生站）辖区的居民。

（2）建立家庭病床须由患者或家属向社区卫生服务中心（站）或乡镇卫生院（村卫生站）提出建床要求，并填写家庭病床申请表。

（3）建立家庭病床，双方签订家庭病床服务协议书，协议内容包括建床原因、服务模式、医务人员责任、患者及家属的责任、查床及诊疗基本方案、收费、可能发生的意外情况等。

（4）全科医生、护士必须完整填写相关信息，认真书写家庭病床病历和护理病历。

2. 建床指征

（1）出院后转回基层适合建立家庭病床的患者：①高血压有并发症者；②糖尿病合并并发症、或需监测血糖调整降糖药物用量者；③老年衰竭、或各种慢性病伴发各种并发症不愿再住院治疗者；④放化疗间歇期支持治疗者；⑤心脑血管疾病遗留后遗症（功能障碍或残疾）须进行肢体康复者；⑥骨折患者（长期卧床、需要家庭治疗者）；⑦先兆流产、保胎者。

（2）慢性病需长期治疗的患者

1）长期卧床患者：晚期肿瘤、植物状态、偏瘫患者合并压褥感染、尿潴留、吞咽困难（需定期换药、定期更换尿管、胃管）患者等。

2）临终关怀：晚期肿瘤、植物状态、老年期痴呆症患者等。

3. 建床程序

（1）需要建立家庭病床者由其家属或本人到所在的社区卫生服务中心（站）或乡镇卫生院（村卫生站）提出建床要求，领取家庭病床申请表，并如实填写病员基本信息。

（2）全科医生在申请表上如实填写建床指征及意见等相关信息后，报社区卫生服务中心（站）或乡镇卫生院（村卫生站）负责人审核同意。

（3）申请表一式两份，中心审核同意建床后，申请人、社区卫生服务中心（站）或乡镇卫生院（村卫生站）各留一份。

（4）申请建床者或家属交纳家庭病床预付金，由实施家庭服务的社区卫生服务中心统一编号登记。

4. 撤床标准

（1）经治疗及康复后病情平稳，可停止或间歇治疗。

（2）肿瘤术后或放、化疗后暂不再需要支持疗法。

（3）骨折术后及外伤已拆线，无须治疗。

（4）长期卧床患者压力性损伤已愈合，无须治疗。

（5）因病情变化需住院治疗者，或因基层医疗卫生服务机构技术力量所限无法提供继续服务。

（6）病情恶化死亡者。

（7）完全放弃治疗或迁出本社区者。

（8）因政策原因，不能继续开展家庭病床服务。

5. 撤床程序

（1）经治疗患者病情稳定，全科医生开具家庭病床撤床证明，办理撤床手续。

（2）全科医生、护士应书写撤床小结并向患者或家属交代注意事项、进行健康指导。

（3）建床患者及家属要求提前撤床，经患者或家属签字后办理撤床手续，并记录在撤床小结中。

（4）撤床后的家庭病床病历归入健康档案一并保存。

（三）家庭病床的服务流程

1. 健康档案的采集与建立　根据原卫生部《城乡居民健康档案管理服务规范》的相关要求，采集和建立居民健康档案。

2. 家庭病床管理要求

（1）家庭病床一经建立，家庭责任医生于24小时内上门检查患者，对病情及家居环境进行评估，建立家庭病床病历，制订诊疗计划，交代注意事项，签订家庭病床服务协议，并告知相关内容。

（2）家庭病床病历书写，参照原卫生部《病历书写基本规范》要求，主要内容包括入床志（主诉、现病史、重要既往史、阳性体征和鉴别诊断时必要的阴性体征、诊断、治疗计划）、病程记录、阶段小结、出床小结。

（3）家庭病床遵循病房管理的基本原则，根据病情和医疗服务能力，实施分级管理。①特级：临终关怀、输液者等病情需护士陪护者。②一级：每日查床。③二级：每周2~3次查床。④三级：每周1次查床。

（4）实行全科医生全程负责制：按病情对患者家庭病床进行分级管理。全科医生定期查床，并将病情变化、检查、治疗效果、诊断变更等及时记录。

（5）家庭病床应每月做阶段小结，总结病情及疗效，修订诊断、治疗、护理计划。

（6）患者出床、转院、死亡应及时开具出床通知单，并书写出床小结或死亡小结。

（7）家庭病床患者需要会诊时由全科医生负责联系会诊，并做好会诊记录。

（8）家庭病床患者需要转院时由全科医生办理出床手续，填写病情及治疗情况介绍，联系转院。

（9）家庭病床医嘱书写方法参照住院患者医嘱书写方法，一般医嘱由医务人员督促患者或其家属按时执行；特殊治疗、护理医嘱由医务人员按时执行，并由执行者签字。

（10）医务人员严格遵守《中华人民共和国医务人员医德规范及实施办法》和各项管理规定，严格执行技术操作规范。

（四）家庭病床病历书写

1. 基本要求　参照原卫生部《病历书写基本规范》书写。

2. 家庭病床病历书写要求及内容

（1）家庭病床病历内容包括家庭病床病历、查床记录单、阶段小结、撤床记录、会诊单和家庭病床服务协议书。

（2）责任医师应在建床24小时内完成病历书写。建床时间超过3个月者要有阶段小结。

（3）病历记录内容

主观资料（S）：包括主诉、现病史、既往史、个人史、家族史。

客观资料（O）：包括体格检查、辅助检查。

综合评价（A）：包括初步诊断、鉴别诊断、疾病的程度及预后。

管理计划（P）：包括进一步检查、药物与非药物治疗、健康教育、下次查床时间。

（4）查床记录是建床期间治疗过程的经常性、连续性记录。包括病情变化情况、重要的辅助检查结果、医师分析讨论、上级医师查床记录、会诊意见、采取诊疗措施及效果、医嘱更改及理由、向患者及家属告知的重要事项、健康教育等。

（5）各项检查、化验报告单要及时粘贴，如结果异常应用红笔在化验单上做标记。

（6）会诊记录：内容包括申请会诊记录和会诊意见记录。申请会诊记录应当简要说明患者病情及诊疗情况、申请会诊的理由和目的，申请会诊医师签名等。会诊意见记录应当有会诊意见、会诊医师所在的科别或者医疗机构名称、会诊时间及会诊医师签名等。

（7）转诊病历摘要包括患者基本信息、诊断、治疗经过、目前情况、转诊目的及注意事项，医生签名。

（8）撤床记录包括诊断、治疗过程、转归及撤床医嘱。

（马　力　张　鸣）

第4章 以社区为范围的健康照护

以社区为范围的健康照护是全科医学的特色，社区是人生产和生活的基本场所，人的健康与社区活动息息相关。因此将社区视为一个整体，对其进行分析、诊断和处理，消除影响人群健康的因素，建设良好的社区环境，是促进人群健康的重要一环。

第1节 社区与基层医疗

一、社 区

（一）社区的定义

社区（community）是人们生存的环境，是社会的基本单位。世界卫生组织（WHO）指出："所谓的社区，是以某种经济的、文化的、种族的或社会的凝聚力，使人们生活在一起的一种社会组织或团体。"1933年社会学家费孝通等将社区的概念引入我国，将社区定义为："由若干个社会群体（家族、氏族）或社会组织（机关、团体）聚集在某一地域里形成一个生活上相互关联的大集体。"

WHO认为一个有代表性的社区，它的面积在5000～50 000km^2，人口为10万～30万。在我国一般根据行政区域来划分，将社区划分为城市社区、农村社区和乡镇社区三种类型。城市社区可根据区、街道、居委会划分，农村社区可按乡和村划分，乡镇社区则具有城市和农村两种社区的双重属性。但是社区不同于行政区域划分，更趋向于一组共同生活，具有共同特征、共同需求的区域人群组成的社会。

（二）社区的构成要素

1. 社区人群 一定数量的人群是社区的主体，是构成社区的第一要素，人群数量可多可少，以一定的社会关系为基础聚集在一起，共同从事社会活动的群体。

2. 地域空间 地域空间为社区人群提供生产和生活所需的地理区域范畴，是人群生存的必要条件。

3. 服务设施 包括学校、医院、商业网点、文化娱乐场所、交通道路等。用于满足人群的物质需要和精神需要，为社区全体居民提供服务。

4. 文化背景、生活方式和认同意识 社区人群长期生活在某一地域，形成了共同的风俗习惯、生活方式、精神文化等，面临着共同的教育问题、环境污染及卫生问题等，它影响着社区人群的方方面面。

5. 管理机构和制度 为满足社区人群的生产和生活需求，需要建立一定的规章制度，为保障管理制度的落实，需要建立社区的管理机构，如街道办事处、居委会、各种社会团体等。

二、社区医学

（一）社区医学的概念

社区医学（community medicine）是确认和解决有关社区人群健康照护问题的一门学科。通常采用社会医学和预防医学的理论和观念，运用流行病学及医学统计学方法，通过社区调查、人群筛查、访谈等收集资料和信息，经过统计分析，进行社区诊断（community diagnosis），确定社区人群中的健康问题和医疗保健照护方面的需求，然后制订出社区健康服务计划，充分利用社区资源，改善社区人群健康问题，满足社区人群的医疗保健需求，并对实施的健康服务计划进行评价，达到预防疾病和促进健康的目的。

（二）社区医学的产生

在19世纪下半叶及20世纪初叶，随着传染病的流行、疾病谱的变化、慢性非传染性疾病的增多、生产生活环境的改变等，人们逐渐认识到单靠医院或某一位医生对疾病的诊治，不能解决居民所面临的健康难题，必须从个体治疗转向社区防治，加强社区卫生工作，从而保障社区人群的健康。20世纪60年代，英国首先提出了"社区医学"这一概念，标志着社区医学的诞生。我国在20世纪20~30年代就有一些具有远见卓识的医生深入农村、城市社区进行卫生保健服务的试验，这是我国早期社区医学的实践。中华人民共和国成立以来，我国曾经大规模地开展社区医学的实践，提出"预防为主""把医疗工作的重点放到农村去"等社区医学的观念。但随着医学专业化以及对临床诊治技术的强调，社区医学被淡化。直到20世纪80年代，伴随着全科医学的发展，社区医学又逐渐开始被关注。

（三）社区医学研究的对象和内容

1. 社区医学研究的对象 社区人群的健康问题及健康照护方法。

2. 社区医学研究的内容

（1）进行社区调查，了解社区各种因素与社区人群健康、疾病之间的关系，分析各种因素对健康的影响，充分利用社区资源，预防疾病，促进健康。

（2）进行社区诊断，针对诊断的健康问题，制订解决的具体计划并实施，满足社区人群健康促进需求。

（3）提高社区人群的卫生保健知识和对健康的认知水平，动员社区人群积极参与，促进社区卫生保健工作水平的提高；同时加强社区特殊人群（妇女、儿童、老年人等）的健康管理，提供全面的卫生保健服务。

（4）培养全科医生对社区常见疾病的预防、诊断、治疗、转诊等处理水平，提高全科医生的健康促进、社区预防及社区康复等工作能力。

（5）研究社区卫生计划实施效益的评估原则和方法。

三、以社区为导向的基层医疗

（一）以社区为导向的基层医疗的定义

以社区为导向的基层医疗（community oriented primary care，COPC）是一种将社区和个人的健康相联系的系统性照护策略，在基层医疗中重视社区、环境、行为等因素与健康的关系，把服务的范围由狭小的临床医疗扩大到以流行病学和社区医学的观点来提供健康照护，将社区中以个人为单位、治疗为目的的基层医疗与以社区为范围、重视预防保健的社区医疗有机结合的基层工作。COPC关注社区，通过社区调查，进行社区诊断，从而发现社区中存在的影响群体和个体健康的问题，分析这些问题的影响因素，动员基层医疗和社区的力量，解决这些问题，促进社区健康。

（二）以社区为导向的基层医疗的基本要素

COPC的内容包括个体和整个社区的生理、心理、社会等方面的健康问题，对其进行预防、治疗、健康教育、保健、康复等多方面的服务；它是一种立足社区，以预防为导向，为社区全体人群提供连续性、综合性、协调性、可及性的健康服务，是一种新型基层医疗服务模式。COPC包含三个基本要素：一个基层医疗单位（如社区卫生服务中心或站）、一个特定的人群（社区）和一个确定解决社区主要健康问题的实施过程。

（三）以社区为导向的基层医疗的意义

1. 社区诊断是居民健康和疾患的背景　立足社区，全面观察居民生活环境、健康维护措施、居家生活习惯等健康问题，才能完整、系统地了解社区居民和家庭的健康和疾患的真实原因，仅从医院和诊所不能获得健康问题和疾患的完整原因，如果忽视社区背景因素，就不能科学地解决健康问题。

2. 社区是全科医学工作的基础　全科医学不仅仅关注疾病的诊治，更关注健康的维护。以社区为导向的基层医疗，要求全科医生不仅要关心就医者，同时关心未就医的患者和健康人，积极地进行社区预防比对个体的诊治更有意义，从而更有效地维护社区人群的健康。

3. 以社区为范围的服务可以合理整合社区内外的资源　基于社区的医疗，特别是与街区政府行政管理部门的结合，能够积极动员群众参与社区健康促进工作，最大限度地满足居民的健康需求。维护社区人群健康，是整个社区及社会的责任。社区的积极参与，可以弥补社区卫生资源的不足，在社区群众积极参与下，使维护社区健康的有关政策和制度得以落实，其产生的效果远远大于仅靠医疗保健机构的努力取得的成效。

4. 以社区为导向的医疗有助于预防与阻断流行性疾病　提供以社区为范围的服务，采取有效的防控措施，及时阻止各种疾病在社区中的流行。不但可以通过个人和家庭健康状况，预测社区存在的健康问题，而且可以从社区预防的角度促进个人和家庭的健康，这是以社区为范围服务的突出优势。

5. 以社区为导向的基层医疗，是实现"健康中国2030"的必经之路和基本保障，是"人人享有卫生保健"的必要途径。

（四）以社区为导向的基层医疗的发展阶段

由传统的基层医疗服务发展到COPC模式是一个逐渐进展的过程，基层卫生服务者要不断地更新观念，获取新知。根据COPC的发展状态，将其分为5个级别。

0级：无社区的概念，不了解所在社区的健康问题，只对就医者提供非连续性的健康照护。

1级：对所在社区的健康问题资料有所了解，缺乏社区内个人健康问题的资料，根据医生个人的主观印象来确定健康问题的优先顺序，制订解决方案。

2级：对所在社区的健康问题有进一步了解，由间接调查得到的二手健康问题资料，能够制订计划和评价。

3级：通过社区调查或建立的居民健康档案资料，能掌握所在社区90%以上居民的健康状况，针对社区内的健康问题采取解决措施，但缺乏有效的预防策略。

4级：对社区内每一个居民建立个人健康档案，掌握所有的健康问题，采取有效的预防和治疗措施，建立社区内健康问题收集的正式渠道和评价系统，具备解决社区健康问题的能力和协调管理社区资源的能力。

0级是COPC的原始阶段，4级是COPC的理想阶段，也是COPC的最终目标。经过20年的发展，我国目前大部分社区处于1～2级状态。

第2节　影响社区人群健康的因素

随着科学技术的进步，环境的改善和医疗卫生水平的提高，疾病谱也由20世纪之前以感染性疾病为主，逐渐转变为现在的以慢性非传染性疾病为主。社区是人群的居住、生活的场所，社区环境和文化、物质生活越来越多地对人民的健康产生影响，人群的健康也越来越受到重视。影响社区人群健康的主要因素包括环境因素、生物因素、生活方式及行为因素和健康照护系统。其中，最主要的影响因素是生活方式及行为因素，占60%。其次是环境因素，包括自然环境和社会环境，占所有影响因素的17%。生物学因素占15%，健康照护系统占8%。

一、环境因素对健康的影响

环境因素包括自然环境因素和社会环境因素，与社区人群的健康密切相关，是影响社区人群健康的因素之一。

（一）自然环境因素对健康的影响

自然环境因素主要指地理因素和气候因素，如大气、水、土壤、阳光、气候变化等。按照人类对自然环境的影响程度分为原生环境和次生环境，原生环境是指天然形成的，未被人类活动影响的自然环境；次生环境是指受人类活动影响和改变的自然环境。原生环境因素对健康的影响如地质环境中某些元素缺乏或分布不均，造成水和土壤中某些元素过多或过少，引起的地方病；次生环境因素对健康的影响最常见的就是环境污染对健康的影响。近几年，我国多个地区出现的大气污染导致严重雾霾，给社区居民健康带来严重影响。造成雾霾的主要原因是直径≤2.5μm的悬浮颗粒物（PM2.5），其内可含有酸、有机化合物、金属等。PM2.5沿呼吸道进入人体内，留在肺泡和毛细血管，导致与心肺功能障碍有关的疾病，目前PM2.5污染已成为危害社区居民健康的因素之一。除此之外，工业生产中的废水、废气、废渣排放也是危害健康的因素。

全球气候变化给人类健康带来巨大的挑战，如温室效应、臭氧层空洞、土地沙化等问题。据WHO估计，2030~2050年，由于气候变化将造成每年25万人的死亡。《"健康中国2030"规划纲要》中指出，要深入开展大气、水、土壤等污染防治，以提高环境质量为核心，推进联防联控和流域共治，实行环境质量目标考核，实施最严格的环境保护制度，切实解决影响广大人民群众健康的突出环境问题；实施污染源全面达标排放计划；建立健全环境与健康监测、调查和风险评估制度，逐步建立健全环境与健康管理制度，开展环境与健康调查，建立环境与健康综合检测网络及风险评估体系。

（二）社会环境因素对健康的影响

社会环境是人类在生产、生活和社会交往过程中形成的各种关系的总和。社会环境因素是一个广泛的概念，主要涵盖文化背景、经济因素和社会心理因素。

1. 文化背景 广义文化通常指物质文化和精神文化。文化背景主要是指狭义的文化背景，而狭义的文化指精神文化，包括教育、科学、宗教信仰、风俗习惯、道德规范等。

教育是促使个体社会化的过程和手段，受教育程度与健康水平通常呈正相关。文化程度越高，越容易接受和掌握健康促进和疾病的防治知识，保持良好的心理状态，善于利用多方面的卫生保健服务资源，有效地预防和控制疾病。医学科技的进步对健康的促进具有重大的意义，如新型冠状病毒疫苗的研制和应用，降低了新型冠状病毒的感染率，有效地预防了新型冠状病毒感染的流行。宗教信仰是一种特殊的社会意识形态和文化现象，也直接或间接地影响着人们的健康和某些疾病的发生。风俗习惯是一定区域内，居民历代传承和共同遵守的行为模式。不同民族、不同国家和地区有其特有的风俗习惯，如某些地区有吃生肉、生鱼的习惯，可能会导致寄生虫疾病的发生；端午节挂艾枝，对虫媒传播疾病有防治作用，对健康有利。在社区医学的研究和推动中，研究者对有利于居民健康的风俗加以推广，对于不利于人们健康的风俗习惯可以采取说服、劝导等方式，逐渐改善，进而促进健康。

2. 经济因素 经济发展也在一定程度上和范围内改变着人类的健康状态。一方面经济发展推动了医疗卫生事业的发展，卫生经费投入增加，使卫生服务更为完善，很多以往难以治愈的疾病得以治愈，从而促进人们的健康；经济发展提高居民物质生活水平，改变了人们的健康观念，就医和保健意识增强，从而间接地促进健康。但另一方面，在经济发展初期，工业化和化学产品生产和应用，无疑会使人类赖以生存的环境受到污染，从而影响人类的健康；经济的富足，使人们的生活水平日益提高，体力劳动减少，膳食结构改变，从而肥胖症、高血压、冠心病、糖尿病等慢性疾病增加；社会流动人口增加，也是传染性疾病的控制难度增大的重要原因之一。

3. 社会心理因素 社会心理因素是指社会环境中普遍存在，能使人们心理活动及身体状态发生变化的因素，对疾病的发生、发展、转归起着重要的作用，积极的社会心理因素有助于疾病的治疗和康复，消极的社会心理因素可使疾病恶化，甚至导致患者死亡。目前已深刻地意识到，社会心理因素是影响人们身心健康的重要原因之一，如人际关系复杂、工作竞争激烈、缺少相互关心等使人们心理失衡、焦虑、抑郁甚至出现自杀。研究表明癌症发生前病人多有焦虑、失望、抑郁等不良情绪，不良情绪和心理容易引起人体内分泌紊乱，影响身心健康。

二、生物因素对健康的影响

（一）年龄、性别、遗传因素对健康的影响

不同年龄阶段，疾病谱也各不相同。一些急性传染病，主要发病人群是儿童和青少年，如风疹、麻疹、甲型肝炎（甲肝）等；但是慢性疾病的发生，随着年龄的增加呈增长趋势，如糖尿病、冠心病、关节炎等。性别不同其生理结构存在差异，接触致病因素的机会不同，各种疾病患病情况也不同，如男性吸烟频率高，因此男性肺癌发病率高于女性；女性由于受雌激素的保护作用，在停经前女性冠心病的发病率低于男性，可见年龄和性别是健康和疾病的影响因素。随着科技的发展，医学技术的进步，人们对遗传因素研究逐渐增多，认为遗传因素也是影响健康的重要因素之一，人群中有4%～8%的人患单基因遗传性疾病，约1%的人患染色体病，15%～20%的人受多基因遗传性疾病所累。约50%的孕妇流产由染色体异常引起；1岁以内死亡的婴儿中，先天畸形居死因首位；儿童智力发育不全者约占3%，其中约80%由遗传因素所致。因遗传因素导致的弱智儿童，给家庭和社会带来了沉重负担。精神病、糖尿病、恶性肿瘤等常见病也与遗传相关。社区卫生服务中心（站）应进行婚前检查、生育指导、产前筛查及宫内诊断等，预防遗传病的发生。

（二）传染性疾病对健康的影响

随着医疗技术的发展和进步，传染病的防治得到突破进展，人类已经成功地消灭了天花和脊髓灰质炎，急性传染病死亡率得到了较好的控制，但是有些传染病又死灰复燃，如结核病曾经得到较好的控制，但近几年发病率也呈上升趋势，多发于青少年及老人，尤其以农村地区更为严重。一些地区乙型肝炎、丙型肝炎高发，导致肝硬化和肝癌发病率升高，严重危害居民的健康。旧的传染病尚未完全控制，新的传染病不断涌现，严重影响人类的健康，如艾滋病（AIDS）、严重急性呼吸综合征（SARS）、各种类型流感、牛海绵状脑病（俗称疯牛病）以及新型冠状病毒感染等，对传染病的预防、控制和管理，是社区医生的责任，是促进健康的基本工作。

（三）慢性疾病对健康的影响

慢性非传染性疾病又称为"慢性病"。高血压、糖尿病、冠状动脉粥样硬化性心脏病、脑血管病被统称为"四大慢性病"，是目前社区人群中的主要疾病，严重影响了居民的健康和生活质量，也是造成世界范围内死亡和伤残的最主要原因。据世界卫生组织（WHO）估算，每年约有3 800万人死于慢性病。《中国居民营养与慢性病状况报告（2020年）》显示，2019年我国因慢性病导致的死亡占总死亡人数的88.5%，其中心脑血管病、癌症、慢性呼吸系统疾病死亡比例为80.7%。慢性病具有发病率高、死亡率高、致残率高、病程长、病因复杂、很难治愈等特点，在人群中知晓率低、控制率低、达标率低，严重影响社区居民的生活质量和健康水平。

三、生活方式及行为因素对健康的影响

生活方式是在一定的生产生活条件下产生的，在一定的社会意识及传统文化习俗影响下所形成的生活习惯和活动方式总和，常指人和家庭的日常生活习惯和活动方式，包括衣、食、住、行，以及闲暇时间的利用等，是影响健康的主要因素。行为是机体对内外环境刺激作出的能动反应，常指可以直接观察或可以测量记录的行为，如言谈举止等，良好的行为和生活方式对预防疾病、促进健康有非常重要的意义。世界卫生组织曾提出了18种不健康的生活方式，包括吸烟、过量饮酒、饮食结构不合理、缺乏运动、药物依赖或药物成瘾、情绪不佳、不洁饮食、长期过劳、酒驾等，我国社区主要存在的不良行为生活方式如下。

（一）吸烟

吸烟严重威胁人类的健康，世界卫生组织指出，全球每年因吸烟导致的死亡人数高达600万，预计到2030年，每年死亡人数将上升到800多万。我国是世界烟草消费大国，吸烟人群超过3亿，不吸烟人群遭受二手烟的危害约为7.4亿。目前每年有100万人死于与吸烟有关的疾病。如不控制，预计2050年死亡人数将突破300万。烟草的烟雾中至少含有70余种致癌物，如尼古丁、苯并芘、焦油等，有报道指出，肺癌、食管癌、喉癌、膀胱癌、宫颈癌等与吸烟有关。除癌症外，吸烟还与心脑血管疾病、呼吸道疾病、消化道疾病、女性的月经不调、流产、早产、死产等的发病有关。吸烟已经成为我国严重的公共卫生问题。我国现在已经大力宣传戒烟，也包括如何避免二手烟，残留在衣物、墙壁、家具等的三手烟近些年越来越受到重视，其危害不容忽视，尤其对婴幼儿的危害更大。戒烟是刻不容缓的工作，但却是相当困难而艰巨的任务，综合运用价格、税收、法律等手段，提高控烟成效。深入开展控烟宣传教育。积极推进无烟环境建设，强化公共场所控烟监督执法。推进公共场所禁烟工作，逐步实现室内公共场所全面禁烟。可通过各种卫生宣传教育，尤其是对中小学学生加强健康教育，通过他们制约家庭吸烟，阻止下一代吸烟行为，争取到2030年，15岁以上人群吸烟率降低到20%。

（二）过量饮酒

过量饮酒严重影响健康，可诱发脑出血、胃肠出血、酒精肝、肝硬化等，甚至危及生命，并可通过胎盘屏障影响胎儿发育。过量饮酒还会导致酒后违法犯罪等一系列社会问题。因此，应该加强社区健康教育，提高饮酒的文明意识，避免过量饮酒带来健康隐患和不良后果。

（三）饮食结构不合理

随着经济的发展，人们生活水平的提高，饮食结构发生了改变，油脂、肉类、糖和盐等摄入过量，而蔬菜、水果、粗杂粮等摄入不足，导致了肥胖、高血压、高血脂、高血糖等慢性疾病明显增加。有些地区由于饮食不合理，导致微量元素缺乏引起贫血、佝偻病、维生素缺乏等疾病，有些地区喜欢食用腌制食品、熏烤食品、油炸食品等，使得食管癌、胃癌、肠癌等消化系统恶性肿瘤发病率升高。社区卫生服务中心（站）的全科医生，应该根据社区存在不良饮食问题，进行健康教育，指导居民合理膳食，每日膳食中的营养素种类齐全、数量充足、比例适当，摄入的营养素量与需求量保持平衡，每天的食物多样化，以谷薯类为主食，配些粗杂粮，多吃蔬菜、水果、大豆和奶类，适量摄入肉类，以白肉代替红肉，控制糖的摄入，少盐低脂饮食，倡导居民改变不良饮食习惯，从而促进健康。

（四）缺乏运动

生命在于运动，运动能保持和增加骨骼肌，还可以增加肺功能，提高心肌收缩力，促进血液循环，加速机体代谢废物的排出，增强机体抵抗力，调节神经系统，延缓衰老，促进健康。研究表明适量运动可以降低冠心病和高血压的患病率，缺少运动和肥胖、代谢综合征有直接关系。WHO指出，静坐或体力活动不足是导致残疾和死亡的原因之一。我国居民多数缺乏运动，社区要加强建设全民健身公共

设施，制订全民健身计划，普及科学健身知识和健身方法，推动全民健身生活化，从而提升全民健康素养，降低肥胖、高血压、冠心病等慢性疾病的患病率。

四、健康照护系统对健康的影响

社区的健康照护系统属于基层医疗卫生服务系统，它的完善与否和人群的健康状况密切相关。社区的健康照护系统是指社区的卫生、医疗和卫生人力的统筹安排。人群能否得到有效的健康照护，取决于社区的全科医生业务水平和医疗的可及性，也是确保常见病和多发病能够在社区得到有效治疗和控制的关键。完善的社区健康照护机构，能够做到小病善治，大病善识，重病善转，慢病善管，对社区居民进行身体、心理、社会等方面全方位的照护。目前我国社区健康照护系统尚不完善，有待加强，尤其是缺少具有较高业务水平的全科医生。《"健康中国2030"规划纲要》明确提出：我国要以全科医生为重点，加强基层人才队伍建设。

第3节 社区诊断

案例 4-1

全科医生小李被分配到社区卫生服务中心工作后，发现某社区的老年人营养状况很差，于是对该社区人群展开调查，发现社区老年人口达25.6%，营养不良的老年人占30.8%，居民经济状况良好，81.2%的老年人有牙齿脱落，46.8%牙齿脱落的老年人没有得到很好的修复，长期食用无须咀嚼的食物，从而导致老年人营养缺乏。调查中还发现该社区没有牙科诊所。

问题：1. 全科医生小李应该怎样进行社区诊断？
2. 小李医生的后续任务有哪些？

全科医生要想提供良好的基层医疗卫生服务，实施以社区为范围的健康照护模式，必须有一个正确完整的社区诊断，才能充分利用社区的各种资源，制订有效的卫生服务计划，从而不断地消除社区内疾病的共同隐患，维护社区人群的健康。

一、社区诊断的概念

社区诊断（community diagnosis）是把社区视为一个被照护者，以流行病学为基础，结合临床医学、心理学、社区医学等多学科理论，对社区主要健康问题、影响因素，以及社区内的资源等现状进行诊断或评价的过程。社区诊断是科学制订社区卫生计划，有效对社区居民进行健康照护的基础。

"社区诊断"的概念最早出现于1950年，它将疾病的诊断从个体诊断扩大到群体诊断，即从临床诊断扩展到社区诊断，但两者在诊断对象、存在的问题、采用方法、资料来源和结果处理等方面存在差异（表4-1）。

表4-1 社区诊断和临床诊断对比

项目	社区诊断	临床诊断
对象	社区=人群+环境	个人
存在问题	事件、反应和健康状况	症状、体征
方法	人口统计方法、流行病学方法、行为测量法	临床推理，循证医学
资料来源	社区文献资料、健康档案记录、日常医疗活动记录、社区调查等	询问病史、体格检查、辅助检查
结果	发现社区主要健康问题及影响因素，充分利用社区资源，确定解决问题的优先顺序，制订社区卫生计划	诊断疾病，制订治疗方案

二、社区诊断的目的和意义

（一）社区诊断的目的

1. 发现社区的主要健康问题，确定社区居民的主要健康需求。
2. 分析造成社区主要健康问题的原因，根据社区可利用资源，了解社区解决健康问题的能力和程度。
3. 提供制订社区卫生计划的资料。

（二）社区诊断的意义

1. 有利于及时发现社区居民不良生活方式和习惯，及时进行健康教育和指导。
2. 便于及时发现社区公共卫生问题，有效地进行公共卫生管理。
3. 通过社区诊断，查出社区主要疾病和死因，便于制订防控计划，有效地管理社区疾病。
4. 社区诊断有助于制订卫生政策、合理配置卫生资源。
5. 通过社区诊断，不断发现健康问题，解决健康问题，最终提高社区居民的整体健康水平。

三、社区诊断的内容

（一）社区环境状况

1. 社区的自然环境 指社区的地理位置、气候、耕地、矿产资源及江河湖泊等，空气、水、土壤等污染情况，饮用水的安全普及率、家庭居住环境、工作环境、学习环境等。

2. 社区的社会环境 指社区的经济水平和教育水平，社区风俗习惯、公众道德、宗教信仰，家庭结构及社区内各项计划的执行情况等。

（二）社区健康状况

社区健康状况包括社区人口学特点、疾病情况、死亡情况、卫生服务情况、居民生活习惯和行为方式、健康意识等。

1. 人口学特点 人口数量、不同性别和不同年龄段构成比、人口自然增长趋势及平均期望寿命等。
2. 疾病情况 各种疾病的发病率、患病率、疾病构成、残疾发病率等。
3. 死亡情况 包括死亡率、死因构成、病死率、死因顺位等。
4. 卫生服务情况 门诊及住院的需求和利用、门诊的主要健康问题、会诊及转诊率等。
5. 居民生活习惯和行为方式 如社区居民的吸烟情况、饮酒情况、食盐使用量等。
6. 健康意识 居民的定期体检率、刷牙率、求医行为等。

（三）社区资源和能力

社区资源指社区用于解决健康问题和满足健康需求所拥有的资源和能力，包括经济资源、机构性资源、人力资源及社区动员潜力等。

1. 经济资源 指社区整体的经济状况、产业结构、公共设施、交通状况等，这些资源的分布情况与丰富程度直接影响社区卫生保健服务的提供和利用。
2. 机构性资源 包括社区卫生服务站、养老院、医院等医疗卫生机构，社会慈善机构，文化教育机构，社会团体等，为满足社区居民的需求提供可利用资源。
3. 人力资源 包括各类医务人员和卫生相关人员（如行政人员、居委会人员、宗教人员等）。这些人员是社区卫生服务工作的主力军。
4. 社区动员潜力 指社区内可动员来为医疗卫生服务的所有人力、物力、财力、信息和技术等资源。

四、社区诊断的步骤

社区诊断可以是全面综合性的诊断，如诊断社区的卫生问题或需求，也可以是较特异的社区卫生问题，如高血压的预防、治疗和管理等。

（一）收集整理社区的资料

收集整理社区资料是社区诊断的第一步，根据所要进行的社区诊断，有目的地收集有关资料，避免盲目收集所有资料，浪费人力、物力、财力。一般社区诊断资料来源于现有统计资料、临床诊疗资料、社区调查和社区筛检等。

1. 现有统计资料　包括来源于人口普查资料的社区人口学情况；卫生统计报表获取的居民健康状况、卫生服务供给、卫生服务利用、卫生服务费用等；查阅统计年鉴得到的社区经济状况等。现有的统计资料能够反映社区宏观的整体情况，容易获得，但是缺乏针对性，不能反映深入细致的问题，其完整性、及时性和准确性等有待核实，仅能对社区进行初步诊断，为进一步诊断奠定基础。

2. 临床诊疗资料　包括门诊病历、住院病历、体检资料、个人及家庭健康档案等，都可作为社区诊断的资料来源。优点为资料容易获得，但需要核实保证质量，反映部分社区人群情况，代表性不强，应用时需要补充完善。

3. 社区调查　针对社区的某一问题进行专题调查，如社区人群健康状况及影响因素调查、社区环境调查、社区经济调查等。其优点可以对调查的问题进行深入细致的研究，缺点是要耗费大量的人力、物力和财力，容易产生偏倚。

4. 社区筛检　是指用快速、简便、易行方法，早期发现临床前期的疾病或危险因子，以达到早期治疗或去除危险因子。社区筛检结果具有假阳性和假阴性可能，需要进一步确诊或调查证实。

（二）确定优先解决的卫生问题

依据收集整理的社区资料，结合当前社区居民的需求和社区资源可利用情况，根据以下原则确定优先解决的卫生问题。

1. 普遍性　需要解决的卫生问题在社区人群中普遍存在。
2. 严重性　该卫生问题对社区内居民的健康状况影响很大，如果不解决，会造成较严重的后果。
3. 紧迫性　必须在近期解决的卫生问题。
4. 可干预性　该卫生问题可以通过某些特定的措施和方法加以解决或改善。
5. 效益性　在相同固定的资源条件下，解决该卫生问题所取得社会效益和经济效益最好。

（三）写出社区诊断报告

社区诊断报告的内容包括开展社区诊断的背景、社区诊断的内容、社区卫生问题的解决措施等。作出社区诊断后，针对社区需要优先解决的问题，制订切实可行的"社区干预计划"。然后实施社区干预，在实际操工作中，详细做好各方面的表格填写和实施记录，以便后续统计和总结经验。将实施的结果及各种记录和表格进行统计和分析，得出本次社区干预的效果，并进行效果评估，包括计划过程中评估和计划结束后评估。计划过程中评估，是对进行中不合理计划做出必要的修正，以便计划顺利进行；结束后评估，是对整个计划实施的效果进行评估，并提出改进意见，为下一次社区诊断计划的实施提供参考。然后开始新一轮的社区诊断，周而复始地解决社区人群的健康问题，不断提高社区人群的健康水平。

（王长虹　林　可）

第5章 以预防为先导的健康照护

"预防为主"是新中国成立以来一直坚持的卫生工作方针。以预防为先导的健康照护是指全科医生在全科医疗服务中,针对服务对象在健康期、无症状期、未分化期、临床前期和康复期提供主动、有针对性的预防服务,如健康教育和健康促进、计划免疫、疾病筛检等,实施生命周期的全程保健服务,促进生命质量的提高。"以预防为先导的健康照护"是全科医疗的重要原则之一,全科医生只有强化预防医学观念,坚持以预防为先导的服务原则,采取公共卫生和临床预防医学相结合的方法和策略,走群体预防和个体保健相结合的路线,才能真正成为居民健康的"守门人"。

本章就临床预防、健康教育与健康促进、传染病与突发公共卫生事件处理等内容对以预防为先导的健康照护进行详细介绍。

第1节 临床预防

预防医学是以预防为基本观点,以人群健康和疾病与外界环境之间的关系为研究对象,以公共卫生、社区医学、环境医学、流行病学、卫生统计学和自我保健学为研究手段和措施,以预防和控制疾病、保护和促进健康、延长寿命和提高生活质量为目的的一门应用性医学学科。近年来,随着疾病谱和死因谱的转变,医学的重心逐渐由过去的治愈疾病转向预防疾病,生物-心理-社会医学模式被普遍接受。此外,随着人们生活水平的提高,更多人不仅关心是否患病或长寿,而且关心维护和促进健康、提高生命质量、延长健康寿命。因此,自20世纪70年代起,预防医学的主要任务由原来的群体预防为主逐步转向以个体预防、家庭预防和群体预防相结合,从生物学预防扩大到心理、行为和社会预防,从独立的预防服务转向"防、治、保、康"一体化的综合预防,从以公共卫生人员为主体的预防转向以临床医生为主体的预防,从原来的被动预防转向主动预防。

一、临床预防的概念和意义

(一)临床预防的概念

临床预防是指临床实践中,在对损害健康的主要危险因素进行评价的基础上,对患者或健康人实施的个体和社区人群的干预措施。临床预防以基层临床医生为主体,体现临床诊疗过程中执行的预防服务。

(二)临床预防的意义

1. 贯彻执行国家卫生工作方针政策 国家卫生工作方针的核心是以预防为主,而临床预防是其中的一个重要方面。开展临床预防工作是贯彻"以预防为主"的国家卫生方针的一种重要举措,有极大的社会效益和经济效益。

2. 降低疾病的发病率和死亡率 通过在临床医疗中开展健康教育、健康咨询、筛检试验和健康检查等,纠正人们的不良生活方式,不但能早期发现、早期诊断和早期治疗疾病,还能有效地控制慢性疾病的发生和发展,使全人群的疾病发生率和死亡率显著降低。

3. 有效改善生命质量 对慢性非传染性疾病，如脑卒中、冠心病、糖尿病等，开展对患者进行健康教育、行为干预和科学保健等措施，可有效延缓病程、减少并发症、延长寿命，改善生命质量。

4. 促进专科医生加强预防意识 临床预防工作的开展可以加强临床医生的预防意识，使专科医生直接感受到预防工作的价值，有利于促进双向转诊，合理利用卫生资源。

5. 提高社区卫生服务的质量和水平 社区卫生服务强调卫生工作适应社区的特点，要求服务的区域化、系统化和综合化，在具体的工作方法上需要临床和预防的紧密结合，在长期实践过程中，有助于社区卫生服务的开展，促进社区预防保健计划实施，进而提高社区卫生服务的整体质量和水平。

二、全科医生提供临床预防的优势

全科医生把为患者或家庭的每一次服务，包括问题咨询、预防保健、诊断治疗等都应当视为提供预防保健的时机，在整个服务过程中贯彻预防为主的服务原则。另外，全科医生的工作性质和服务范围也决定了他们在预防工作中以患者为中心，因此在提供预防服务方面具有以下明显优势。

1. 利用地域优势提供预防服务 全科医生立足于社区，与社区居民关系密切、接触也频繁，不仅提供首诊服务，而且能够接触到疾病发生、发展的各个时期和个人、家庭发展的各个阶段，地域优势为提供预防服务奠定基础。

2. 基于连续性服务提供预防服务 全科医生为社区居民提供"从生到死"的连续性照护，与社区居民建立了朋友式的、彼此信赖的医患关系，全科医生可以更仔细地观察到疾病发生、发展的全过程，充分掌握个人、家庭、社区的完整背景，有利于帮助个人、家庭改变不良的生活习惯和方式，实施全方位、立体化的预防保健服务。

3. 基于相对固定的人群提供预防服务 全科医生服务于相对固定的人群，在社区中能同时接触到健康的人、未就诊的和就诊的患者，能接触到疾病发生、发展的各个阶段。因此，有条件同时提供三级预防服务，使预防医学产生理想的整体效应，节省卫生资源。

4. 基于全科医学独特的教育理念 全科医生所接受的教育和训练，使得他们既掌握临床知识和技能，又懂得预防保健，还可提供健康保健和康复服务等。其所接受的教育和训练使他们最有能力在社区中提供连续性、综合性、协调性和个体化的预防服务，同时采用独特的"以问题为导向"的医疗记录和照护模式，为提供个体化和规划性预防服务以及实现防、治、保、康一体化健康照护打下良好基础。

5. 利用全科医生的特殊角色提供预防服务 全科医生是预防服务的计划者、疾病预防的提供者、健康维护的教育者、预防知识和信息的咨询者，同时也是预防效果的评价者。全科医生与居民及其家庭成员的融洽关系，最有条件激励个人、家庭改变不良的行为方式和生活习惯，建立正确的健康信念模式和健康消费观念，并促使个人及其家庭为自己的健康负责。

6. 利用全科医生的协调能力提供预防服务 全科医生是医疗保健系统和健康保险系统的"守门员"，其在预防服务中，不仅可以利用和协调医疗资源，必要时还可以协调社区和社会资源开展社区人群的公共卫生服务。

三、临床预防的原则

1. 降低人群发病率、伤残率及死亡率原则 这是临床预防的基本原则，常用措施主要是实施一级和二级预防。一级预防强调健康的生活行为方式，控制不良行为，提高人群的健康素质。二级预防主要是早期发现患者，改善治疗效果，提高生存质量。行之有效的一、二级预防措施，能使预防更加积极和主动。

2. 危险因素选择原则 参考标准：①危险因素在人群中的流行情况；②危险因素对疾病影响的大小。综合考虑两者，一个相对弱的危险因素如果流行范围广，则比一个相对强但流行范围小的危险因素更值得关注。

3. 疾病选择原则　选择标准：①优先选择对健康有严重危害性的常见病和多发病，而对罕见病，早期发现方法尚不成熟，且发现后没有很好疗效的疾病，一般不宜列入优先考虑的范围；②将预防服务是否具有确切效果作为参考指标。

4. 个体化原则　全科医生应综合考虑患者的年龄、性别、行为生活方式和存在的危险因素，针对性选用适宜的临床预防方法，如青少年时期的主要健康问题是饮食习惯和体力活动、吸烟酗酒吸毒的不良行为、意外伤害和心理健康问题等；中青年时期的主要健康问题是工作和社会的压力、职业损害、不良生活方式等；老年时期的主要健康问题是疾病的管理、社会支持和生活质量的提高等。不宜选择可能造成服务对象承受过大精神压力和经济负担的方法。

5. 健康咨询与健康教育优先原则　健康咨询和健康教育是一级预防服务，是最根本性的预防措施且成本效益最佳。健康咨询和健康教育是发现可疑病患、提高疾病筛检效果的重要手段：一是可以使预防的时间前移，在健康风险因素未转变成致病因素时期开展预防服务；二是在疾病的可控阶段干预，效果明显；三是性价比高。

6. 医患共同决策原则　医患双方共同参与健康风险因素的识别和评价，容易达成共识，让个体正确认识健康风险因素以及可能造成的健康损害，并调动个人、家庭和社区的积极性。鼓励医患双方共同参与决策，选择最佳的、可行性的预防服务措施，可以提高患者的自觉性，让患者自觉地承担健康责任进而提高依从性。

7. 效果与效益兼顾原则　控制医疗费用，提高整体健康效果是开展临床预防的初衷，在临床预防实践可以运用循证医学方法对临床预防服务效果、效益、不足等进行评价，旨在不断优化临床预防服务项目，提高社会效益和经济效益。

四、全科医生提供临床预防的策略

全科医生在以预防为先导的疾病管理中可以采取基于疾病自然史的疾病三级预防策略。在疾病自然发展的过程中，将疾病的预防和控制分为三个阶段，在不同阶段采用不同的预防措施，以阻止疾病的发生、发展和恶化，这种策略称为疾病的三级预防策略。

1. 一级预防（primary prevention）　亦称病因预防，即采取各种措施以控制或消除致病因素对健康人群的危害。社区卫生服务中的一级预防必须以个体预防和社区预防并重。一级预防要求采取综合性的社会卫生措施，针对引起疾病发生的自然环境或生物、心理和社会因素，提出经济有效的预防措施，维护良好的生产生活环境，消除各种致病因素对人体的作用。通常采用的措施包括：免疫接种、改善不良行为和生活方式、生长发育评估、健康教育、婚育咨询、高危人群保护、职业病预防以及卫生立法、改善环境卫生等。

2. 二级预防（secondary prevention）　亦称"三早预防"，即在疾病的临床前期做到早期发现、早期诊断、早期治疗，从而使疾病能够得到早治愈而不致加重和发展。尤其对于慢性非传染性疾病，多为复杂致病因素长期作用的结果，如能早期发现，可有效阻止其向临床期发展。早期发现的手段包括：筛检试验、高危人群重点项目检查、周期性健康检查、群众自我检查等。对于传染病，除了上述"三早"，尚需做到疫情"早报告"及患者"早隔离"，即"五早"预防。

3. 三级预防（tertiary prevention）　亦称临床期预防、发病后期预防，即对患者采取及时的治疗措施，予以康复乃至终末期照护，最大限度地改善患者的生活质量，促进其身心康复，提高生命质量并延长寿命，防止疾病恶化、残疾和死亡。常用的措施包括积极有效的临床治疗、家庭护理指导、康复措施和各种训练等，如脑卒中后的抢救与肢体运动功能训练等。

在三级预防策略中，一级预防最为重要。对不同类型的疾病，有不同的三级预防策略。但任何疾病或多数疾病，不论其致病因素是否明确，都应强调一级预防。如各种恶性肿瘤预后较差，其发病原因虽然未完全明了，但一些致癌因子已得到认同，针对其致癌危险因素的一级预防尤为重要。有些疾病的病因是多因素的，如心脑血管疾病、代谢性疾病等，通过筛查早诊断、早治疗可改善预后，除针对其危险因素积极进行一级预防外，还应重视二级和三级预防。而对有些病因和危险因素都不明确，又难以早期觉察的疾病，只有实施三级预防这一途径。

三级预防的实施，可依据其服务的对象是群体还是个体，分为社区预防服务和临床预防服务。社区预防服务是在社区范围内进行，以群体为对象开展的预防工作。临床预防服务是在临床场所，以个体为对象进行的预防干预。社区预防服务主要由公共卫生人员实施。

五、临床预防医学服务的方法和内容

2017年2月，我国国务院办公厅印发的《中国防治慢性病中长期规划（2017—2025年）》中提出，"以控制慢性病危险因素、建设健康支持性环境为重点，以健康促进和健康管理为手段，提升全民健康素质，降低高危人群发病风险，提高患者生存质量，减少可预防的慢性病发病、死亡和残疾，实现由以治病为中心向以健康为中心转变，促进全生命周期健康，提高居民健康期望寿命，为推进健康中国建设奠定坚实基础"。这个规划成为全科医生在基层诊疗实践中的参考依据。全科医生常用的临床预防方法主要有群体和个体健康教育与健康咨询、筛检试验、免疫接种、化学预防。

（一）健康教育与健康咨询

健康教育与健康咨询本质上都是向社区居民传递健康信息的过程，两者在实际工作中很难截然分开，经常被同时使用。健康教育与健康咨询可以为服务对象提供健康信息，促使其采取有益于健康的行为，去除不良的生活方式和行为，加强遵嘱行为，预防疾病，促进健康。在全科医疗实践中，健康教育与健康咨询分为两个层次：即针对健康人群和高危人群的健康教育与健康咨询。在管理患者健康问题的过程中，根据患者的疾病严重程度、个人背景、对疾病有关知识的了解程度，设计特定的健康教育与健康咨询内容为患者进行个体化教育。

1. 健康教育与健康咨询的目的

（1）了解患者的需要，改善医患关系，增加患者对医嘱的依从性。

（2）改变患者错误的疾病因果观和不良的健康信念模式，促使患者正确地认识、评价和关心自身的健康问题，了解自身健康问题的性质及其发生、发展的规律，学会适当地利用医疗服务。

（3）使患者了解控制自身疾病的有效方法，掌握药物治疗的要领，熟悉疾病预防、治疗、保健和康复的各种措施。

（4）改变患者不良行为，采取有利于自身健康的行为方式和生活习惯，并为自己的健康负责。

（5）发挥患者及其家庭的主观能动性，减少医疗纠纷，提高服务质量。

（6）促进合理利用卫生资源，降低医疗费用，提高服务效果和服务效益。

2. 健康教育与健康咨询的步骤

（1）了解患者及其就医背景，确定患者教育的必要性、方法和程度。①患者的年龄和性别：对年龄过小或过大的患者均无法直接进行健康教育，而应对家长或家属进行适当的教育；对中青年患者的教育应简单、直接、明了，而对老年患者进行教育时要有耐心，应做到反复说明、详细解释、不断强调；对女性患者教育时应注意亲切、文明沟通。②患者的文化程度和职业：文化程度低、从事体力劳动的患者不容易理解有关的问题，难以掌握复杂的治疗措施，也难以长时间执行比较困难的医嘱，常需反复进行耐心沟通。③患者的疾病因果观和健康信念模式：有这方面问题的患者更需要教育。④患者的需要和期望：应充分发挥患者的主观能动性，鼓励患者了解自身的健康问题。⑤疾患或疾病的性质和类型：不同性质、类型的疾病应采取不同的教育策略。

（2）了解患者是否存在不良的行为方式，确定健康教育的重点。患者通常有以下几个方面的问题：①对自身的健康问题缺乏了解，存在严重的焦虑，不恰当地使用医疗资源；②对医生的医嘱缺乏了解，不执行或者乱执行医嘱，增加疾病的危险性；③患者由于种种原因，隐瞒了一些关键性的问题，不利于医生作出正确的判断，使医生采取了不适当的处理措施；④患者对不良的行为方式和生活习惯的危害性认识不足，或存在不良的社会、环境因素，使患者难以控制自身的不良行为；⑤对医生缺乏信任感，在治疗过程中有抵触情绪和不合作行为，需要医生与其进行感情交流。

（3）了解患者产生不良行为的原因，确定健康教育的具体措施。患者产生不良行为的原因可能有：①患者缺乏知识或认知能力，应着重传播有关的知识或用各种比喻的方法帮助患者认识，尽量少用专业术语；②患者缺乏技能，应提供技能训练的机会，反馈技能训练的成绩；③患者有不良的态度、信念和情绪，应与患者进行讨论、交流，改变患者的态度，改善患者的情绪；④存在不良的社会、环境因素，需要调整、控制或改变这些因素。

（4）对患者解释什么是错的，其后果是什么。

（5）与患者一起分析产生不良行为的原因。

（6）提出改变不良行为的措施、要求和目标，并为患者采取有关的措施创造条件，给予多方面的支持。包括：①充分告知干预措施的目的、预期效果以及产生效果的时间；②有限目标，逐步推进；③营造建立健康行为的环境；④恰当运用医生的权威性；⑤要求患者明确承诺；⑥提供人性化的咨询方案；⑦团队协作服务；⑧随访与监测。

（7）评价不良行为改变的程度和结果，及时给予患者鼓励或奖励，使患者坚定信心。

3. 健康教育与健康咨询的内容

（1）疾病的性质及其发生、发展的规律。

（2）疾病因果观和健康信念模式。

（3）疾病的预防、治疗、保健和康复。

（4）药物治疗的有关知识。

（5）健康危险因素的作用、后果和控制。

（6）患者的责任、义务、主观能动性、就医行为、遵医行为和医患关系。

（7）各种资源的作用和利用。

（8）社会、伦理学问题等。

4. 健康教育与健康咨询的方法

（1）与患者直接会谈、交流。

（2）为患者提供有关的资料、图片或录像。

（3）对患者展示有关的实物或样本，并进行适当的解释与说明。

（4）组织患者及家人参与讨论。

（5）安排有相同经历、有类似问题的人参与讨论。

（6）让患者参加其他有关的活动。

具体表现方式：个体谈话与指导；对社区特殊人群定期组织开展专题讲座及小组讨论等；以报刊、书籍等为载体，传播健康知识；采用实物、示范表演等方式；利用现代化的多媒体设备进行教学等。

（二）筛检试验

筛检试验是运用快速简便的试验检查，将人群中外表健康而实际可能患病或有缺陷者识别出来。筛检试验不是诊断试验，对筛检试验阳性或可疑阳性者必须进一步确诊。

1. 筛检试验的原则

（1）慎重考虑拟筛检疾病的严重性和发病率。筛检的疾病和健康问题应是当地重大的公共卫生问题，拟筛检的疾病应是患病率或死亡率高、影响面广、易造成严重后果的疾病。

（2）应筛检自然史明确的疾病。筛检的疾病有可以识别的早期症状或体征，有适当筛检的方法，要求筛检方法有较高的灵敏度和特异性，且易行、安全和经济。

（3）要有适宜的筛检技术。对拟筛检的疾病要有安全、经济、方便、有效的筛检方法，同时该方法要有较高的敏感度、特异度和阳性预测值，患者易于接受。实施筛检前要权衡利弊，并确定该筛检方法具有有效性、可行性和推广性。

（4）要有明确的筛检效益。筛检出来的疾病需要可靠的进一步确诊的方法，并较为有效的治疗方法。筛检不是诊断，筛检阳性仅提示为某病的可疑患者，要进一步确诊后才能进行治疗，通过筛检早期发现患者，要有确切的治疗和预防方法来阻止或延缓疾病的发生、发展，否则筛检失去了意义。

2. 常见慢性非传染性疾病的筛检

（1）高血压筛检　依据《国家基本公共卫生服务规范（第三版）》进行筛检。①对辖区内35岁及以上常住居民，每年第一次到乡镇卫生院、村卫生室、社区卫生服务中心（站）就诊时为其测量血压。②对第一次发现收缩压≥140mmHg和（或）舒张压≥90mmHg的居民在排除可能引起血压升高的因素后预约其复查，非同日3次测量血压高于正常，可初步诊断为高血压；如有必要，建议转诊到上级医院确诊，2周内随访转诊结果；对已确诊的原发性高血压患者纳入高血压患者健康管理；对可疑继发性高血压患者，应及时转诊。③建议高危人群每半年至少测量1次血压，并接受医务人员的生活方式指导。高血压高危人群包括：①血压高值；②超重和（或）腹型肥胖；③高血压家族史；④长期膳食高盐；⑤长期过量饮酒；⑥年龄≥55岁。

（2）2型糖尿病筛检　对辖区内35岁以上常住居民进行筛查，社区2型糖尿病高危人群每年至少测量1次空腹血糖，并接受有针对性的健康教育咨询。《中国2型糖尿病防治指南（2020版）》建议对于糖尿病高危人群，宜及早开始进行糖尿病筛查；首次筛查结果正常者，宜每3年至少重复筛查1次。糖尿病筛查的方法：对于具有至少一项危险因素的高危人群应进一步进行空腹血糖或任意点血糖筛查，其中空腹血糖筛查是简单易行的方法，宜作为常规的筛查方法，但有漏诊的可能性。如果空腹血糖≥6.1mmol/L或随机血糖≥7.8mmol/L，建议行口服葡萄糖耐量试验（OGTT），同时检测空腹血糖和糖负荷后2小时血糖。同时推荐采用中国糖尿病风险评分表，对20～74岁普通人群进行糖尿病风险评估。

（3）血脂异常筛检　《中国成人血脂异常防治指南（2016年修订版）》针对以低密度脂蛋白胆固醇（LDL-C）或三酰甘油（TG）升高为特点的血脂异常是动脉粥样硬化性心血管疾病（ASCVD）的主要危险因素，根据危险因素强度不同，分层设置干预靶点和调脂治疗目标值，采取不同强度干预措施是血脂异常防治的核心策略，降低ASCVD患病风险。建议20岁以上的成年人至少每5年测量1次空腹血脂，包括总胆固醇（TC）、LDL-C、高密度脂蛋白胆固醇（HDL-C）和TG测定；对于缺血性心血管病患者及其高危人群，建议每3～6个月测定1次血脂；对于因缺血性心血管病住院治疗的患者应在入院时或24小时内检测血脂；并建议40岁以上男性和绝经期后女性每年进行血脂检查。血脂异常的高危人群：①已有冠心病、脑血管病或周围动脉粥样硬化性疾病者；②有高血压、糖尿病、肥胖、吸烟者；③有冠心病或动脉粥样硬化性疾病家族史者，尤其是直系亲属中有早发冠心病或其他动脉粥样硬化性疾病者；④有皮肤黄色瘤者；⑤有家族性高脂血症者。

（4）骨质疏松症筛检　适合全科医生在社区筛检骨质疏松症的初筛方法有国际骨质疏松症基金会骨质疏松症风险一分钟测试题、亚洲人骨质疏松症自我筛查工具（OSTA）、超声骨密度检测、X线摄片。根据我国《原发性骨质疏松症基层诊疗指南（2019）》，建议对以下人群进行骨质疏松症筛检：①女性65岁以上者和男性70岁及以上者，无论是否有其他骨质疏松危险因素；②女性65岁以下和男性70岁以下，有一个或多个骨质疏松危险因素者；③有脆性骨折史和（或）脆性骨折家族史的成年人；④各种原因引起的性激素水平低下的成年人；⑤X线影像已有骨质疏松改变者；⑥接受骨质疏松症治疗、进行疗效检测者；⑦有影响骨代谢疾病或使用影响骨代谢药物史；⑧IOF骨质疏松症一分钟测试题回答结果阳性者；⑨OSTA结果≤-1者。其中骨质疏松的危险因素包括种族、老龄、女性绝经、母系家族史、低体重、性腺功能低下、吸烟、过度饮酒、饮过多咖啡、体力活动缺乏、制动、饮食中营养失衡、蛋白质摄入过多或不足、高钠饮食、钙和（或）维生素D缺乏、有影响骨代谢的疾病和使用影响骨代谢的药物。双能X线吸收法测量骨密度值是目前公认的骨质疏松症诊断的金标准。

（5）乳腺癌自查和筛检　鼓励成年已婚女性每月进行一次乳腺癌自查，以提高妇女的防癌意识。建议全科医生向社区妇女传授乳腺自我检查技能，绝经前妇女应选择月经来潮后7～14天自查。《中国抗癌协会乳腺癌诊治指南与规范（2017年版）》建议，乳腺癌筛查是通过有效、简便、经济的乳腺检查措施，对无症状妇女开展筛查，以期早期发现、早期诊断及早期治疗。其最终目的是要降低人群乳腺癌的死亡率。筛查分为机会性筛查和群体筛查。机会性筛查是妇女个体主动或自愿到提供乳腺筛查的医疗机构进行相关检查；群体筛查是社区或单位实体有组织地为适龄妇女提供乳腺检查。妇女参加乳腺癌筛查的起始年龄：机会性筛查一般建议40岁开始，但对于一些乳腺癌高危人群可将筛查起始年龄提前到40岁以前。群体筛查国内暂无推荐年龄，国际上推荐40～50岁开始。

（6）子宫颈癌筛检　我国《子宫颈癌筛查及早诊早治指南》建议，任何有3年以上性行为或21岁以上有性行为或25岁以上的女性都应进行子宫颈癌筛查。而性生活过早、有多个性伴侣、人类免疫缺陷病毒（HIV）/人乳头状瘤病毒（HPV）感染、免疫功能低下、吸烟、卫生条件差和性保健知识缺乏的高危妇女是筛查的重点。65岁后患子宫颈癌的危险性极低，一般不主张对65岁以上的妇女进行子宫颈癌的筛查。一般人群每年进行一次筛查，连续2次宫颈巴氏细胞学涂片正常可改至3年后复查；连续2次HPV检测和细胞学正常可延至5～8年后复查。在经济发达地区，一般妇女筛查的起始年龄可考虑在25～30岁；经济欠发达地区，筛查的起始年龄可放在35～40岁。高危妇女人群的筛查起始年龄应适当提前，且最好每年筛查一次。

（三）免疫接种

免疫接种又称预防接种，是指用特异性抗原或抗体使机体获得对疾病的特异性免疫力，以提高机体对该疾病的免疫，预防疾病发生的方法。免疫接种是目前公认的最有效、最可行、特异性的一级预防措施，具有有效、经济、方便的优点。疫苗是指为预防、控制传染病的发生、流行，用于人体预防接种、使机体产生对某种疾病的特异免疫力的生物制品。

1. 免疫接种的分类　一种是自动免疫，即注射抗原，促使机体主动产生特异性抗体抵抗致病因子的侵袭；另一种是被动免疫，即直接注射抗毒血免疫球蛋白及转移因子等，从而达到提高机体抵抗力的目的。

免疫接种使用的疫苗有死疫苗和活疫苗两种。死疫苗是使用物理或化学方法将细菌、病毒等杀死后制成，使病原体失去毒力，但仍保持其免疫原性。常用的死疫苗有伤寒、霍乱、百日咳、流脑等疫苗。活疫苗一般用减毒或无毒的病原体制成，活疫苗接种在机体内有一定的生长和繁殖能力，犹如轻型感染或隐性感染，使机体获得持续时间较长甚至终身的特异性免疫力。常用的活疫苗有卡介苗、脊髓灰质炎疫苗、风疹疫苗等。

2. 免疫接种内容

（1）计划免疫接种　计划免疫是根据疫情监测和人群免疫状况分析，按照科学的免疫程序，有计划地对应接种的人群进行预防接种，以提高人群的免疫力，从而达到控制和消灭传染病的目的。我国计划免疫接种工作的主要内容是儿童基础免疫，2021年国家卫生健康委发布了《国家免疫规划疫苗儿童免疫程序及说明（2021年版）》，通过接种疫苗，预防乙型肝炎、结核病、脊髓灰质炎、百日咳、白喉、破伤风、麻疹、甲型肝炎、流行性脑脊髓膜炎、流行性乙型脑炎、风疹、流行性腮腺炎等传染病（表5-1）。在突发流行重大传染病时，采取应急免费接种，如新型冠状病毒感染流行时，应急接种新型冠状病毒疫苗。

表5-1 国家免疫规划疫苗儿童免疫程序表（2021年版）

可预防疾病	疫苗种类	接种途径	剂量	英文缩写	出生时	1月	2月	3月	4月	5月	6月	8月	9月	18月	2岁	3岁	4岁	5岁	6岁
乙型病毒性肝炎	乙肝疫苗	肌内注射	10或20μg	HepB	1	2					3								
结核病[1]	卡介苗	皮内注射	0.1ml	BCG	1														
脊髓灰质炎	脊灰灭活疫苗	肌内注射	0.5ml	IPV			1	2											
脊髓灰质炎	脊灰减毒活疫苗	口服	1粒或2滴	bOPV					3								4		
百日咳、白喉、破伤风	百白破疫苗	肌内注射	0.5ml	DTaP				1	2	3				4					
百日咳、白喉、破伤风	白破疫苗	肌内注射	0.5ml	DT															5
麻疹、风疹、流行性腮腺炎	麻腮风疫苗	皮下注射	0.5ml	MMR								1		2					
流行性乙型脑炎[2]	乙脑减毒活疫苗	皮下注射	0.5ml	JE-L								1			2				
流行性乙型脑炎	乙脑灭活疫苗	肌内注射	0.5ml	JE-I								1,2			3				4
流行性脑脊髓膜炎	A群流脑多糖疫苗	皮下注射	0.5ml	MPSV-A							1		2						
流行性脑脊髓膜炎	A群C群流脑多糖疫苗	皮下注射	0.5ml	MPSV-AC												3			4
甲型病毒性肝炎[3]	甲肝减毒活疫苗	皮下注射	0.5或1.0ml	HepA-L										1					
甲型病毒性肝炎	甲肝灭活疫苗	肌内注射	0.5ml	HepA-I										1	2				

1. 主要指结核性脑膜炎、粟粒性肺结核等。
2. 选择乙脑减毒活疫苗接种时，采用两剂次接种程序。选择乙脑灭活疫苗接种时，采用四剂次接种程序；乙脑灭活疫苗第1、2剂间隔7~10天。
3. 选择甲肝减毒活疫苗接种时，采用一剂次接种程序。选择甲肝灭活疫苗接种时，采用两剂次接种程序。

（2）成人免疫预防　扩大国家免疫规划也从儿童扩展到了成人，在重点地区或疫情发生时，免费对成人免疫的疫苗有出血热疫苗、炭疽疫苗和钩端螺旋体病疫苗、新型冠状病毒疫苗等。目前，虽然儿童免疫接种率很高，但新发传染病不断出现、一些传染病也有明显的年龄高移现象，致使成人中有些传染病的发病率增高，造成重大的疾病负担。成人免疫预防是解决上述问题的有效方法之一，但国内尚未制订有关成人免疫接种的政策和法规。还有一些疫苗，虽然不在国家免疫规划范畴内，但可以根据身体状况以及预防疾病的需要，自愿选择、自费接种，常见的有水痘疫苗、B型流感嗜血杆菌疫苗、肺炎疫苗、流感疫苗、狂犬疫苗等。

（四）化学预防

化学预防指对无症状的人使用药物、营养素、生物制剂或其他天然物质，提高人群抵抗疾病能力以达到防止某些疾病的目的。目前临床常用的化学预防方法有以下几种。

1. 用阿司匹林预防冠心病和脑卒中　临床试验已充分验证了无症状男性每日服用阿司匹林可降低未来冠心病的发病率。阿司匹林作为化学预防，主要不良反应是易引起出血性疾病，其选择的利弊应针对不同个体予以正确评估。

2. 绝经后妇女使用雌激素预防骨质疏松症　绝经后妇女体内雌激素水平急剧下降，骨质流失加速，导致骨质疏松，是老年人骨折的主要原因。雌激素替代疗法，可有效地提高骨质无机盐的含量，降低骨质疏松性骨折的发病率。但雌激素替代疗法可增加患乳腺癌和子宫内膜癌的风险，在临床应予以注意。

3. 维生素类用于肿瘤的预防　①维生素A：功能之一是使上皮细胞分化成特定的组织，因为肿瘤细胞的发生与上皮细胞分化能力的丧失有关，所以维生素A在防止肿瘤的发生中起了重要作用。但服用大剂量的维生素A会产生毒性反应。②维生素C和维生素E：都有清除氧自由基的作用，能起到防癌的作用。体外实验发现维生素C还有抑制突变的作用。

4. 微量元素预防肿瘤　有许多微量元素可预防肿瘤，但硒的防癌作用比较肯定。硒是人群预防肝癌癌前病变药物的重要组成成分，硒能清除氧自由基，保护细胞和线粒体膜的结构和功能，并有加强免疫功能的作用，因此有预防肿瘤的作用。

临床预防是全科医生的主要工作任务之一，实施临床预防服务的第一步是评估患者的健康状况和疾病风险状况，然后为患者提供健康教育和健康咨询，在充分了解临床预防服务利弊的基础上，与患者协商制订个体化的临床预防方案，患者和家属有知情选择权。

第2节　健康教育与健康促进

一、健康教育概述

（一）健康教育的定义

健康教育是通过信息传播和行为干预，帮助个人和群体掌握保健知识、树立健康观念，实施健康生活方式的教育活动。其核心是改变教育对象的不良生活方式和行为习惯，促进和维护健康。健康教育分为人体健康教育和群体健康教育。

（二）健康教育的模式

1."知-信-行"模式　人类行为的改变分为获取知识、形成信念及改变行为三个连续的过程，即"知、信、行"。所谓"知"是指受教育者接受知识和信息的过程；"信"为形成信念和端正态度，是人们对自己生活中应遵循的原则和理想的信仰。它深刻而稳定，通常和感情、意志融合在一起支配人的行动；"行"是指行为和行动。"知-信-行"模式认为：知识是基础，信念是动力，行为的产生和改变是目标。人们通过学习，获得相关的健康知识和技能，逐步形成健康的信念和态度，从而改变不利于健康的行为。如对吸烟者的健康教育，"知-信-行"模式为：知道"吸烟危害健康"→确信"戒烟有益于健康"→决心戒烟→戒烟行为。

2. 健康信念模式　是运用社会心理方法解释健康相关行为的理论模式，遵照认知理论的原则，强调个体的主观心理过程，即期望、思维、推理、信念等对行为的主导作用。该模式认为健康信念是人们接受劝导，改变不良行为，采取健康行为的关键。

健康信念模式由3部分组成。①个体认知：个体感知到某种疾病或危险因素的威胁，并进一步认识到问题的严重性。包括对疾病严重性的认识、对疾病易感性的认识、对健康重要性的认识、对自我在维护健康作用的理解、对健康促进行为有利性的理解等。②修正因素：包括人口学特征、社会心理因素、结构因素、行为因素、情景因素以及个人疾病知识和经历等。③采取行动的可能性：即参与促进健康行为的可能性。包括对预防性健康行为利益的认知（即个体对采取或放弃某种行为是否有效降低患病的危险性或减轻疾病后果的判断）和对预防性健康行为障碍的认知（即个体对采取或放弃某种行为的困难或障碍的认知）。

二、健康促进概述

（一）健康促进的定义

健康促进是在健康教育的基础上，通过政府的、社会的行为促成个人与人群自愿采取健康生活方式以达成促进健康的行动。

（二）健康促进行动的领域

1986年世界第1届健康促进大会上发表的《渥太华宪章》确定了以下五个健康促进行动的领域。

1. 制订健康的公共政策　健康促进的政策包括立法财政措施税收等，这些政策的协调使得健康、收入和社会政策更趋平等。

2. 调整卫生服务方向　要求卫生部门转变态度和作风，立足于把一个完整的人的总需求作为服务对象。

3. 创造支持性环境　健康促进在于创造一种安全、舒适愉悦、满意的生活和工作条件。因而必须保护自然、保护自然资源并创造良好的生存环境。

4. 强化社区行动　健康促进工作通过具体而有效的社区行动，利用社区资源，促进公众参与，以实现更健康的目标。

5. 发展个人技能　健康促进通过健康教育使群众能更有效地维护自身的健康，促使群众了解人生各个阶段健康的需求和更多的预防慢性疾病的方法。

三、健康教育与健康促进的关系与意义

（一）健康教育与健康促进的关系

健康教育是健康促进的重要组成部分。健康教育的主要目的在于使个人或群体自愿采纳有益于健康的行为，通过健康教育则可实现健康促进，如果没有健康教育，健康促进将成为一个空洞的概念，健康促进产生于健康教育。另外，健康教育虽然能帮助个人或群体理解健康的含义和了解促进健康的方法，但如果没有组织、经济及其他环境的支持，健康教育也不会达到预期效果。这些支持条件都是健康促进的组成部分，这些支持条件只有与健康教育有机地结合，才会有实质性的意义。健康教育与健康促进二者的关系是相辅相成的，可以理解为健康促进是健康教育的延伸，是外部支持条件与健康教育有机的组合，而健康教育则是健康促进的核心。

（二）健康教育和健康促进的现实意义

健康教育和健康促进的最终目标是增进人群的健康，提高人群的生活质量和工作效率，从而使其生活获得更大的满足。所以健康教育和健康促进不只是为了节省医疗费用，而是带来健康的体魄和高效的工作，必将会促进社会的发展与进步。随着全科医疗观念的出现，更加证明了健康教育和健康促进是现代医学实践的重要环节，是现代医学的核心内容之一。

第3节 传染病与突发公共卫生事件的预防与管理

一、传染病的预防与管理

传染病是具有传染性和免疫性等特点，通过一定的传播途径进行播散，在一定条件下可造成流行的一种特殊类型感染性疾病。传染病流行病学是研究人群中传染病的发生、发展和传播规律，探索传染病的临床识别标志，评价影响传染病流行的因素，提出预防和控制传染病流行的措施和策略，有效地控制和消灭传染病的科学。

（一）传染病的流行趋势

至20世纪末，人类已成功地消灭了天花，并有效地控制了麻风、白喉、鼠疫等多种传染病，正朝着消灭脊髓灰质炎的目标努力。但20世纪70年代以来，某些传染病死灰复燃。主要表现：首先是一批被认为早已得到控制的传染病卷土重来，如结核病、白喉、登革热、霍乱、流行性脑脊髓膜炎等；其次是新发现了数十种传染病，如新型冠状病毒感染、获得性免疫缺陷综合征（艾滋病）、军团菌、丙型肝炎、出血性结肠炎等。

（二）传染病的分类及报告

对传染病患者必须做到早发现、早诊断、早报告、早隔离、早治疗。传染病报告制度是预防传染病传播的重要措施，必须严格遵守。根据《中华人民共和国传染病防治法》及《中华人民共和国传染病防治法实施办法》，所有医护人员都是法定报告人，对确诊或疑似的传染病必须及时向有关防疫部门或疾病预防控制中心报告。

1. 分类 根据《中华人民共和国传染病防治法》规定，传染病分为甲类、乙类和丙类三种。

（1）甲类传染病 鼠疫、霍乱。

（2）乙类传染病 严重急性呼吸综合征（传染性非典型肺炎）、艾滋病、病毒性肝炎、脊髓灰质炎、人感染高致病性禽流感、麻疹、流行性出血热、狂犬病、流行性乙型脑炎、登革热、炭疽、细菌性和阿米巴性痢疾、肺结核、伤寒和副伤寒、流行性脑脊髓膜炎、百日咳、白喉、新生儿破伤风、猩红热、布鲁氏菌病、淋病、梅毒、钩端螺旋体病、血吸虫病、疟疾、人感染H7N9禽流感、新型冠状病毒感染。其中乙类传染病中的严重急性呼吸综合征、炭疽中的肺炭疽按甲类传染病管理。

（3）丙类传染病 流行性感冒、流行性腮腺炎、风疹、急性出血性结膜炎、麻风病、流行性和地方性斑疹伤寒、黑热病、包虫病、丝虫病、手足口病，除霍乱、细菌性和阿米巴性痢疾、伤寒和副伤寒以外的感染性腹泻病。

2. 报告时限 责任疫情报告人发现甲类传染病和乙类传染病中的严重急性呼吸综合征、炭疽中的肺炭疽病人或疑似病人时，或发现其他传染病和不明原因疾病暴发时，应于2小时内将传染病报告卡通过网络报告；未实行网络直报的责任报告单位应于2小时内以最快的通信方式（电话、传真）向当地县级疾病预防控制机构报告，并于2小时内寄送出传染病报告卡。

对其他乙、丙类传染病病人、疑似病人和规定报告的传染病病原携带者在诊断后，实行网络直报的责任报告单位应于24小时内进行网络报告；未实行网络直报的责任报告单位应于24小时内寄送出传染病报告卡。

（三）传染病的预防

传染病的预防按照传染病流行的3个基本环节进行。

1. 控制传染源

（1）传染病患者的管理　必须做到"五早"，即早发现、早诊断、早报告、早隔离和早治疗。

1）早发现、早诊断：建立健全城乡三级医疗防疫卫生网，方便群众就医；开展社区卫生宣传教育，提高群众对传染病的识别能力；有计划地对集体单位人员进行健康检查。

2）早报告：全面、迅速、准确的传染病报告是各级卫生人员的重要职责，也是防疫部门掌握疫情、作出判断、制订控制疫情的策略及采取控制措施的基本依据。

3）早隔离、早治疗：发现传染病患者或疑似者，应尽早隔离、集中管理，避免周围人群接触传染源，以防传染病蔓延。隔离期限根据医学检查结果确定，结果阴性时方可解除隔离。

（2）病原携带者的管理　可以按病种进行有目的的检查、治疗、教育，建立健康登记卡，调整工作岗位及随访观察。

（3）接触者的管理　对接触者采取监测措施，在检疫期间根据所接触的传染病的性质、特点，分别进行医学观察、隔离观察或留验、卫生处理、预防服药或预防接种。

（4）动物传染源的管理　对有经济价值而又非烈性传染病的动物，应分群放牧或分群饲养，并予以治疗。对无经济价值或危害性大的病畜，如鼠、狂犬应采取杀灭、焚烧或深埋等方法处理。在流行地区对家畜进行预防接种，可降低发病率。患病动物的分泌物、排泄物要彻底消毒。

2. 切断传播途径　对于各种传染病，尤其是消化道传染病、虫媒传染病和寄生虫病，切断传播途径通常是起主导作用的预防措施。其主要措施包括隔离和消毒。

（1）隔离　是指将患者或病原携带者妥善地安排在指定的隔离单位，暂时与人群隔离，积极进行治疗、护理，并对具有传染性的分泌物、排泄物、用具等进行必要的消毒处理，防止病原体向外扩散的医疗措施。要特别重视医院内的标准预防。隔离的种类有以下几种。

1）严密隔离：对传染性强、病死率高的传染病，如霍乱、鼠疫、狂犬病等，应住单人房，严密隔离。

2）呼吸道隔离：对由患者的飞沫和鼻咽分泌物经呼吸道传播的疾病，如严重急性呼吸综合征、流行性脑脊髓膜炎、麻疹、白喉、百日咳、肺结核等，应作呼吸道隔离。

3）消化道隔离：对由患者的排泄物直接或间接污染食物、食具而传播的传染病，如伤寒、菌痢、甲型肝炎、戊型肝炎、阿米巴性痢疾等，尽量在一个病房中只收治一个病种，否则应特别注意加强床边隔离。

4）血液-体液隔离：对于直接或间接接触感染的血及体液而发生的传染病，如乙型肝炎、丙型肝炎、艾滋病、钩端螺旋体病等，在一个病房中只收住由同种病原体感染的患者。

5）接触隔离：对病原体经体表或感染部位排出，他人直接或间接与破损皮肤或黏膜接触感染引起的传染病，如破伤风、炭疽、梅毒、淋病和皮肤的真菌感染等，应作接触隔离。

6）昆虫隔离：对以昆虫作为媒介传播的传染病，如乙脑、疟疾等，病室应有纱窗、纱门，做到防蚊、防蝇、防蚤等。

7）保护性隔离：对抵抗力特别低的易感者，如长期大量应用免疫抑制剂者、严重烧伤患者、早产婴儿和器官移植患者等，应作保护性隔离，并应注意避免医源性感染。

（2）消毒　是切断传播途径的重要措施。狭义的消毒是指消灭污染环境的病原体而言。广义的消毒则包括消灭传播媒介在内。消毒有疫源地消毒（包括随时消毒与终末消毒）及预防性消毒两大类。消毒方法包括物理消毒法和化学消毒法等，可根据不同的传染病选择采用。

1）预防性消毒：是指怀疑曾有传染源存在，并认为环境中有被污染的病原体存在，或在环境中有传递病原体的媒介节肢动物存在时，所实施的消毒与杀虫措施（图5-1）。

2）疫源地消毒：是指对目前或曾经是传染源所在地进行消毒，分为随时消毒和终末消毒。①随时消毒：是指在传染源存在时，随时对其分泌物、排泄物及其他被污染的物品进行消毒，也包括对可能作为传播媒介的节肢动物进行杀灭。②终末消毒：是指传染源离开疫源地（如患者痊愈、转移或死亡）后，对疫源地所进行的一次彻底的消毒措施，目的是杀灭遗留在疫源地内的各种物品上的病原体。

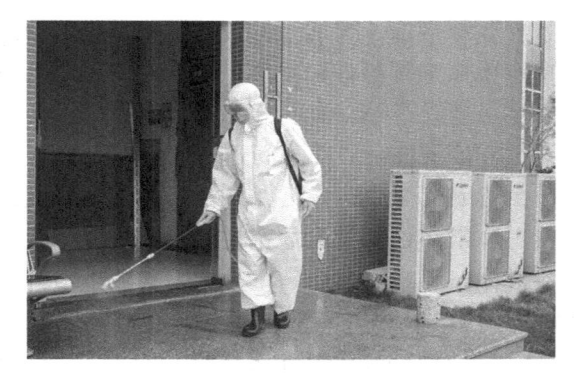

图5-1 环境消毒

3. 保护易感人群 可以提高人体对传染病的抵抗力和免疫力，从而降低传染病的发病率。保护易感人群应采取以下措施。

（1）增强非特异性免疫力 采用相应的健康教育，普及卫生知识；改善社区居民的生活及居住条件；良好的卫生习惯；合理的营养；运动锻炼等。

（2）增强特异性免疫力 特异性免疫力通过隐性感染、患传染病后或人工免疫（预防接种）而获得，其中预防接种是预防和消灭传染病的一个重要措施。

（3）药物预防 对某些尚无特异免疫方法或免疫效果不理想的传染病，在流行期间可给予患者周围的易感者口服预防药物，这对于降低发病率和控制流行具有一定作用。

二、突发公共卫生事件的应急管理

（一）突发公共卫生事件的概念

突发公共卫生事件是指突然发生，造成或者可能造成社会公众健康严重损害的重大传染病疫情、群体性不明原因疾病、重大食物中毒或职业中毒以及其他严重影响公众健康的事件。

突发公共卫生事件可在短时间内造成大批人员发病、伤残、死亡和公众心理恐慌，甚至对健康造成长期影响，使公共卫生和医疗体系面临巨大压力，如不采取有效措施控制，事态可能进一步扩大，并对经济产生严重影响，甚至扰乱国家安全和社会稳定。

（二）突发公共卫生事件的特点

1. 突发性 突发公共卫生事件往往突如其来，事先没有预兆，很难对其发生的时间、地点、波及范围、发展速度、造成影响等方面作出准确预测和及时识别，难以及时获取相关准确、全面的信息，留给人们思考并作出应对的时间很少，要求人们必须快速作出分析和判断。如2003年的严重急性呼吸综合征（SARS）暴发流行（图5-2）、2008年的汶川大地震（图5-3）等。

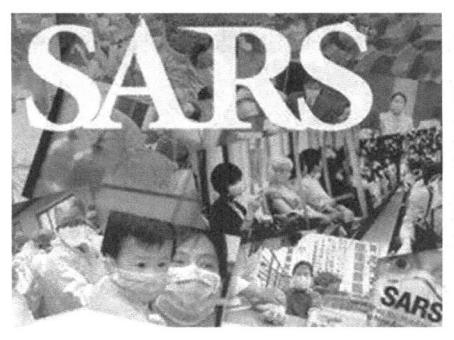

图5-2 2003年SARS　　　　　　　图5-3 2008年汶川地震

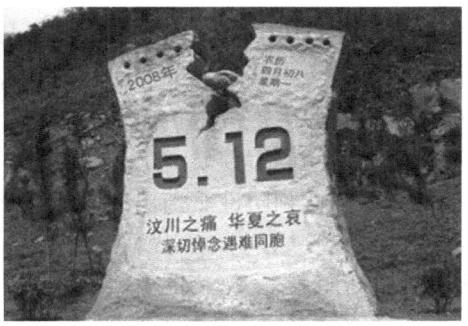

2. 多样性　引起突发公共卫生事件的原因很多。如各种烈性传染病、严重的环境污染、重大的食物或职业中毒事件；地震、水灾、火灾等自然灾害；生态破坏、交通事故等事故性灾害；还有生物、化学、核武器等恐怖袭击造成的社会安全事件等。

3. 广泛性　当前我们正处在全球化的时代，一些重大传染病可以通过现代交通工具实现跨国传播，甚至造成全球性的大流行，如2019年末暴发的新型冠状病毒感染很快就引起了全球性的大流行。

4. 群体性和社会危害性　突发公共卫生事件所危及的对象不是少数的个体，而是牵涉面较大的社会群体，影响区域广。重大的公共卫生事件不但对人的生命健康有影响，对环境、经济乃至政治都有很大的影响。

5. 处理的综合性和系统性　突发公共卫生事件不仅仅是一个公共卫生问题，还是一个社会问题，其现场救治、原因调查和善后处理涉及多系统、多部门，甚至要动员全社会参与，所以必须在政府领导下进行综合协调，才能最终恰当应对，将其危害程度降到最低。

（三）突发公共卫生事件的分级

根据突发公共卫生事件性质、发展态势、危害程度、涉及范围，将其分为特别重大（Ⅰ级）、重大（Ⅱ级）、较大（Ⅲ级）和一般（Ⅳ级）四级，依次使用红色、橙色、黄色、蓝色进行预警。

1. 有下列情形之一的为特别重大突发公共卫生事件（Ⅰ级）

（1）肺鼠疫、肺炭疽在大、中城市发生并有扩散趋势，或肺鼠疫、肺炭疽疫情波及2个以上省份，并有进一步扩散趋势。

（2）发生严重急性呼吸综合征（SARS）、人感染高致病性禽流感病例，并有扩散趋势。

（3）涉及多个省份的群体性不明原因疾病，并有扩散趋势。

（4）发生新传染病或我国尚未发现的传染病发生或传入，并有扩散趋势，或发现我国已消灭的传染病重新流行。

（5）发生烈性病菌株、毒株、致病因子等丢失事件。

（6）周边以及与我国通航的国家和地区发生特大传染病疫情，并出现输入性病例，严重危及我国公共卫生安全的事件。

（7）国务院卫生行政部门认定的其他特别重大突发公共卫生事件。

2. 有下列情形之一的为重大突发公共卫生事件（Ⅱ级）

（1）在一个县（市）行政区域内，一个平均潜伏期内（6天）发生5例以上肺鼠疫、肺炭疽病例，或者相关联的疫情波及2个以上的县（市）。

（2）发生严重急性呼吸综合征、人感染高致病性禽流感疑似病例。

（3）腺鼠疫发生流行，在一个市（地）行政区域内，一个平均潜伏期内多点连续发病20例以上，或流行范围波及2个以上市（地）。

（4）霍乱在一个市（地）行政区域内流行，1周内发病30例以上，或波及2个以上市（地），有扩散趋势。

（5）乙类、丙类传染病波及2个以上县（市），1周内发病水平超过前5年同期平均发病水平2倍以上。

（6）我国尚未发现的传染病发生或传入，尚未造成扩散。

（7）发生群体性不明原因疾病，扩散到县（市）以外的地区。

（8）发生重大医源性感染事件。

（9）预防接种或群体性预防性服药出现人员死亡。

（10）一次食物中毒超过100人并出现死亡病例，或出现10例以上死亡病例。

（11）一次发生急性职业中毒50人以上，或死亡5人以上。

（12）境内外隐匿运输、邮寄烈性生物病原体、生物毒素造成境内人员感染或死亡的。

（13）省级以上人民政府卫生行政部门认定的其他重大突发公共卫生事件。

3. 有下列情形之一的为较大突发公共卫生事件（Ⅲ级）

（1）发生肺鼠疫、肺炭疽病例，一个平均潜伏期内病例数未超过5例，流行范围在一个县（市）行政区域以内。

（2）腺鼠疫发生流行，在一个县（市）行政区域内，一个平均潜伏期内连续发病10例以上，或波及2个以上县（市）。

（3）霍乱在一个县（市）行政区域内发生，1周内发病10~29例或波及2个以上县（市），或市（地）级以上城市的市区首次发生。

（4）一周内在一个县（市）行政区域内，乙、丙类传染病发病水平超过前5年同期平均发病水平1倍以上。

（5）在一个县（市）行政区域内发现群体性不明原因疾病。

（6）一次食物中毒人数超过100人，或出现死亡病例。

（7）预防接种或群体预防性服药出现群体心因性反应或不良反应。

（8）一次发生急性职业中毒10~49人，或死亡4人以下。

（9）市（地）级以上人民政府卫生行政部门认定的其他较大突发公共卫生事件。

4. 有下列情形之一的为一般突发公共卫生事件（Ⅳ级）

（1）腺鼠疫在一个县（市）行政区域内发生，一个平均潜伏期内病例数未超过10例。

（2）霍乱在一个县（市）行政区域内发生，一周内发病9例以下。

（3）一次食物中毒人数30~99人，未出现死亡病例。

（4）一次发生急性职业中毒9人以下，未出现死亡病例。

（5）县级以上人民政府卫生行政部门认定的其他一般突发公共卫生事件。

（四）突发公共卫生事件应急处理

1. 突发公共卫生事件应急处理原则

（1）统一领导，分级负责　统一领导是指突发公共卫生事件应急处理应由各级人民政府统一领导，统一部署，要把社会各个部门、各个系统调动起来参与突发公共卫生事件应急处理；分级负责是指根据突发公共卫生事件的范围、性质和危害程度，对突发公共卫生事件实行分级管理，采用条块结合、属地管理为主的应急管理体制，各有关部门按照《国家突发公共卫生事件应急预案》规定，在各自的职责范围内做好突发公共卫生事件应急处理的有关工作。

（2）依法依规，及时上报　地方各级人民政府和卫生行政部门要按照相关法律、法规和规章的规定，完善突发公共卫生事件应急体系，建立健全系统、规范的突发公共卫生事件应急处理工作制度，当处置突发公共卫生事件时，做到有章可循、有法可依，对突发公共卫生事件和可能发生的公共卫生事件作出快速反应，在应急小组统一领导下，尽快启动应急预案，积极开展救治工作，采取果断措施控制事件的发展，有效缩小其影响范围，同时搜集相关资料，及时、有效地开展监测和报告工作。

（3）依靠科学，加强合作　突发公共卫生事件的处置是一项科学性很强的工作，我们必须依靠科学的手段，加强开展防范和处置突发公共卫生事件的科研活动，采用先进的监测、预测、预警、预防和应急处置技术及设施，广泛开展国际交流与合作，引进国外的先进技术、装备和方法，提高我国应对突发公共卫生事件的整体水平。

突发公共卫生事件的应急处置工作是一项复杂的系统工程，从救治病人、疏散群众、环境消杀、现场流行病学调查、控制事件蔓延扩散到对公众进行健康教育、监管舆情、维护社会稳定等，这些工作不是某个部门可以独立完成的，需要有关部门和单位通力合作、资源共享，才能有效应对。因此，当突发公共卫生事件发生时，我们要充分动员和发挥乡镇、社区、企事业单位、社会团体和志愿者队伍的作用，依靠公众力量，形成统一指挥、反应灵敏、功能齐全、协调有序、运转高效的应急管理机制，以提高突发公共卫生事件处置的实效性。

（4）预防为主，常备不懈　高度重视公共安全工作，常抓不懈，坚持预防与应急相结合，提高全社会对突发公共卫生事件的防范意识，落实各项防范措施，做好人员、技术、物资和设备的应急储备工作。加强健康教育，培养民众的安全意识，提高公众自救、互救能力，不断完善监测预警系统，对各类可能引发突发公共卫生事件的情况要及时进行研判、预警，做到早发现、早报告、早处理。

2. 突发公共卫生事件的应急处理程序　乡镇卫生院和社区医疗机构是基本公共卫生和基本医疗服务体系的基础，同时也是遏制防范突发公共卫生事件发生发展的基本单元，在突发公共卫生事件的处理中承担着重要的职能，针对突发公共卫生事件，应按以下流程开展工作。

（1）风险管理　在疾病预防控制机构和其他专业机构指导下，乡镇卫生院、村卫生室和社区卫生服务中心（站）协助开展传染病疫情和突发公共卫生事件风险排查、收集和提供风险信息，参与风险评估和应急预案制（修）订。

（2）发现和登记　乡镇卫生院、村卫生室和社区卫生服务中心（站）应规范填写门诊日志、出/入院登记本、X线检查和实验室检测结果登记本。首诊医生在诊疗过程中发现传染病病人及疑似病人后，按要求填写中华人民共和国传染病报告卡；如发现或怀疑为突发公共卫生事件时，按要求填写突发公共卫生事件相关信息报告卡。

（3）报告

1）报告程序与方式：具备网络直报条件的机构，应在规定时间内进行传染病和（或）突发公共卫生事件相关信息的网络直报；不具备网络直报条件的，应按相关要求通过电话、传真等方式进行报告，同时向辖区县级疾病预防控制机构报送中华人民共和国传染病报告卡和（或）突发公共卫生事件相关信息报告卡。

2）报告时限：发现甲类传染病和乙类传染病中的肺炭疽、严重急性呼吸综合征、脊髓灰质炎、人感染高致病性禽流感病人或疑似病人，或发现其他传染病、不明原因疾病暴发和突发公共卫生事件相关信息时，应按有关要求于2小时内报告。发现其他乙、丙类传染病病人、疑似病人和规定报告的传染病病原携带者，应于24小时内报告。

3）订正报告和补报：发现报告错误，或报告病例转归或诊断情况发生变化时，应及时对中华人民共和国传染病报告卡和（或）突发公共卫生事件相关信息报告卡等进行订正；对漏报的传染病病例和突发公共卫生事件，应及时进行补报。

（4）处理措施　突发公共卫生事件应急处理采用"边调查、边处理、边抢救、边核实"，确保有效控制事态发展。主要处理措施如下。

1）医疗救治：按照有关规范要求，对传染病病人、疑似病人采取隔离、医学观察等措施，对突发公共卫生事件伤者进行急救，及时转诊，书写医学记录及其他有关资料并妥善保管。

2）检疫与隔离：开展传染病接触者或其他健康危害暴露人员的追踪、查找，对集中或居家医学观察者提供必要的基本医疗和预防服务；实施医学观察、检疫或隔离。

3）流行病学调查：协助对本辖区病人、疑似病人和突发公共卫生事件开展流行病学调查，收集和提供病人、密切接触者、其他健康危害暴露人员的相关信息。进行突发公共卫生事件现场调查时首先要做的工作是核实诊断。

4）疫点疫区处理：做好医疗机构内现场控制、消毒隔离、个人防护、医疗垃圾和污水的处理工作。协助对被污染的场所进行卫生处理，开展消毒、杀虫与灭鼠等工作。

5）应急接种和预防性服药：协助开展应急接种、预防性服药、应急药品和防护用品分发等工作，并提供指导。

6）卫生宣传和心理干预：根据辖区传染病和突发公共卫生事件的性质和特点，开展相关知识技能和法律法规的宣传教育。

（钱志勇）

第6章
全科医疗工作中的医患关系与沟通

第1节 医患关系的概述

一、医患关系的定义及范畴

　　医患关系是指在卫生服务过程中医生和患者之间建立起来的一种最常见、最活跃的医疗人际关系。医生与患者在这个关系中扮演着服务提供者与接受者的角色。伦理学上医患关系分为狭义的医患关系和广义的医患关系。美国医学史学家亨利·西格里斯给出了医患关系的定义和范畴，狭义的医患关系是"提供服务的医生与患者及家属之间的关系"，而广义的医患关系是"医疗服务提供者与患者为中心的群体之间的关系"。无论如何界定，医患关系一定是医疗服务体系与接受医疗服务的社会群体之间的关系。这个体系不仅仅包含医疗服务人员，还包括医疗机构、医疗费用支付方（保险）以及医疗服务管理者。全科医疗服务作为医疗体系中的一部分，被定义为健康和医疗的守门人。其服务的特点不仅仅是针对某一疾病的专项服务，而是具有"3P3C"即初级保健（primary care）、以病人为中心（patient centered）、预防（prevention）、全面（comprehensive）、持续（continuous）、基于社区（community based）的职能特点。因此，全科医生不仅仅与患者建立了关系，还需要与被服务的健康人群、慢性病管理的患者建立关系。因此，全科医生和服务对象的关系与综合医院和患者的关系并不一致。后者与患者的关系是短时的（在医疗服务期间）、一定范围内的（局限于专科负责的疾病诊治）、一次性的。而全科医生（特别是与居民签署家庭医生协议的全科医生）与居民（患者）的关系是全生命周期的、疾病全过程的、医疗服务全领域架构下的关系。

二、医患关系的性质

　　医患关系有目标统一性、利益相关性、知识不对称性和权利不对等性等特点。正因为这些特点，医患双方既有合作，又有矛盾，构成了矛盾统一体。

　　1. 从医疗行为的角度，医患关系是一种服务与接受服务的关系。医疗服务是一种特殊的服务，患者因为身体的不适或某些健康原因，来到医生面前，期望医生帮助其去除不适或恢复健康。这个过程与其他服务有相似之处——客户提出需求，服务方满足需求，客户支付费用。但医疗服务的特殊性在于其直接关系到人的健康与生命，无法尝试，不允许失败。因此，从这个服务的角度，医疗服务是一个特殊的服务，这也导致服务者和接受服务者的关系也是特殊的——信任。医生和患者（及家属）要以信任为基础，才能建立正常的医患关系。在这种关系下由医生提供建议，患者支付费用；医生提供服务，患者承担结果。

　　2. 从法学角度来看，医患关系可以界定为契约关系。对医患关系调整范畴的认识有很多分歧，其主要原因在于学术界多从调整手段和调整方位的视角来关注和考察医患关系，常常忽视医患关系中的伦理问题和法律关系。在调整医患冲突时，我们在强调医疗的高风险性、高技术性和高服务性的同时，回避了医疗机构、医疗从业人员与患者的契约关系。从挂号或收住院的节点开始，医生就与患者达成了医疗服务契约，双方都存在着对此次医疗服务的权利和义务，直至医疗服务完成。医生的义务是为患者提供符合诊疗规范的诊断和治疗，患者的义务是按照医生的要求配合诊治，并支付相应的费用；医生的权利是通过医疗服务取得相应的报酬并展示自己的业务能力，患者的权利是去除痛苦、控制疾病或在一定程度上延长寿命。由此看来，医生和患者的权利和义务是相对应的。

综上所述，医疗服务是一种以互信为基础的专业技术服务，而医患关系则是一种信任基础上的契约关系。

三、医患关系模式

1956年，美国医生萨斯和荷伦德共同总结了医患关系的基本模式，提出了医患间三种不同的关系学说，被称为"萨斯-荷伦德医患关系"。

（一）主动-被动型医患关系

这种医患关系模式中，医务人员处于主导地位，而患者处于被动接受的从属地位。特征是：医务人员"为患者做什么"。只要医务人员认为有必要，不需要患者同意，可以完全自主地为患者选择、提供治疗和护理措施，患者则只能被动地接受，不具备发挥自身主观能动性的能力。这种模式是单向作用的，虽然医务人员也在为患者竭尽全力，但此时患者是消极被动的，无法参与意见，不能表达自己的愿望，不存在医务人员与患者进行言语和情感上的沟通及听取患者的意见和建议，容易产生医患矛盾，甚至可能出现差错或事故，影响医护质量的提高。尤其在生物-心理-社会医学模式下，主动-被动型医患关系模式为患者提供的服务是很难满足患者多方面需要的。

这种模式适用于某些缺乏或失去自我判断能力，难于表达主观意志或不能与医务人员沟通交流的患者，如病情危重、神志不清、休克、全身麻醉、意识障碍、痴呆、精神病患者或婴幼儿患者等。此时患者尚未形成或因故失去了正常的思维或确切的表述能力，应用这种模式最恰当。但是在医护活动中，医务人员应该有良好的职业道德感、责任心和同情心，能主动为患者提供最好的治疗和护理措施。

（二）指导-合作型医患关系

这种医患关系模式中医务人员处于指导地位，患者处于配合地位，是一种有限合作模式。特征是：医务人员"告诉患者应该做什么和怎么做"。医务人员以指导者的角色出现，从患者的健康利益出发，提出决定性的意见，患者则尊重权威，遵循其嘱咐去执行。这是一种不完全双向的医患关系，它强调患者的主动合作，患者可以向医务人员提供有关自己疾病的信息，同时也可提出要求和意见，但以执行医务人员的意志为前提。也就是说，在这个模式中，医务人员与患者的地位和作用仍然不是平等的，仅仅是主角和配角的关系。

这种模式适用于急性病患者、重症初愈恢复期的患者、手术及创伤恢复过程的患者等。此类患者虽然神志清楚，但病情重、病程短、疾病相关知识了解少，需要医务人员给予更多的指导。

（三）共同参与型模式

这种医患关系模式中医务人员与患者处于平等地位。特征是：医务人员"协助患者进行自我康复"。这种模式的医患关系是完全双向的，是一种新型的平等合作的医患关系，是目前"以患者为中心"的整体治疗理念较为理想的医患关系。此模式中，医患双方共同探讨治疗疾病的途径和方法，在医务人员的引导下充分发挥患者的积极性，并主动配合，亲自参与治疗和护理措施的决策与实施。如患者讲述病情与医务人员共同制订治疗和护理目标、探讨治疗和护理措施、反映治疗和护理效果等。

这种模式适用于各类慢性躯体疾病患者、心身疾病患者和受过良好教育的神志清醒的患者。此类患者神志清醒，对疾病的治疗及护理比较了解，对自己的疾病过程有较强的参与意识和行动。这种模式下，患者一般都会主动寻求与医务人员的沟通，并随时采纳他们给予的各种合理化建议等。医务人员的主体作用是"让患者选择做些什么"，所以要求医务人员有丰富的知识结构，能为患者设计多层面、较合理的治疗护理计划和方案。

这三种医患关系模式在临床实际医疗护理活动过程中没有好坏之分，只是针对不同的患者适用不同的模式。医务人员与患者建立什么样的医患关系，主要取决于患者所患疾病的性质及患者自主意识的强弱。从现代医疗护理服务理念来看，医务人员应充分调动患者的主动性，让患者尽可能多地参与到自己疾病恢复的工作中来，这就要求医务人员在与患者建立医患关系时，要根据患者疾病的性质和患者的自主意识，选择合适的医患关系模式。而且在实际的医疗活动中，医务人员与患者之间的医患关系模式不是固定不变的。随着患者病情的变化，可以由一种模式转向另一种模式。这就要求医务人员应根据患者的具体情况、患者疾病的不同阶段，选择适宜的医患关系模式，以达到满足患者需要、提高治疗水平、确保医疗服务质量的目的。

四、良好医患关系的作用

每个患者在就诊过程中都希望被尊重，希望医务人员能倾听他们的心声，希望和医务人员有充分的交流，希望能参与到自己疾病的治疗全过程中。因此，良好的医患关系有以下两种作用。

1. 协调作用 医患关系的协调作用体现在两个方面：①协调情感，即可以使患者心理的满意度提高；②协调行为，即使患者与医生互动，自动调节自己的行为，这样也可以提高医生自身职业的满意度。现今医患关系不协调的例子很多，造成了一些医患之间的误会、矛盾。一旦通过交流沟通，形成良好的医患关系，那么误会、矛盾就会逐渐消失，患者心情愉快，医患增进了解，可以起到提高患者的主观能动性、自我保健意识，调整患者自我保健行为的作用，医患之间的互相尊重和配合也会大大增强，这样和谐的医患关系也将使疾病的治愈率大大提高，总体医疗服务质量也会提高。

2. 形成良好社会环境的作用 人的社会心理正是在同他人进行人际沟通过程中逐渐形成和发展起来的。个人对群体、群体对个人都有相互影响，同时产生一定的心理效应。如一些媒体的负面医患关系或纠纷个案报道，会影响群体的心理状况，社会舆论的导向有时不利于医患关系的发展。全科医生是居民健康的"守门人"，如果全科医生和该社区居民逐渐形成良好的医患关系，会增强医生的社会价值与威望，会让更多的人尊重医生，会形成良好的社会环境，对维护社会和谐稳定有非常重要的作用。

第 2 节　全科医学中的医患关系与临床沟通

一、全科医学中的医患关系

医疗服务专科化倾向是导致"看病难，看病贵"的因素之一。全科医疗服务是新医改破冰的重要措施。通过全科医学建设，健全基层卫生服务，实现社区首诊、分级诊疗、急慢分治、上下联动的急诊，降低居民就医成本，进而达到缓解看病难，看病贵的目的。全科医疗服务是以全科医学和家庭医学为基础的健康、医疗服务。这种服务不同于综合医院的医疗服务。在综合医院中，医疗服务是以一次疾病事件为基础的，是以祛除或控制某一特定疾病为目的的。医患关系多数情况下是短暂的、临时的、一次性的。全科医疗服务基于基层（包括社区卫生服务中心、乡镇卫生院和村医），是以家庭为单位，以社区为基础，提供全过程、全生命周期、全人群的"三全"健康医疗服务。2022年3月，国家六部委联合发文，推动家庭医生服务，要求到2035年居民与家庭医生签订长期的服务协议率达到75%。由此可以看出，全科医生将与居民建立起固定的、长期的服务关系。这种关系，自然与综合医院的医疗服务中的关系不一样。综合医院的医患关系是以"挂号"或"收入院"为时间节点开始建立关系，以就诊结束或出院为节点解除医患关系。全科医生（特别是家庭医生）是以签约和解约的时间为节点建立的关系。只要全科医生服务得到居民认同，这种关系就会持续下去。即使没有实施签约的居民，也与当地社区卫生服务中心（站）有着明确的健康服务关系。可以看出，全科医生与社区居民的这种关系更加密切，依赖性更强，信任度更高。

二、医患沟通

临床分析能力、临床操作能力和临床沟通能力被视为临床医生的三项核心临床能力。没有良好的沟通能力，在临床工作中就不可能获得患者和疾病足够的、真实可靠的信息，就不可能作出符合疾病真实情况的诊断，也就不可能提供有效的治疗。临床沟通能力还与患者的依从性有着密切的关系。有研究表明，患者的依从性影响最大的因素是患者对医生的信任度，而影响信任度的最重要因素是有效的沟通。

（一）沟通与达成共识

所谓沟通，是指为了某种设定的目标，在某种场合把与设定目标相关的信息、思想和情感以适当的方式传达给特定的个人或人群并得到相关回馈，并在此基础上达成共同协议的过程。医患沟通就是为了治疗的目的，医患双方交换信息，实现共同决策的过程。

沟通的目的是"决策"。如前所述，医患关系在医学发展过程中已经发生了变化。医疗决策不再是交换信息后由医生单方面作出，由患者配合实施。在慢性非传染性疾病日益成为影响健康因素的今天，共同参与型医患关系日益广泛地应用于临床工作中。这需要医患双方充分沟通，对内容、需求均达成统一，并形成共识，这就是"临床协议"。有些协议以书面方式表现出来，如知情同意书，但更多的是在医生的诊疗过程中起作用，而不是一纸文书。临床上，也会出现患者或家属不采纳医生建议的情况，此时常常有医生认为是"患者不配合"。但是，我们需要认识到的是，在医疗行为过程中，医患双方各有自己的利益、责任和权利，患者有权根据自己对健康和疾病的认知，自己的经济状况、文化背景、宗教信仰等选择认为适合自己的诊断和治疗方法，并不一定完全接受医生提出来的诊疗建议。此时医生的职责是明确告知后果，并给出对后果的处理原则。只有形成共识，患者及家属才有义务配合医生完成相应的诊断和治疗行为。因此，沟通成功，不意味着形成共识。而沟通不成功（彼此没有充分理解对方的思路和要求），一定无法达成共识。

（二）沟通的主体

沟通过程有两个主体：信息传递方与信息接收方。就一个事件而言，其中一个主体是沟通的主导方——提出问题者或行为设计者，如在看病的接诊过程中，主导方就是医生，他提出问题、提出建议、提出计划，而患方则提供信息、接受建议、参与计划的决策。当患者以了解病情为目的提出沟通诉求时，主导方就是患者，医生是协助方。此时，医生需要根据患者提出的问题，有针对性地进行解答，用患者能够听懂和理解的语言回答其提出的各种问题。在每一次的沟通中，二者的关系又会互相转变。了解沟通的主体能够让医生更加清晰地确定自己的角色及责任——主导或是配合。总体而言，在医疗服务的沟通中，医生常常居于主导地位。

（三）沟通的要素

与所有的沟通过程一样，医患沟通也有四个重要的要素，即倾听、感受、需求和表达。

1. 倾听　是沟通最重要的环节，也是最容易被忽视或产生矛盾的环节。倾听是与"倾诉"相对应的词，要求沟通的接受方对对方的表达全面接受、理解。"倾"字在沟通过程中有两层含义：一是从内容上全面获得，二是听的过程要保持谦逊。在医患沟通过程中的最大问题就是医生不能充分倾听患者的感受。一项研究显示，在门诊，平均每18秒医生就会打断患者的表述，这造成了患者的不满。而另外一项研究发现，当将医生打断患者的时间人为地延长到25秒时，患者对医疗服务的满意度上升了8个百分点。由此看来，倾听是影响沟通质量的最重要因素。

2. 感受　叙事医学是美国哥伦比亚大学内科医生丽塔·卡蓉提出来的，被定义为"由有叙事能力的医生践行的医学"，而这种能力的体现就是能够"感受疾病的故事"，提倡医患"共情"。疾病与病痛并不完全等同，有些患者疾病很严重，但心态很好；也有些患者疾病并不严重，但心情很压抑、沮丧。

当患者向医生描述疾病时，并非仅仅是疾病的发生发展过程，还有在这个过程中他的社会地位变化、经济压力、家庭负担，甚至对死亡、致残的恐惧。原北京协和医院急诊科主任，中国急诊医学的创始人邵孝鉷教授在一次患病后曾说了一句令我们所有医生反思的话："我做了60多年医生，今天才知道什么是患者。"患者就诊的初衷常常是解除病痛，而医生医疗的目的是清除病灶。病痛包括有身体的、心理的、社会适应性的，但药品和手术刀只能控制或去除肉体的病灶。因此，感受病痛和疾病的故事是全方位的，要求医生能够从患者的角度，全面思考他语言后面的含义。患者的语气、语调、动作等都可能带有要表达的信息，如抱怨、期许、无奈等。只有真心感受患者语言和非语言的全部信息，才能为医患共同决策，形成共识奠定基础。

3. 需求　作为沟通的主体，在沟通前应当清楚自己的需求：想取得什么样的信息，传递什么样的信息，期望达成什么样的共识。需求是在表达之前产生的，与沟通的目的相关。患方主导的沟通常常目的简单、明了，期望了解病情的现状和预后，期望医生帮助治愈疾病。但医方主导的沟通相对复杂，其中包括为诊断目的开展的病史采集，为治疗方法选择开展的沟通，以及为让患方理解诊疗进程和疾病预后而开展的病情告知。对于不同需求的沟通，应当采取适当的方法，针对合适的人群。

4. 表达　是传递信息的过程，可以用语言表达，也可以通过书面、动作、表情表达信息。在表达过程中，首先需要用清晰易懂的语言，特别是对患者要尽可能减少专业术语的应用。更加重要的是要避免刺激性、侮辱性及轻视性的语言。可以结合肢体语言、表情、眼神来强化表达内容，对特定的人群或难以理解的内容也可以采用书写、绘画等方法。尽管表达不是沟通中最被患者诟病的环节，但表达是使患者和家属接受建议最重要的环节。只有表达清晰，患者才能理解医生的思路，理解疾病的转归，理解医疗行为带来的利与弊，也才能与医生达成共识，形成医患共同决策。

（四）医患沟通的伦理和法律问题

医患沟通的底线和依据是医疗法律法规。医患双方的权利和义务虽然有明显的不同，但双方都需要遵从医学伦理和医疗法律法规。从医学伦理学角度看，医生应该秉承医德为先、生命至上的原则，提出的建议应该秉持以"患者为中心"的理念，以美德论、结果论和功利论等医学伦理基础作为理论支持，做到以患者利益最大化、保护患者隐私以及知情同意的伦理要求。沟通作为医疗行为的重要技能，是联系临床分析和临床操作（包括治疗）的桥梁，因此不可能脱离临床分析和临床操作独立存在。沟通的目的是实现诊断的正确性和患者治疗的依从性。因此，医疗中的法律法规自然就成为临床沟通的最基本依据。

（五）医患沟通的技巧

沟通包括语言沟通和非语言沟通。沟通需要选择合适的对象，利用合适的环境，用合适的表达方式。

1. 语言沟通　是使用语言交流进行的沟通，又包括正式沟通和非正式沟通。正式沟通和非正式沟通是相对的、互补的。正式沟通包括病史采集，手术前谈话，危重患者的病情交代，特别强调的是，正式沟通通常会产生医疗文书或协议，如病历、知情同意书等。非正式沟通是医生与患者及家属在日常进行的交流，重点在于彼此交换信息，摸清双方的思想，是正式沟通的基础。在临床工作中，应该加强非正式沟通，日常工作中随时与患者和家属就患者的诊断、治疗方案和预后进行交流。非正式沟通的优势是可以拉近与患者的心理距离，促进互信。同时，非正式沟通也可以减轻正式沟通时的压力，因为非正式沟通常常是在"尚未需要立即进行决策"的情况下进行的沟通，可以给双方留下更大的讨论空间和更多的思考时间。非正式沟通可以是多次的、随时的，医生通过非正式沟通了解患者及家属的认知，将可能发生的情况（特别是坏消息）分层、分时传递给患者和家属，取得患者和家属的认可。如果双方产生观念的不同或无法达成共识，可以通过多次沟通，为正式沟通（如签署知情同意书）奠定基础。正式沟通则是程序化、形式化的沟通，常常需要产生正式文书或协议，也可能产生解决问题的方法。

2. 非语言沟通 当我们在办公室、咖啡厅、走廊尽头或病房等不同的场所与患者沟通时，患者或家属的感受是不同的。办公室、病房表现出正式、庄重，走廊尽头让人感觉随意，而咖啡厅让人感觉轻松、舒适和尊重。此外，医生的着装、眼神、手势也都可以在沟通效果上起到相应的作用。有研究表明，在沟通效果上，实现劝导的能力最强的并非语言，而是眼神。因此，我们需要注重工作的"角色表现"，体现医生的职业化。在临床沟通中，需要根据沟通的内容，以及患者和家属可能的情绪反应，选择合适的地点、时间，更重要的是要选择适合的沟通对象。传递好消息，可以在任何时间、任何地点，与任何人沟通。传递坏消息，需要考虑应该传递给谁，用什么样的方式以及在哪儿传递。例如，告知不良预后，需要保证信息接收者不至于出现情绪、血压等的大幅度波动，以免危及生命。

（六）特殊人群沟通

对于儿童、老人、残疾人等特殊人群的沟通需要特别注意，因为这些人群有其各自的特点。

1. 儿童 儿童天真活泼，好奇爱动，但没有决策能力，也缺乏对信息的理解能力。与儿童的沟通包括两方面的内容，一方面是与孩子的沟通，主要目的是安慰，哄逗，使其能够配合医疗服务的实施；另一方面是针对家长的，主要目的是让家长理解我们要对孩子做什么，可能带来什么样的痛苦及后果是什么。家长既要求医生为孩子诊疗疾病，又难以接受孩子遭受痛苦。因此，儿科是医患矛盾发生最多的科室之一。在接诊儿童时，有效的沟通交流显得更加重要。最重要的一点是让患儿家长体会到您对孩子的关心，体会到目前给孩子的"伤害"是为了孩子的康复。切忌简单粗暴地对孩子进行诊察，强制性治疗。

2. 老年人 老年人的特点是思维迟钝，活动减慢，伴发疾病多。与老年人交流需要有耐心，表现出来对老年人的关照。一个简单的动作，就可以帮助你拉近与老年人的心理距离，如站起来搀扶一下，或帮他挪一下凳子。在沟通过程中，一定避免使用刺激性的语言，如"死亡""残疾""痴呆"等。此外，可以使用书写或绘画的方式帮助听力障碍的老年人加强对交流内容的理解。

3. 残疾人 残疾人常常对你的用词更加敏感，自尊心更强，更加容易被语言伤害。在和残疾人沟通时，对他的尊重是最重要的要素。除非诊断和治疗必须，否则应当尽可能忽视患者残疾的情况，避免有意识询问和关注患者的残疾。要多用暗示的语言，告知患者他"是一个正常人"，鼓励他以正常人的思维与医生进行沟通。但是，在需要患者配合活动时，要主动但自然地为他提供帮助。

4. 其他 包括不同文化背景、不同宗教信仰等的人员。通常情况下，患者知识水平越高，越容易进行沟通交流，患者也越容易理解医生的表述，但同时他们常常会有自己的见解和要求，不愿意被医生左右。文化程度低的患者，常常对医生的依从性更强，愿意听医生的建议，但又常常对医生提出的要求不能完全理解。我们常说"只有说不明白的医生，没有听不懂的患者"，无论对谁，医生都需要用非专业语言将专业问题表达清楚，这也是临床医生的一个能力。我们需要根据患者的理解能力和知识水平选择沟通的语言和方式。

（王　仲）

第7章 居民健康档案的建立与管理

居民健康档案是医疗卫生保健服务中不可缺少的工具，是居民健康管理过程规范和科学的记录。居民健康档案以居民个人健康为核心，贯穿整个生命过程，涵盖各种健康相关因素，实现多渠道信息动态收集，是满足居民自我保健和健康管理、健康决策需要的信息资源。全科医疗服务体现的是以人为本，以健康为中心进行全方位、全过程的管理，居民健康档案能够体现全科医疗的原则和服务特点，在形式上具有统一、简明、实用的特点，在内容上具备完整性、逻辑性、准确性、严肃性和规范化。

> **案例 7-1**
>
> 居民王某，男，55岁，已婚，中专文化，工厂工人。高血压病史5年，卒中病史1年，因急性脑出血、高血压住院20天，病情稳定后，出院在家休息。妻子患有糖尿病3年，没有工作，在家照顾王某。育有一儿、一女，夫妻居住在二层一套小户型住房中。
>
> **问题：** 1. 如果你是一名社区护士，如何为该居民及其家庭建立一份健康档案？
> 2. 如何对该居民健康档案进行动态更新？

第1节 居民健康档案概述

一、基本概念

1. 居民健康档案 是对居民的健康状况及其发展变化，以及影响健康的有关因素和接受卫生保健服务的过程进行系统化记录的文件，为社区医生提供完整的、系统的居民健康状况数据。是社区医生掌握居民健康状况的基本工具，也是进行社区卫生服务管理的重要前提。居民健康档案是居民健康管理，疾病防治、健康保护、健康促进等过程的规范、科学记录。《国家基本公共卫生服务规范（第三版）》中已将在全国统一建立居民健康档案并实现规范化管理纳入国家基本公共卫生服务项目。

2. 居民电子健康档案 也称为居民电子健康记录，即电子化的居民健康档案，是关于医疗保健对象健康状况的信息资源库，该信息资源库以计算机可处理的形式存在，并且能够安全地存储和传输，各级授权用户均可访问。

二、建立居民健康档案的目的

规范、完整的居民健康档案可以满足有关方面不同层次的需求。

1. 服务人群 用比较低廉的费用获得比较优质的医疗保健服务，满足健康需求，促进健康保健。

2. 医疗卫生机构 居民健康档案为医疗卫生机构开展医疗、康复、预防、保健、健康促进提供技术服务和基础信息。

3. 基层卫生服务组织 通过居民健康档案收集居民健康信息，为居民提供便捷有效的健康服务，提高工作效率和资源利用效率。

4. 决策管理部门 通过医疗保健、健康促进等服务，获得信息，及时进行评估，为决策管理部门完善决策提供依据。

三、建立居民健康档案的意义

建立居民健康档案是开展社区卫生服务的重要内容和环节，是全科医生一项基本工作。居民健康档案在医疗服务、质量管理、教学、科学研究、法律层面上均有十分重要的作用。

1. 完整而系统的居民健康档案，能够帮助医务人员全面系统地了解患者的健康问题及其患病的相关背景信息，有助于增进医务人员与居民的沟通交流，使医务人员正确理解个人及家庭健康问题，作出正确的临床决策，通过长期管理和照顾患者，有机会发现患者现存的健康危险因素和疾病，有利于及时为患者及其家庭提供科学规范的预防保健服务。

2. 完整而系统的居民健康档案，有助于促进基层卫生服务的规范化。规范的居民健康档案也是宝贵的科研资料。准确、完整、规范和连续性的居民健康档案为前瞻性研究居民健康状况，探讨危险因素提供了理想的资料，可以帮助医务人员不断地回顾和积累临床管理患者的经验，了解疾病的自然史，以及评价医务人员诊治的正确性和效果。

3. 完整而系统的居民健康档案，有助于全面评价居民的健康问题，也可作为全面掌握居民健康状况的基本工具。为居民提供连续性、综合性、协调性和高质量的医疗保健服务，正确理解和鉴别居民或患者所提出的问题，就必须充分了解居民个人和家庭的背景资料。通过掌握和了解居民的情况，主动挖掘个人、家庭的问题，对健康问题作出全面评价。

4. 完整而系统的居民健康档案，有助于制订准确实用的卫生保健计划，合理利用卫生资源，提高基层卫生服务的管理水平。作为基层卫生规划的资料来源，完整的健康档案不仅记载了居民健康状况以及与之相关的健康信息，还记载了有关基层卫生机构、卫生人力等信息，从而为疾病诊断，制订基层卫生服务计划提供基础资料，也为充分利用卫生资源提供必要条件。

5. 居民健康档案可用于评价医务人员的服务质量和技术水平，有时还可作为处理医疗纠纷的法律依据。医务人员为居民提供服务过程中的诊断、治疗、用药及临床处置正确与否都可以在居民健康档案中找到相关依据。

6. 居民健康档案中的信息资料，可作为政府和卫生管理机构收集基层医疗信息的重要渠道。也可对突发公共卫生事件的应急处理提供及时、准确的居民健康信息。

7. 居民健康档案是医学教学科研的重要参考资料。以问题为导向的健康记录，重视背景资料的作用，反映了居民生理、心理、社会方面的问题，具有连续性、逻辑性，利于培养学生的临床思维和处理患者的能力，还可利用居民健康档案进行案例教学和基层卫生服务的科学研究。

四、居民健康档案的基本原则和要求

（一）居民健康档案建立的基本原则

1. 资料的真实性　居民健康档案是由各种原始资料组成的，这些原始资料应能真实地反映居民当时的健康状况，如实地记载居民的病情变化、治疗经过、康复状况等详尽的资料。在记录时，对于某些不太明晰的情况，一定要通过调查获取真实的结果，绝不能想当然地加以描述。已经记录在案的资料，绝不能出于某种需要而任意改动。居民健康档案除了具有医学效力还具有法律效力，这就需要保证资料的真实可靠。

2. 资料的科学性　居民健康档案作为医学信息资料，应按照医学科学的通用规范进行记录。各种图表制作、文字描述、计量单位使用都要符合有关规定，做到准确无误，符合标准。实际工作中经常使用的健康问题的名称，要符合疾病分类的标准，健康问题的描述符合医学规范。

3. 资料的完整性　居民健康档案在记录方式上虽然比较简洁，但记录的内容必须完整。这种完整性一是体现在各种资料必须齐全，一份完整的健康档案应该包括个人、家庭和社区三个部分；二是所记录的内容必须完整，如居民个人健康档案应包括患者的就医背景、病情变化、评价结果、处理计划等。

4. 资料的连续性 以问题为导向的记录方式及其使用的一些表格与传统的以疾病为导向的记录方式有显著区别。以疾病为导向的记录方式是以患者某次患病为一个完整资料保存下来的，对患者整个生命过程中的健康变化很难形成一个连续性的资料。而以问题为导向的记录方式是把居民的健康问题进行分类记录，每次患病的资料可以累加，从而保持了资料的连续性。而且通过病情流程表，可以把健康问题的动态变化记录下来。

5. 资料的可用性 一份理想的居民健康档案不应成为一叠被隔离在柜子里、长期贮存起来的"死资料"，而是保管简便，查找方便，能充分体现其使用价值的"活资料"，这就需要我们对居民健康档案的设计要科学、合理，记录格式要简洁、明了，语句描述要条理清晰，善于使用关键词、关键句。

（二）居民健康档案建立的基本要求

1. 政策引导、居民自愿 要加大宣传、加大引导，积极引导城乡的居民自愿地参与建立居民健康档案的工作。

2. 突出重点、循序渐进 优先建立老人、婴幼儿、孕产妇和慢性疾病患者的档案。

3. 规范建档、有效使用 积极合理地利用已有的档案。

4. 资源整合、信息共享 在信息电子化的基础上进行资源共享。

第 2 节　居民健康档案的内容

居民健康档案包括3个部分，即个人健康档案、家庭健康档案和社区健康档案（图7-1）。个人健康档案在全科医疗中应用十分频繁，使用价值也最高。家庭健康档案则根据实际情况，建立和使用的形式不一。社区健康档案在全科医疗服务中没有被给予更多的统一要求，主要用以考核医师对其所在社区的居民健康状况与社区资源状况的了解程度，考查全科医生在患者照顾中的群体观点。

一、个人健康档案

（一）概念

个人健康档案是记录一个人从出生到死亡的整个过程中其健康状况的发展变化情况以及所接受的各项卫生服务记录的总和。

（二）内容

个人健康档案一般包括四类表格：居民基本资料（居民健康档案封面和个人基本信息表）、主要问题目录、健康体检表、服务记录表（接诊记录、各种重点人群随访表、儿童计划免疫记录表、会诊和转诊记录表）等。个人健康档案排列可以按照如下顺序：居民健康档案信息卡、居民基本资料、主要健康问题目录、健康体检记录、接诊记录或重点人群的管理记录、会诊记录等。

1. 居民健康档案信息卡 建立居民健康档案信息卡，可以了解居民信息，尽快找到档案，以备复诊或随访时使用。居民健康档案信息卡为正、反两面，根据居民信息如实填写，应与健康档案对应项目的填写内容一致。

2. 居民基本资料 包括居民健康档案封面和个人基本信息表，多在居民首次建立健康档案时填写，

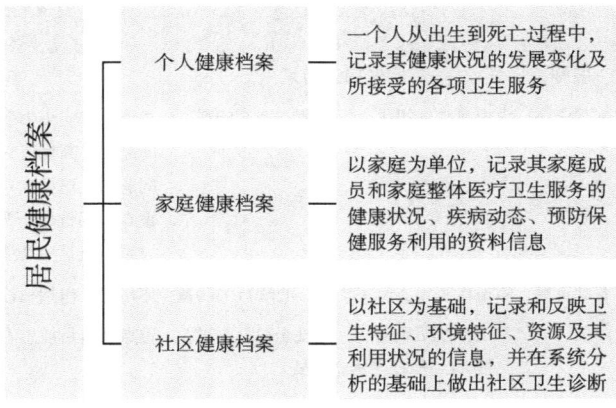

图7-1　居民健康档案组成

为居民基本信息，如果信息有所变动，可在原条目处修改，并注明修改时间。个人基本情况除姓名、性别等基础信息外，还包括既往史、家族史等基本健康信息，应按照要求逐项认真、准确填写。

3. 主要健康问题目录 主要健康问题目录记录能够长期影响居民健康状况的慢性疾病、危险生活行为方式、不良心理状态、相关的家族病史和遗传病史。设立主要健康问题目录，是为了方便全科医生在短时间内对居民健康状况进行快速有效回顾，迅速知晓其过去和现在的健康问题，帮助全科医生在接诊和照顾居民时不仅考虑居民目前存在的问题或疾病，还要考虑居民整体、连续健康状况。通常将主要问题目录制作成表格形式，按诊断日期顺序编号排序，放在健康档案开始部分，是健康问题的索引。

4. 健康体检记录 健康体检包括一般健康检查、生活方式、健康状况及其疾病用药情况、健康评价等，用于老年人、高血压、2型糖尿病和严重精神障碍疾病患者等的年度健康检查。

5. 接诊记录

（1）记录居民每次就诊时资料，常采用SOAP形式。

S（subjective）：即主观资料，是由居民所提供的主诉、现病史、既往史、家族史、健康行为等。

O（objective）：即客观资料，是用各种方法获得的真实资料，包括体格检查、实验室检查、心理行为测量等。

A（assessment）：即评价，包括诊断、鉴别诊断、目前存在的健康问题、健康问题轻重程度及预后等，是对居民健康问题的评估，它不单是以疾病为中心的诊断，还包括生理问题、心理问题、社会问题等，是接诊记录中最重要的部分。

P（plan），即处理计划，针对目前存在问题而提出的处理计划，不仅限于开出药物处方，还包括诊疗计划、治疗策略（包括用药和治疗方式）、对患者的教育等措施，体现以个人为中心、预防为导向、生物-心理-社会医学模式的全方位考虑。

（2）SOAP书写要点：由于全科医学特有的学科特色，全科医疗中的病历书写需要注意一些细节，见表7-1。

表7-1 SOAP书写要点

名称	问题描述特点	SOAP书写
主观资料	由患者陈述提供，涵盖所有个人资料	主诉、现病史中多种主要慢性疾病可同时出现，为清晰描述，可写成 问题一，高血压…… 问题二，糖尿病…… 重点询问健康行为资料，如运动方式、运动量、食盐量、热量摄入、心理问题、家庭资源、社区资源等
客观资料	体格检查、实验室检查、心理行为测量	体格检查包括视诊、触诊、叩诊、听诊结果，还包括辅助检查及各种量表等测试结果
评估	常为诊断明确疾病，体现全科医学的生物-心理-社会医学模式	重点评价目前患者存在的健康问题，包括生理疾病、心理问题、社会问题、生活方式等
处理计划	包括诊断、治疗和健康教育计划	计划要考虑多方面因素，不仅限于药物治疗，还要写明健康教育的计划和内容，药物可能发生的副作用、生活方式指导，充分体现以人为中心、预防为导向，全科医学模式的全方位管理

6. 重点人群管理记录 包括国家基本公共卫生服务项目要求的0～6岁儿童、孕产妇、老年人、慢性病患者、严重精神障碍患者和肺结核患者等各类重点人群的健康管理记录，多以随访表形式进行，根据居民具体情况填写。

7. 会诊记录 服务的居民需要会诊服务时全科医生应填写会诊记录表，写明居民需会诊的主要情况及会诊原因，会诊后由全科医生在会诊记录表上填写会诊医生的主要处置及指导意见，填写会诊医生所在医疗卫生机构名称并由会诊医生签署姓名，保证具有法律效力。会诊记录表置入居民健康档案中保存。

二、家庭健康档案

（一）概念

家庭健康档案是以家庭为单位、记录其家庭成员和家庭整体在医疗保健活动中产生的有关健康基本状况、疾病动态、预防保健服务利用情况等的文件材料。

（二）家庭健康档案内容

家庭健康档案是以家庭为单位，记录其家庭成员和家庭整体有关健康状况、疾病动态、预防保健服务利用情况的系统资料，每户建一份，以家庭为单位成册。目前《国家基本公共卫生服务规范》中尚未制定统一的家庭健康档案规范，内容一般包括家庭基本资料、家庭评估资料、家庭主要健康问题目录等。

1. 家庭基本资料 包括封面和家庭成员基本信息，通常放在家庭档案前面。家庭成员基本信息，包括户主姓名、居住地址、联系电话、家庭成员姓名、性别、年龄、家庭角色、职业、文化程度、婚姻状况、其他重要信息。

2. 家庭评估资料 家庭评估资料应包括家系图、家庭结构、家庭生活周期、家庭功能、家庭内外资源、家庭动态等。通过评估分析家庭存在的健康和疾病问题、家庭所具备的资源，从而为促进家庭健康提供依据。

3. 家庭主要健康问题目录 家庭主要健康问题目录记录家庭生活周期各个阶段存在或发生的重大生活压力事件，记录方法同个人健康档案中主要问题目录，包括频繁的急性发病、药物滥用及酗酒、婚姻问题、无法控制的慢性病、精神疾患、儿童行为问题、遗传病咨询、恶性肿瘤等。

三、社区健康档案

（一）概念

社区健康档案是以社区为单位，通过入户居民卫生调查、现场调查和现有资料搜集等方法，收集和记录反映社区主要健康特征、环境特征以及资源及其利用状况的信息，并在系统分析的基础上作出的社区卫生诊断。

（二）社区健康档案内容

社区健康档案主要包括社区居住环境有关信息的收集和记录，包括社区基本资料、社区卫生服务资源、社区卫生服务状况、社区居民健康状况。

1. 社区基本资料 如社区社会环境、社区自然环境、社区经济状况、组织机构等资源。

2. 社区卫生服务资源 如社区卫生服务机构、社区卫生服务人员等。社区内医疗卫生服务机构包括医院、社区卫生服务机构、卫生院、诊所等。社区卫生服务人员包括医生、社区护士等。

3. 社区卫生服务状况 如门诊量、转诊率、住院率、家庭病床、建档率、预防接种建卡率等。

4. 社区居民健康状况 如社区人口学资料、死亡资料等。

第3节 居民健康档案的管理与应用

一、居民健康档案的建立

（一）居民健康档案建立的原则

居民健康档案的建立需采取自愿与政策导向相结合的原则。居民健康档案的建立须征得建档对象的同意或通过正确引导居民自愿建档。不得强制建档或在居民本人不知情的情况下"制造"档案，保证资料的真实性，健康资料是动态的，需要不断完善和及时更新，保障居民个人信息安全，包括纸质材料信息和信息系统的数据信息。

（二）确定居民健康档案服务对象

1. 服务对象　服务对象为辖区内常住居民，包括居住半年以上的户籍及非户籍居民。如果户籍在辖区，但不居住在本辖区的居民不属建档对象。以0～6岁儿童、孕产妇、老年人、慢性病患者和严重精神障碍患者等人群为重点人群。

2. 确定建立居民健康档案对象流程图　见图7-2。向辖区内常住居民及重点人群首次就诊、访视或复诊时尚未建立健康档案者交代健康档案的用途及意义，遵循自愿与引导相结合原则建立健康档案，并在医疗过程中不断使用、更新健康档案。

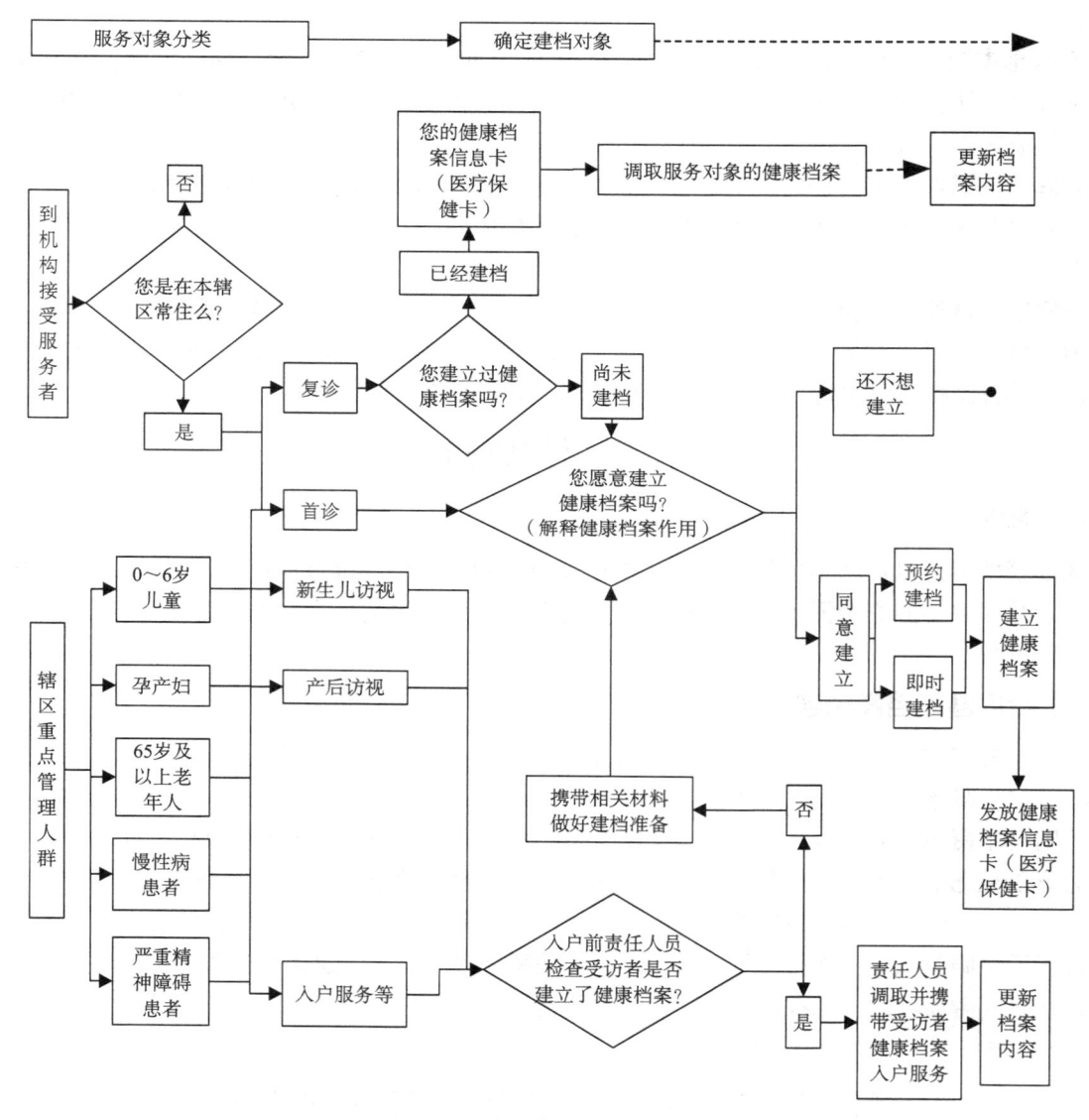

图7-2　确定建档对象流程图

（三）居民健康档案建立的方式

居民健康档案建立工作应与日常医疗、预防和保健等工作相结合，可通过患者就诊、入户调查、家庭访视、疾病筛查、健康体检等方式建立。

1. 辖区居民到乡镇卫生院、村卫生室、社区卫生服务中心（站）接受服务时，由医务人员负责为其建立居民健康档案，并根据其主要健康问题和服务提供情况填写相应记录，同时为服务对象填写并发放居民健康档案信息卡。建立电子健康档案的地区，逐步为服务对象制作发放居民健康卡，替代居民健康档案信息卡，作为电子健康档案进行身份识别和调阅更新的凭证。

2. 通过入户服务（调查）、疾病筛查、健康体检等多种方式，由乡镇卫生院、村卫生室、社区卫生服务中心（站）组织医务人员为居民建立健康档案，并根据其主要健康问题和服务提供情况填写相应记录。

3. 已建立居民电子健康档案信息系统的地区应由乡镇卫生院、村卫生室、社区卫生服务中心（站）通过上述方式为个人建立居民电子健康档案。并按照标准规范上传区域人口健康卫生信息平台，实现电子健康档案数据的规范上报。

（四）建档流程

1. 采集健康信息　确定建档方式后，进行健康信息采集。常用健康资料采集方式有日常服务、入户调查、疾病筛查、健康体检、医疗服务等。入户调查是建档初期常用的方式。入户调查前要做好充分的准备工作。①取得相关部门如居委会、村民委员会等的支持和配合。②宣传教育，对辖区内居民进行建立居民健康档案目的、意义及重要性的宣传教育。③合理安排入户调查时间。④工作人员配备合理。

2. 建立居民健康档案　采集健康信息后，填写相关档案资料。居民健康档案是由个人基本信息表、健康体检表、接诊记录表、会诊记录表、双向转诊单、居民健康档案信息卡组成的系统化档案记录，是记录有关居民健康信息的系统化文件。建立居民健康档案时要依次填写上述相关表格。

（1）档案编码　居民健康档案由国家统一编码，采用17位编码制，以国家统一的行政区划编码为基础，以村（居）委会为单位，编制居民健康档案的唯一编码，将建档居民的身份证号作为统一的身份识别码，为在信息平台下实现资源共享奠定基础。具体编码方法：第一段为6位数字，表示县及县以上的行政区划，统一使用《中华人民共和国行政区划代码》（GB/T2260-2007）；第二段为3位数字，表示乡镇（街道）级行政区划，按照国家标准《县级以下行政区划代码编制规则》（GB/T10114-2003）；第三段为3位数字，表示村（居）民委员会等，具体划分为：001-099表示居委会，101-199表示村委会，901-999表示其他组织；第四段为5位数字，表示居民个人序号，由建档机构根据建档顺序编制。

（2）填写个人基本信息表　本表用于居民首次建立健康档案时填写，如果居民的个人信息有所变动，可在原条目处修改，并注明修改时间。依次填写包括姓名、性别、年龄、职业、婚姻等基本信息，以及既往病史、手术史、家族史等基本健康信息。

（3）填写健康体检表　本表用于首次建立健康档案的居民以及特殊人群（老年人、高血压、2型糖尿病、重症精神疾病患者）的年度健康体检。

（4）填写服务记录表　包括各类社区管理人群随访表、接诊记录表、转诊记录表、会诊记录表、双向转诊记录表等。例如，接诊记录表用于居民由于急性或短期健康问题接受咨询或医疗卫生服务时使用，应以能够如实反映居民接受服务的全过程为目的、根据居民接受服务的具体情况填写。包括就诊者的主观资料、就诊者的客观资料、评估和处置计划。将每一问题以"SOAP"的形式进行记录。S代表主观资料，O代表客观资料，A表示评估，P代表计划（表7-2）。

表7-2　接诊记录表的SOAP书写范例

问题	2型糖尿病
S	乏力、多尿2个半月 既往有消化性溃疡史 父亲患有糖尿病，母亲患有高血压

续表

问题	2型糖尿病
O	身高170cm 体重60.5kg 血压18.6/12.0kPa（140/90mmHg） 空腹血糖8.9mmol/L
A	根据上述资料，初步印象：2型糖尿病，但应排除其他原因引起的糖尿病。本病可能并发多种感染、动脉粥样硬化、肾脏病变、神经病变、酮症酸中毒等，应采取措施控制血糖，并随访观察
P	诊断计划 1.测定尿糖、尿酮体；2.测定血糖、血脂、血酮体；3.检查眼底；4.检查尿常规、肾功能 治疗计划 1.糖尿病饮食；2.体重监测；3.使用口服降糖类药物；4.使用胰岛素（在应激、感染等情况下使用）；5.注意皮肤护理，防止感染；6.定期监测血糖、尿糖 健康教育计划 1.介绍有关糖尿病常识 2.避免加重糖尿病病情的各种因素（包括饮食、心理因素） 3.介绍控制饮食的方法和意义 4.预防或减少并发症发生的措施：如注意个人卫生 5.注意血糖控制，帮助患者学会自查尿糖 6.介绍使用降糖药物的注意事项 7.对子女进行血糖、尿糖检查

（5）填写健康问题目录　健康问题目录是记录过去影响患者、现在正在影响及将来还继续影响患者的健康问题，问题包括明确的或不明确的诊断、疑难、复杂的症状、体征或实验室检查结果，也包括社会、经济、心理、行为问题。健康问题目录分为主要健康问题目录（表7-3）和暂时性健康问题目录（表7-4），前者主要记录长期存在或未解决的问题，后者记录急性、暂时性问题。按照问题发生的顺序编号记录。

表7-3　主要健康问题目录

序号	主要健康问题	就诊日期	处理（治疗与用药情况）	接诊医生
1	高血压	2015/05/12	常规药物控制，定期监测	×××
2	丧偶	2015/05/13	情感支持及照顾	×××
⋮				

注：家庭如有以下问题，将相应序号填入问题名称栏，如为其他问题，须具体列出。
问题名称：1.遗传问题；2.有吸烟者；3.有酗酒者；4.新婚者；5.离婚；6.丧偶；7.家庭不和睦；8.恶性肿瘤；9.糖尿病；10.高血压；11.脑卒中；12.残疾人；13.精神病；14.冠心病。

表7-4　暂时性健康问题目录

序号	暂时性健康问题	就诊日期	处理（治疗与用药情况）	接诊医生
1	急性扭伤	2016/05/10	冷敷	×××
2	急性肠炎	2016/05/10	对症处理	×××
⋮				

（6）填写居民健康档案信息卡　居民健康档案信息卡分为正反两面，根据居民信息如实填写，应与健康档案对应项目的填写内容一致。

3. 发放健康档案信息卡 填写完健康档案后，认真核查记录内容的完整性、科学性、准确性。无误后为居民发放健康档案信息卡，嘱其在复诊或随访时使用。

二、居民健康档案的管理

居民健康档案应及时收集、及时记录、统一编号、归档保管。居民健康档案统一编号后，集中放在基层医疗机构（社区卫生服务中心、站或门诊部）设立的档案室，设专人负责管理。保存形式分为纸质档案和电子档案。

（一）纸质健康档案的保管

1. 健康档案包括家庭健康档案、个人健康档案。装订健康档案时，家庭健康档案每户一份，个人健康档案每人一份，家庭健康档案在前，个人健康档案附后。以家庭为单位成册。个人健康档案分散存放的，应在家庭健康档案中标明其存放地。

2. 为辖区内重点人群如老年人、妇女、儿童、慢性非传染性疾病患者建立的健康档案，应独立存放。

3. 对患有高血压、糖尿病、冠心病、脑卒中、肿瘤等疾病的患者，应在健康档案袋上用红、绿、橙、蓝、黑色标志区别。

4. 健康档案每年至少随访记录4次，进行动态管理。

5. 健康档案保管要具有必需的档案保管设施设备，按照防盗、防晒、防高温、防火、防潮、防尘、防鼠、防虫等要求妥善保管，保证档案完整、安全。

6. 为方便查阅和动态管理资料，健康档案采用活页装订，并使用不同颜色和样式的纸张做好记录，有利于检索。按照编号顺序摆放，每次使用后要放回原处，并定时进行整理，保持健康档案整齐有序。

7. 健康档案原则上应长期保存，对使用频率很高的档案，要及时更换或添加有关资料，并按分类进行装订，防止丢失。

（二）电子健康档案的保管

实现健康档案信息化管理可方便群众就医、及时更新档案信息，提高医务人员的工作效率。①可初步利用计算机实现一些简单的信息管理。即利用计算机管理软件，对个人、家庭、社区健康档案中的各种文字资料进行记录、查询、检索。②除录入一些文字信息外，还要经常记录一些图像信息，甚至可能是声音及动态画面，使健康档案内容更加完整、逼真，还可以进行健康信息的统计分析。电子健康档案较纸质材料存储量大、容易保存、内容全面；检索查询和调取使用方便。③建设以居民健康档案、电子病历为基础的区域卫生信息平台，实现健康信息资源共享。

电子健康档案包含个人隐私，记录内容涉及社会、心理和家庭等问题。电子健康档案管理不善易造成泄密或被修改。要保证电子健康档案的数据安全：①要按照相关要求专门保管保存电子档案的服务器、硬盘等并定期检查阅读，定期转录保存；②电子健康档案应有专人维护，以确保信息资料安全；③电子档案建立和使用实行权限管理并定期更换密码，如工作人员因工作变动离岗应及时注销其工作账号，保护信息系统的数据安全。

（三）健康档案的动态更新

健康档案建好后应及时补充和更新信息，以保证健康档案的连续性。可通过以下途径进行健康档案的动态更新。

1. 复诊或随访的患者 由居民出示个人健康档案信息卡，医护人员或导诊人员根据信息卡信息调取其健康档案并转给接诊医生。日常复诊或随访者包括一般人群、慢性疾病管理对象、妇女或老年人、孕妇或儿童等，由导诊人员或医务人员到健康档案室或档案柜调取复诊或随访者的个人健康档案并转交给接诊医生或责任医生，接诊医生针对本次就诊情况填写接诊记录、更新健康档案相关内容，最后负责健康档案的归档。

2. 转、会诊的患者 接诊医生应同时填写转、会诊记录和住院记录，需转入上级医院的患者，要填写双向转诊二联单，并将存根粘贴在转诊记录表中。对于住院的患者，应在患者出院3天后进行随访并补充完整各项记录，放入居民个人健康档案文件袋（夹）后存档。

3. 周期性健康检查的服务对象 须由医护人员（导诊人员）到健康档案室调取随访者的个人健康档案并转交给接诊医生或责任医生。接诊医生或责任医生应根据周期性检查表的内容，为就诊者进行检查，填写新一轮的周期性检查表，同时更新个人生活行为习惯及预防接种情况表，并根据情况补充或更新健康档案中主要健康问题目录。接诊完毕，由接诊医生或责任医生将居民健康档案汇总、归档。

（四）居民健康档案的终止和保存

1. 居民健康档案的终止缘由包括死亡、迁出、失访等，均需记录日期。对于迁出辖区的还要记录迁往地点的基本情况、档案交接记录等。

2. 纸质健康档案应逐步过渡到电子健康档案，纸质和电子健康档案由健康档案管理单位（即居民死亡或失访前管理其健康档案的单位）参照现有规定中的病历的保存年限、方式负责保存。

（五）居民健康档案管理流程图

居民健康档案管理流程图见图7-3。

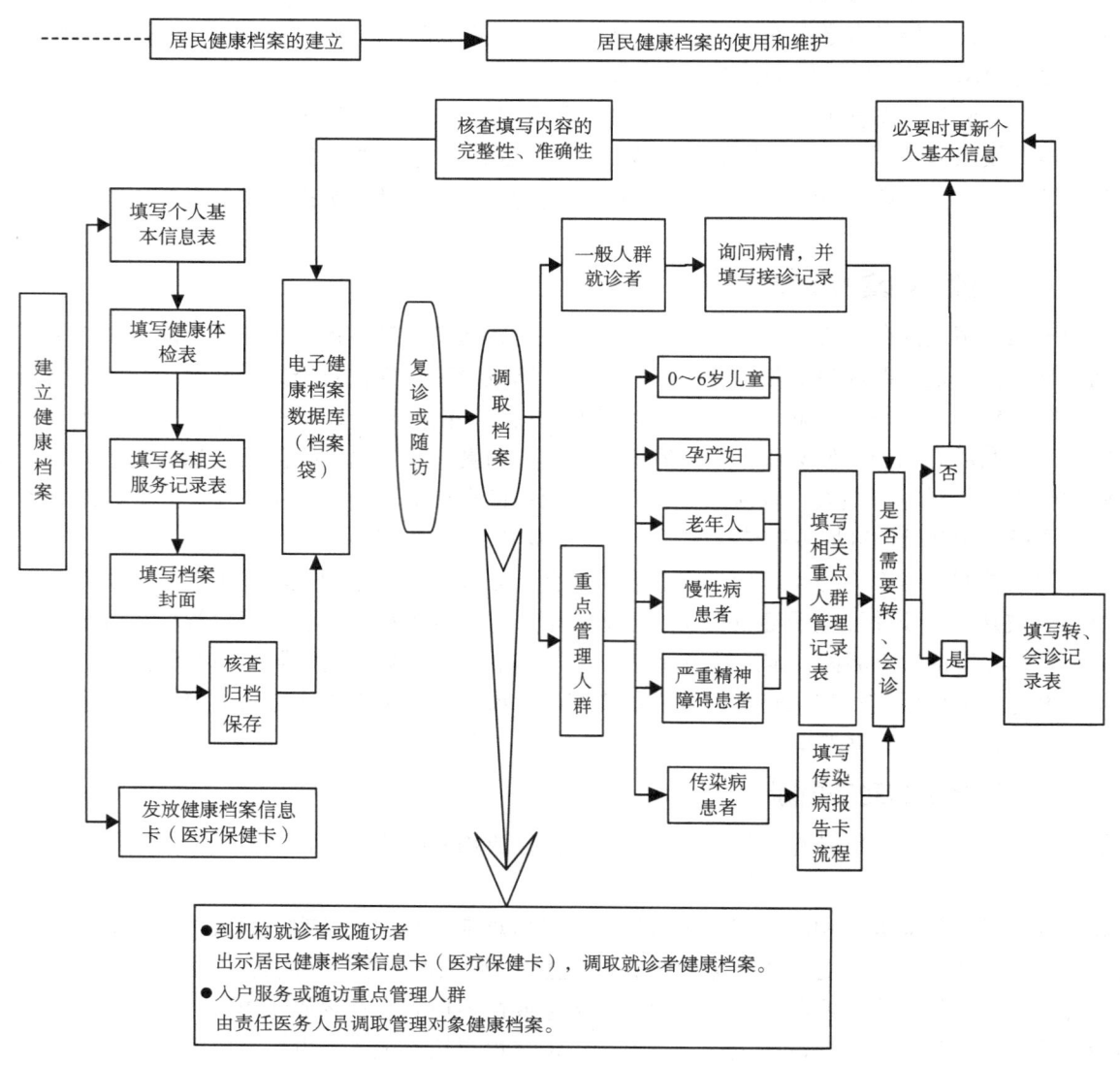

图7-3 居民健康档案管理流程图

三、健康档案的使用

（一）社区健康档案的使用要求

为了使社区健康档案充分发挥作用，应加强健康档案的管理，建立健康档案管理制度，严格档案使用，做到专人管理，做好信息的保密工作。

1. 不得随意翻阅档案，查阅健康档案必须经过档案专管人员及相关人员的具体审批，获批后方可获取档案目录进行查阅。

2. 未经专管人员同意或批准，任何人不得调出、转借、摘抄或复印各种档案材料。如需借阅档案资料时，须严格办理相应借阅手续，借阅完毕后应及时归还专管人员。

3. 档案专管人员在接收归还档案时，应逐一查清归还的资料，验收完毕后归档。

（二）社区健康档案使用注意事项

为使社区卫生服务更具有个性化、连续性、综合性、协调性，在使用社区健康档案时，应注意以下几点。

1. 提高信息化程度　居民健康档案的数据信息采用卫生行政部门统一编制的社区卫生服务信息管理系统，以实现对居民健康档案信息的动态管理和信息交换与共享，为社区卫生服务的进一步完善和提高奠定基础。

2. 确保数据信息安全　社区卫生服务中心对居民健康档案的数据信息实行专人管理、专机录入、专人维护、定期做好数据备份，保证数据信息安全。

3. 注意保密　居民健康档案信息涉及个人隐私，社区卫生服务中心应建立健康档案信息使用审核登记制度，做好信息保密工作。

四、居民健康档案信息化系统

目前人类步入了信息化时代，由于纸质档案的缺点、档案的电子信息化，数据的标准化成为全科医疗管理的基本要求。居民健康档案信息化管理是实现以人为中心的生物-心理-社会医学模式的必然趋势。

通过档案室查询纸质健康档案需先通过查找索引，才能进行翻阅，速度慢，劳动强度大。电子健康档案特有的数据格式和集中存储，有利于快捷输入、迅速检索、查询、调用、处理各种居民健康信息并进行统计分析，明显提高了档案的利用效率。而且电子健康档案有效的存储体系和备份方案，占用空间小，保存容量大，能永久保存。通过信息化软件系统可记录居民完整生命周期的所有健康问题。因此，为更方便、准确、科学管理健康档案，就要逐步由纸张档案管理向电子档案管理模式转变。

（一）居民健康档案信息系统概述

1. 居民健康档案系统　以问题为导向的健康档案记录方式（problem oriented medical record，POMR）是1968年由美国的Weed等首先提出来的，要求医生在医疗服务中采用以个体健康问题为导向的记录方式，具有个体的健康问题简明、重点突出、条理清楚、便于计算机数据处理和管理等优点。目前已成为世界上许多国家和地区建立居民健康档案的基本方法（图7-4）。

居民健康档案信息系统，是以居民个人健康为核心、贯穿整个生命过程、涵盖各种健康相关因素、实现信息多渠道动态收集、满足居民自身需要和健康管理的信息资源。

2. 健康档案管理信息化　指为居民提供健康管理的计算机信息化软件，系统为居民从出生到死亡一个完整生命周期内提供所有健康档案，以及这个生命周期内相关的父系、母系的遗传健康史，它以健康卡作为居民身份的电子档案，收集、组织、管理居民在医疗、保健等过程中产生的相关信息，在将来医疗保健过程中提供完整的医疗诊断依据。

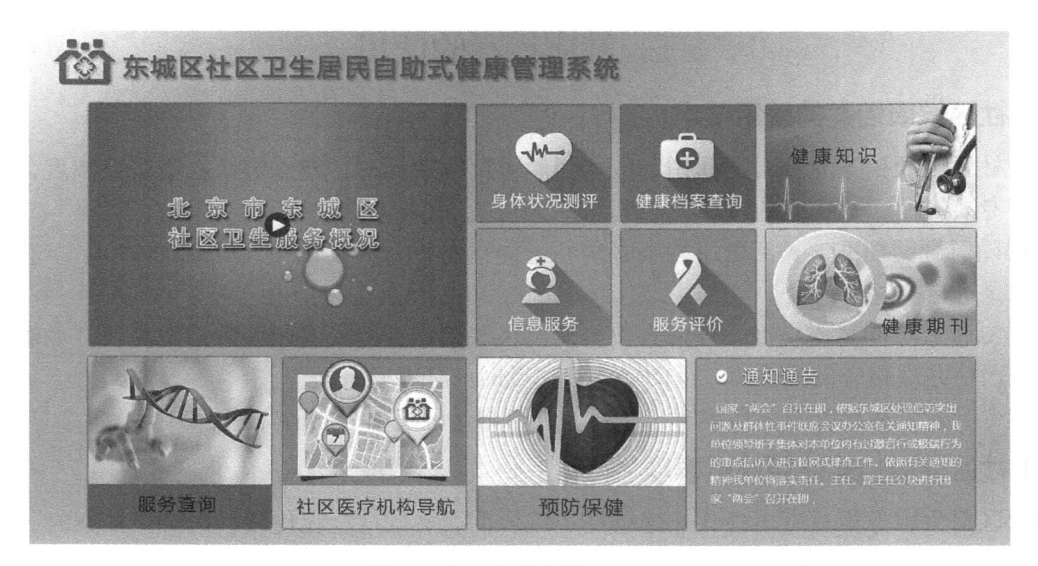

图7-4 社区卫生居民健康管理系统界面示例

信息化管理是通过计算机采集、处理和传送居民的健康信息，实现信息共享，包括健康档案信息管理、患者信息管理、诊疗管理、财务管理等模块，通过信息化打造一个综合性应用平台，实现信息、管理和人力资源统合，为卫生管理提供信息支持。通过信息化手段，重组工作流程；通过流程优化，使工作目标真正变得切实可行；通过信息内容数字化，运用统计分析技术和方法，实现统计信息自动汇总与分析评价，提高信息利用程度。

全科团队建立居民健康档案服务，将上门服务和全科门诊相结合；群体管理和个体管理相结合；健康促进和医疗服务相结合，在社区开展医疗卫生服务工作。信息化管理为社区居民提供连续性服务，系统地、动态地掌握居民健康状况的资料，为评价社区卫生服务质量和技术水平提供依据。

（二）健康档案信息系统的应用

居民健康档案管理系统以个人为中心，以家庭为单位，以社区为范围，该系统旨在通过建立社区卫生服务计算机网络，集中存储患者医疗数据，通过实现乡镇卫生院、社区卫生服务中心与社区卫生服务站，或站与站之间互相传递、交换信息，通过对疾病的监测、统计和死因分析，充分实现数据资源共享，实现卫生服务医疗管理的信息化，建成一个可以浏览、报告并附带决策支持系统的最终用户访问工具，从而提高卫生服务管理水平。本系统内容包括：城乡居民健康档案管理、健康教育、0～6岁儿童健康管理、孕产妇健康管理、老年人健康管理、预防接种管理、高血压患者健康管理、2型糖尿病患者健康管理、严重精神障碍患者管理和肺结核患者管理等。在国家基本公共卫生规范中规定的各项公共卫生服务项目的服务对象、内容、流程、要求、考核指标及服务记录表单等都在软件中一一实现。

我国各地目前应用的"居民健康档案管理系统"是按照国家卫健委《国家基本公共卫生服务规范》标准研发的符合目前中国实际的乡镇卫生院、社区卫生服务中心、村卫生室和社区卫生服务站工作实际的综合性管理软件。各地软件系统略有不同，但应用系统均能与医院管理系统[收费管理（门诊收费、住院收费）、药品管理（药库管理、药房管理）、医生工作站、护士工作站、医技管理、就诊卡管理等]无缝结合、数据共享，支持居民健康信息卡的管理。医疗单位可以通过该信息管理系统实现档案管理的全部职能和诊疗业务，完成六位一体网络管理。在今后的改进研发中要进一步实现电子健康档案规范化、统一化，即遵循国家统一的相关数据标准和规范进行电子档案的建立、信息系统的开发和信息传输。实现全国范围内的资源共享，数据互联互通，使健康档案使用最大化。

（三）居民健康档案信息化系统的作用

居民健康档案信息化系统在最近几年得到了极大的发展，在居民健康管理方面发挥了重要的作用。

1. 健康档案内容全面、充分　健康档案不是简单地将纸质病历记载的各项内容输入电脑，还记载了居民平时生活中的点滴健康相关信息，在任何时间、任何地点收集居民的健康信息，不仅能记录病史、病程、诊疗情况，还可以完成以居民健康为中心的信息集成。医生可以随时随地提取有关信息，快速全面地了解情况。

2. 居民健康档案使用更广泛　随着网络技术迅猛发展，卫生领域的电子商务、电子服务应运而生，居民健康档案能在广域网环境下实现信息传递和资源共享，能在任何时间、地点为任意一个授权者提供所需要的基本信息，无论到哪家医院就诊或体检，都能提取到自己以往的健康档案。电子健康档案和计算机信息系统的应用，将使医生会诊的时间大大缩短，质量大大提高。上下级医院的信息交流更可以提高基层医院的医疗水平。

3. 检索使用更方便　居民健康档案特有的数据格式和集中的存储，有利于快捷输入、迅速检索、查询、调用、处理各种诊疗信息，为临床、教学、科研提供大量集成资料，有利于信息资源共享和交流，同时也是统计分析、卫生管理的全面可靠的资料，大大提高了档案的利用效率。

4. 档案存储更简易　纸质病历的保存，必须有足够空间，规定保存期限，同时还要解决纸张的磨损、老化以及防潮、防火、防蛀等问题，要消耗大量人力、物力。健康档案有效的存储体系和备份方案，能实现大量存储和实时存取的统一，占用空间小，保存容量大，能永久保存。

5. 为突发性、传染性、多发性疾病提供资料　居民健康档案可以直接、快速、准确地为突发性、传染性、多发性疾病提供资料。我们能从健康档案中提取传染性、多发性疾病所具有的病症特点，可以从这些症状中得到提示，寻找到挽救患者生命的治疗方案与防止疾病扩散的有效办法。

6. 提高了科研水平　为科研工作提供了详细、可靠、准确的数据资料。团队成员可获取大量信息，包括对居民的全程追踪调查和健康指导实际操作的情况，全面了解患者康复状况，为医疗提供了宝贵的临床资料，推动了社区卫生服务科研事业的发展。

（四）居民健康档案信息系统管理制度

在充分利用健康档案信息系统的同时，也要建立健全信息化管理标准和制度，有关电子档案的保管、使用、保密制度要配套。2009年5月19日，卫生部公布了《健康档案基本架构与数据标准（试行）》，统一全国范围内健康档案信息化的数据标准，正是为了促进各地医疗、公共卫生、妇幼等信息的交换和共享，它标志着卫生信息化标准建设方面取得了重大突破。

（谢　妍）

第8章
常见慢性病的全科医学处理

第1节 高血压的全科医学处理

一、概 述

(一) 定义

高血压 (hypertension) 是由于遗传和环境因素相互作用引发的、以体循环动脉压升高为主要临床表现的临床综合征,可伴有心、脑、肾等重要脏器功能损害。高血压可分为原发性高血压 (高血压病) 和继发性高血压 (症状性高血压) 两大类。

在未使用降压药物的情况下,非同日3次测量诊室血压,收缩压 (SBP) ≥140mmHg 和 (或) 舒张压 (DBP) ≥90mmHg,即可诊断为高血压。如患者既往有高血压病史,目前正在服用降压药物,即使血压低于140/90mmHg,仍应诊断为高血压。动态血压监测 (ABPM) 的高血压诊断标准:24h平均 SBP/DBP ≥130/80mmHg,白天 ≥135/85mmHg,夜间 ≥120/70mmHg;家庭血压监测 (HBPM) 的高血压诊断标准为 ≥135/85mmHg,与诊室血压的140/90mmHg相对应。

(二) 病因与高危因素

1. 高钠、低钾膳食 是我国人群常见的高血压发病危险因素,现况调查发现,2012年我国18岁及以上居民的平均食盐摄入量为10.5g,远远高于WHO推荐的每天5g的摄入量,且我国人群普遍对钠敏感。

2. 超重和肥胖 显著增加全球人群全因死亡的风险,同时也是高血压患病的重要危险因素。近年来,我国人群中超重和肥胖的比例明显增加,中年人的超重率为38.8%,肥胖率为20.2%,其中女性高于男性,城市人群高于农村人群,北方居民高于南方居民。

3. 过量饮酒 包括危险饮酒和有害饮酒。危险饮酒指按乙醇计量,男性41~60g,女性21~40g;有害饮酒指按乙醇计量,男性60g以上,女性40g以上。限制饮酒与血压下降显著相关,乙醇摄入量平均减少67%,SBP下降3.31mmHg,DBP下降2.04mmHg。

4. 长期精神紧张 精神紧张可激活交感神经,从而使血压升高。精神紧张包括焦虑、担忧、心理压力大、紧张、愤怒或恐惧等,结果显示有精神紧张者发生高血压的风险是正常人群的1.18倍。

5. 其他 除了以上高血压发病危险因素外,其他危险因素还包括年龄、高血压家族史、缺乏体力活动,以及糖尿病、高血脂等。近年来大气污染也备受关注。

(三) 治疗

1. 高血压的非药物治疗 以生活方式干预为主的非药物治疗在防控高血压过程中占有重要地位,生活方式干预可降低血压和心血管并发症的风险。

生活方式干预的主要措施:①减少钠盐摄入,每人每日食盐摄入量<6g,并增加钾摄入;②合理膳食,平衡饮食;③控制体重,使体重指数 (body mass index, BMI) <24kg/m², 男性腰围<90cm,

女性＜85cm；④不吸烟，避免被动吸烟；⑤不饮酒或限制饮酒；⑥增加运动；⑦减轻精神压力。

2. 高血压的药物治疗 临床常用的降压药物主要包括血管紧张素转换酶抑制剂（ACEI）、血管紧张素Ⅱ受体拮抗剂（ARB）、钙通道阻滞剂（CCB）、利尿剂和β受体阻滞剂五大类，另外还有α受体阻滞剂、直接血管扩张剂、交感神经抑制剂等。

3. 高血压患者的降压目标 一般高血压患者，血压应降至140/90mmHg以下；合并冠心病、心力衰竭、糖尿病、慢性肾脏疾病伴有蛋白尿的患者，如能耐受，血压应降至130/80mmHg以下；65～79岁的患者血压降至150/90mmHg以下，如能耐受，血压可进一步降至140/90mmHg以下；80岁及以上的患者血压降至150/90mmHg以下。

4. 高血压治疗的原则 达标、平稳、综合管理。高血压治疗的主要目的是延缓或减少心脑血管并发症、降低死亡风险。

（1）降压达标 采用单药或联合药物治疗，在4～12周内将血压控制在目标值以下。

（2）平稳降压 告知患者坚持长期生活方式干预和药物治疗；推荐使用长效降压药物。

（3）对高血压患者实行综合干预管理 根据患者合并症不同，选择降压药物；对于合并心血管疾病或具有心血管疾病危险因素的患者，同时加用抗血小板、调脂等二级预防治疗。

二、基层管理与转诊

（一）基层管理（图8-1）

1. 健康教育 由高血压管理团队完成，组织开展高血压健康教育，对于不同的人群，进行有针对性的健康教育，并贯穿高血压管理始终。内容包括对疾病的认识，饮食、运动指导，心理支持，血压自我监测等，与患者一起制订生活方式改进目标，并在下一次随访时评估进展。

2. 筛查

（1）普通人群高血压筛查 对于健康成年人，应每2年至少测量1次血压，最好每年测量1次。

（2）易患人群高血压筛查 高血压易患人群是指具有以下危险因素之一者：①高血压前期，收缩压120～139mmHg和（或）舒张压80～89mmHg；②年龄≥45岁；③超重或肥胖，BMI≥24kg/m^2，或男性腰围≥90cm，女性≥85cm；④有高血压家族史；⑤高盐饮食；⑥长期大量饮酒；⑦吸烟；⑧缺乏运动量；⑨长期精神紧张。一般要求高血压易患人群每半年测量血压1次（图8-2）。

3. 健康档案管理

收集主观资料（S）：了解患者症状、药物治疗过程及控制情况等。

收集客观资料（O）：体格检查、实验室检查及辅助检查等。

评估资料（A）：患者存在的危险因素及健康问题；疾病控制情况；有无并发症及并发症控制情况等。

制订计划（P）：针对危险因素的干预计划，疾病治疗计划，心、脑、肾等靶器官功能检查计划，随访计划等。

4. 高血压亚急症和急症识别与处理 一般血压≥180/110mmHg者需要紧急处理。

（1）血压≥180/110mmHg，不伴心、脑、肾等靶器官损害，称为高血压亚急症。高血压亚急症的处理原则：①口服短效降压药物，如卡托普利12.5～25.0mg，或酒石酸美托洛尔25mg口服，1h后可重复给药，门诊观察，直至降至180/110mmHg以下。②经上述处理，血压仍≥180/110mmHg，或症状明显，建议转诊。③24～48h内将血压降至160/100mmHg以下，之后调整长期治疗方案。④注意：不建议舌下含服硝苯地平快速降压。

（2）血压≥180/110mmHg，伴有心、脑、肾等靶器官损害如急性心力衰竭、急性肾衰竭、卒中等，称为高血压急症，建议立即转诊至有救治条件的综合医院。

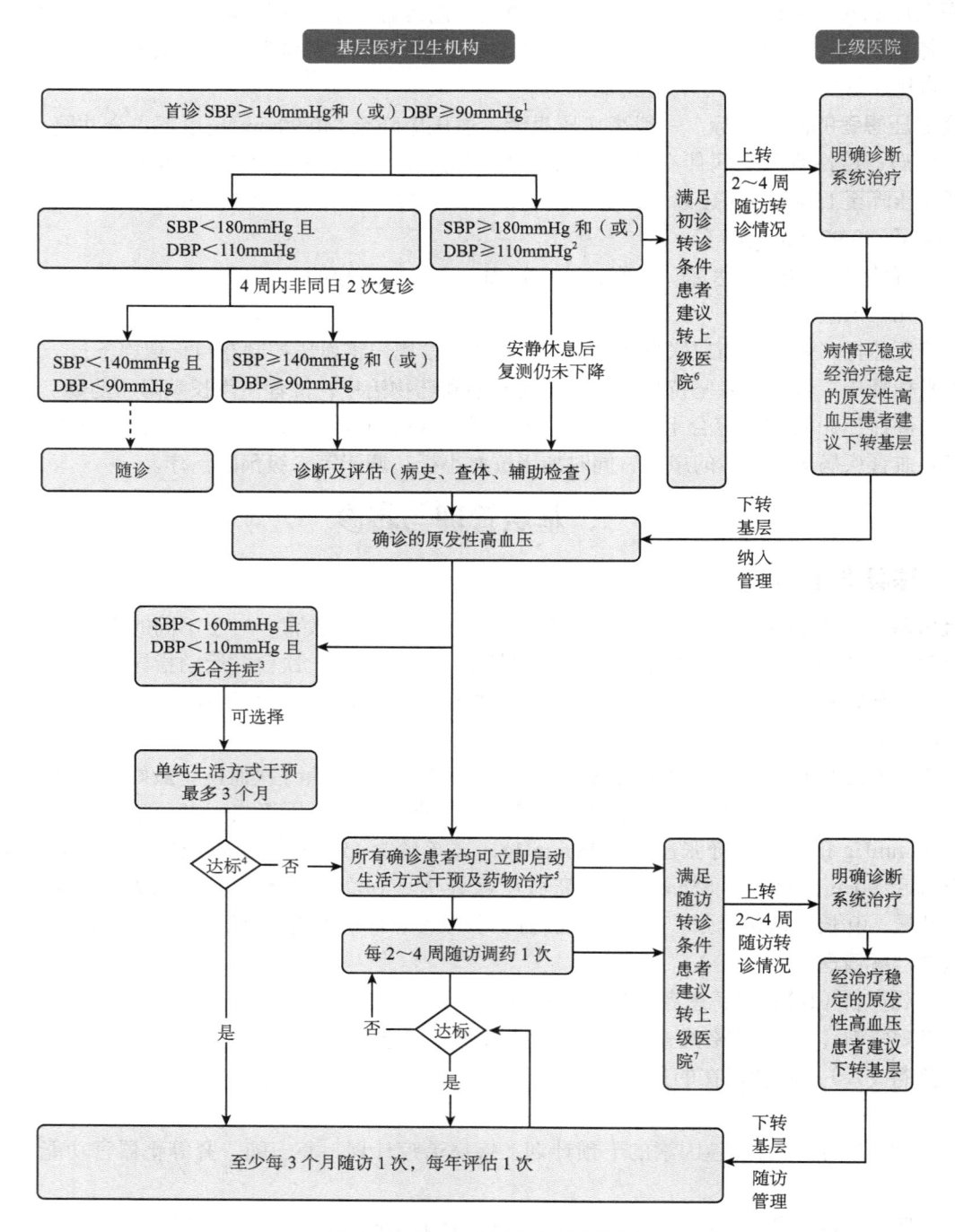

图8-1 基层高血压防治管理流程图

1：SBP：收缩压；DBP：舒张压。"和（或）"包括以下三种情况：①SBP≥140mmHg且DBP≥90mmHg；②SBP≥140mmHg且DBP<90mmHg；③SBP<140mmHg且DBP≥90mmHg。2："和（或）"意义同上。3：合并症：指冠心病、心力衰竭、脑卒中、慢性肾脏疾病、糖尿病或外周动脉粥样硬化。4：达标：一般高血压患者，血压降至140/90mmHg以下，合并糖尿病、冠心病、心力衰竭、慢性肾脏疾病伴有蛋白尿的患者，如能耐受，可进一步降至130/80mmHg以下；年龄在65~79岁的患者血压降至150/90mmHg以下，如能耐受，可进一步降至140/90mmHg以下；80岁及以上患者降至150/90mmHg以下。5：基层医疗卫生机构应积极应用中医药及特色适宜技术。6：初诊转诊：见7转诊。7：随访转诊：见7转诊。1mmHg=0.133kPa

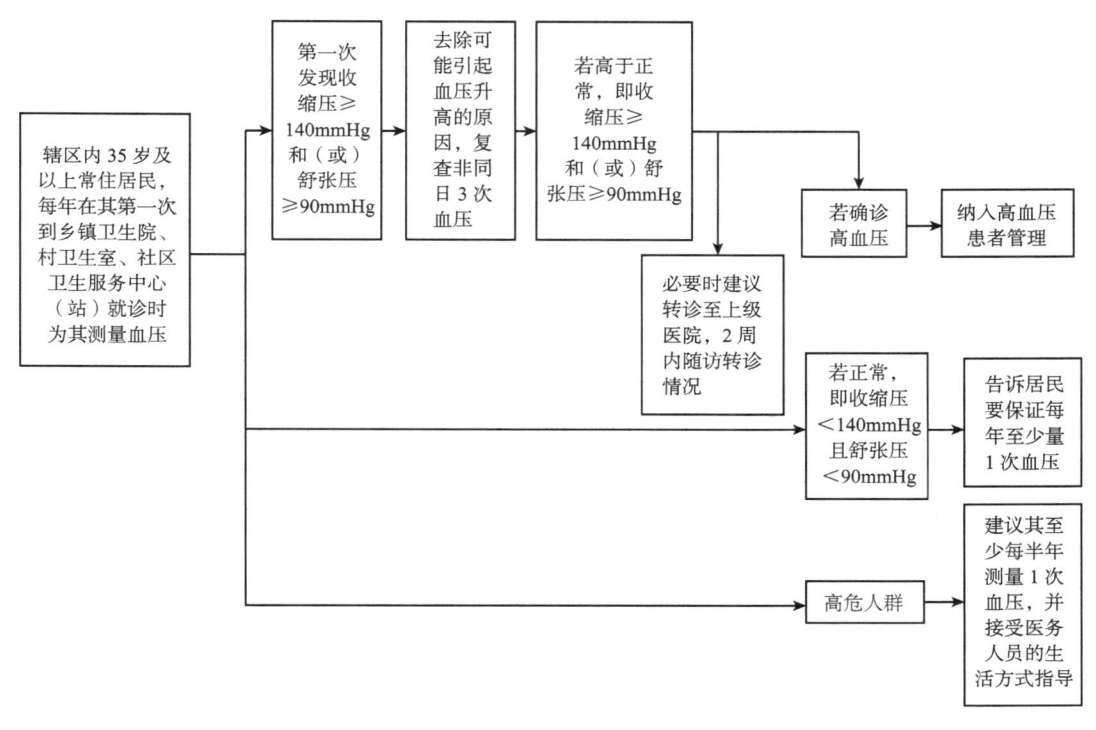

图8-2 高血压患者筛查流程图

（二）转诊

1. 转诊条件 对于基层医疗条件无法控制或治疗的高血压、高血压亚急症或急症，应当根据病情转诊至综合医院的急诊科或相应专科。

（1）对于基层医院初诊的高血压患者，如有以下情况之一者应向上级医院转诊：①血压显著升高≥180/110mmHg，经短期处理仍无法控制；②怀疑新出现心、脑、肾并发症或其他严重临床情况；③妊娠和哺乳期女性；④怀疑继发性高血压需到上级医院进一步检查确诊。

（2）对于基层医院随访的高血压患者，如有以下情况之一者应向上级医院转诊：①≥2种降压药物足量使用，血压仍未达标；②血压明显波动、难以控制；③服用降压药物后出现难以处理的不良反应；④发现难以处理的严重临床疾患或心、脑、肾损害。

（3）如有以下情况之一者，基层需要呼叫急救车紧急转诊：①意识丧失或模糊；②血压≥180/110mmHg伴剧烈头痛、呕吐，或突发言语和（或）肢体运动障碍（急性脑卒中可能）；③血压显著升高伴持续性胸背部剧烈疼痛（主动脉夹层可能）；④血压升高伴双下肢水肿、呼吸困难或不能平卧（急性左心衰竭可能）；⑤胸闷、胸痛持续10分钟以上，伴大汗，心电图≥2个导联ST段抬高（急性心肌梗死可能）；⑥其他影响生命体征的严重情况等。

2. 转诊流程 对于非急诊转诊的患者，基层医疗机构可通过与上级医疗机构沟通或远程会诊讨论后确定是否转诊，确定转诊后开具转诊单、书写患者具体情况。急诊转诊的患者，呼叫急救车的同时，应带齐患者病历资料，并提前联系患者转往的上级医院。

第2节 糖尿病的全科医学处理

一、概 述

（一）定义

糖尿病（diabetes mellitus，DM）是指由于遗传和环境因素相互作用引起的、以糖代谢紊乱为主要表现的一组临床综合征。胰岛素分泌缺陷和（或）胰岛素作用缺陷引起以长期、慢性高血糖为主要特征，伴随碳水化合物、脂肪和蛋白质代谢障碍的代谢性疾病。长期碳水化合物、脂肪和蛋白质的代谢障碍可造成眼、肾脏、心脏、血管和神经系统等多种器官的慢性损害、功能障碍或衰竭。

我国目前采用1999年世界卫生组织（World Health Organization，WHO）糖尿病病因学分型，将糖尿病分为4种类型，即1型糖尿病、2型糖尿病、特殊类型糖尿病和妊娠糖尿病，其中2型糖尿病是临床最常见类型。

（二）病因与高危因素

糖尿病的病因和发病机制至今尚未完全清楚。不同类型的糖尿病病因和发病机制各有不同，即使同一类也存在差异。2型糖尿病的高危因素与遗传、环境、自身免疫等因素相关。

1. 遗传因素 已被公认为2型糖尿病发病的一个重要危险因素，2型糖尿病具有更强的遗传倾向。糖尿病患者遗传给下一代的不是糖尿病本身，而是容易发生糖尿病的体质以及基因。

2. 肥胖（或超重） 是2型糖尿病发生的另一个重要危险因素。体重增加的程度越大，危险性也越大；肥胖持续时间越长，发病率越高。

3. 高血压 不仅是2型糖尿病的并发症，而且是糖尿病发生的一个独立的危险因素。目前许多研究表明，血压水平与胰岛素浓度呈正相关，高血压本身就是一种胰岛素抵抗状态。高血压患者发展为糖尿病的危险性比血压正常者高。

4. 总热量摄入过多 包括大量进食高糖、高蛋白、高脂肪等高热量饮食，特别是嗜甜食或摄取精制淀粉，已被公认为2型糖尿病的独立危险因素。

5. 缺乏体力活动和体育锻炼 体力活动不足可增加糖尿病发病的危险。缺乏体力活动和体育锻炼，则胰岛素受体数目减少，血糖升高。有规律的体育锻炼能增加胰岛素的敏感性和改善糖耐量，是糖尿病患者降低血糖的一个不可缺少的重要环节。

6. 应激性刺激 长期的紧张、劳累、工作负担沉重、生活压力大，使人们的精神得不到放松；长期没有规律的生活使人处在疲劳之中；严重疾病、外伤、手术及妊娠等应激性刺激，都可以使体内应激性激素分泌增加，产生强大的对抗胰岛素作用。当胰岛素分泌不足时，就会诱发糖尿病的发生。

7. 其他 妊娠、生命早期营养及喂养方式、吸烟行为、脂肪代谢紊乱（尤其是高三酰甘油血症）、糖耐量降低、社会心理因素、文化程度、服药史等也都可能是2型糖尿病的危险因素。

（三）治疗

1. 治疗原则 遵循综合管理的原则，在干预生活方式的基础上进行必要的药物治疗，纠正代谢紊乱，消除糖尿病症状，防止或延缓糖尿病并发症的发生，提高糖尿病患者的生存质量及延长预期寿命。强调早期治疗、长期治疗、综合治疗及个体化措施的基本治疗原则。

2. 治疗目标 根据患者的年龄、病程长短、预期寿命、并发症或合并症情况等确定个体化的控制目标。对健康状态差的糖尿病患者，可以酌情放宽控制目标，但应该避免高血糖引发的症状及可能出现的急性并发症。

3. 生活方式干预 包括健康教育、饮食治疗、适当运动、合理膳食、控制体重、戒烟限酒、保持心情愉悦等。

4. 口服药物治疗 常用的口服降糖药物包括以下几类。

（1）磺酰脲类（SU） 通过促进胰腺分泌胰岛素和提高细胞对胰岛素的敏感性，促进机体对于葡萄糖的利用。

（2）双胍类 通过减少肝糖原输出和提高细胞对胰岛素的敏感性而降低血糖，代表药物如二甲双胍。

（3）葡萄糖苷酶抑制药 通过抑制小肠α-葡萄糖苷酶，延缓淀粉类物质吸收，从而降低血糖，尤其是餐后高血糖，代表药物如阿卡波糖。

（4）噻唑烷二酮类（TZD） 通过提高胰岛素敏感性治疗2型糖尿病，代表药物有吡格列酮、罗格列酮等。

（5）非SU胰岛素促分泌剂 包括瑞格列奈、那格列奈等。

5. 胰岛素治疗 是治疗糖尿病的重要方法。胰岛素起始治疗时机的判定：2型糖尿病患者经过生活方式干预和口服降糖药联合治疗3个月，若血糖仍未控制达标，应及时启动胰岛素治疗。

二、基层管理与转诊

（一）基层管理（图8-3）

1. 健康教育 糖尿病需终身治疗，糖尿病患者一经确诊应立即接受糖尿病教育，其目标在于使患者充分认识糖尿病，并掌握糖尿病的自我管理能力，实现对糖尿病从认知到行为和态度的转变。健康教育的内容：对社区居民针对糖尿病的病因、临床表现、并发症、饮食及运动治疗等内容进行宣教，使居民充分认识糖尿病，提高预防糖尿病的意识。对糖尿病患者及家属针对糖尿病的自我管理、血糖监测方法等内容进行宣教，使患者及家属初步掌握糖尿病的基本常识及管理能力，如饮食及运动疗法、血糖监测方法等。

2. 筛查 糖尿病起病隐匿，早期症状不典型，很多患者往往以糖尿病并发症表现作为首诊就医，因此对糖尿病的早期筛查、早期诊断、早期治疗尤为重要。

糖尿病高危人群是糖尿病筛查的目标人群，其患病风险随患者具有的糖尿病危险因素增多而增高，危险因素包括以下方面。

（1）有糖尿病前期（糖耐量减低、空腹血糖受损或两者同时存在）史。

（2）年龄≥40岁。

（3）体重指数（BMI）≥24kg/m² 和（或）向心性肥胖。

（4）一级亲属有糖尿病史。

（5）缺乏体力活动。

（6）有巨大儿分娩史或妊娠糖尿病病史。

（7）高血压或正在接受降压治疗。

（8）血脂异常或正在接受降脂治疗。

（9）有动脉粥样硬化性心血管疾病（ASCVD）史。

（10）有类固醇类药物使用史。

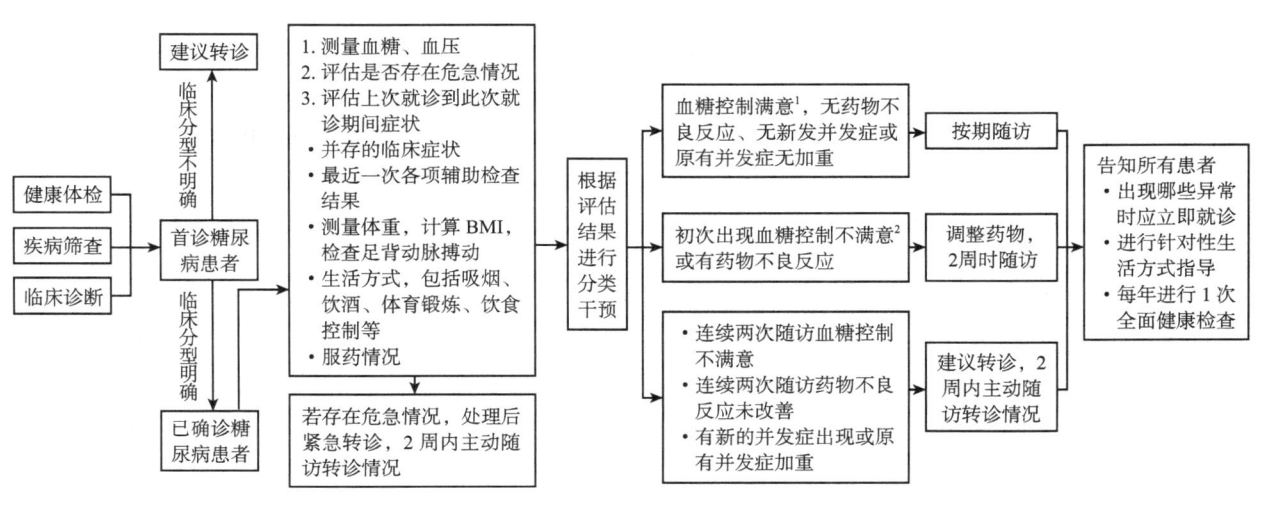

图8-3 基层糖尿病患者健康管理流程图

1. 空腹血糖＜7.0mmol/L，非空腹血糖＜10.0mmol/L，糖化血红蛋白＜7.0%；2. 空腹血糖≥7.0mmol/L，非空腹血糖≥10.0mmol/L，糖化血红蛋白≥7.0%

(11) 长期接受抗精神病类药物和（或）抗抑郁药物治疗史。

(12) 存在多囊卵巢综合征、黑棘皮病等与胰岛素抵抗相关的临床状态等。

在糖尿病高危患者中开展空腹血糖筛查是简便易行的糖尿病筛查方法；条件允许的话，可以行OGTT筛查。筛查结果为正常者，建议每3年筛查1次；筛查结果为糖尿病前期者，建议每年筛查1次。

3. 健康档案管理

（1）建立档案　基层医疗机构接诊初诊糖尿病患者时，应建立糖尿病患者健康管理档案，包括糖尿病患者的健康体检、评估和随访记录等，同时通过对于患者家系图、家庭情况的评估，了解家庭对患者的影响。

（2）评估

1）初诊患者的评估：通过询问病史、体格检查及辅助检查等方式，对患者进行身体状况的全面评估，了解既往疾病史及控制情况，了解血糖、血压、血脂水平及心、脑、肾等脏器功能，进行心电图、眼底检查等。还应了解患者的生活方式、饮食、运动、经济及宗教信仰等情况，建立糖尿病患者个体健康档案，制订出个体化的综合控制目标和治疗方案。

2）复诊患者的评估：规范地评估患者血糖控制情况，是否出现并发症或伴发病情况。询问患者饮食、运动、体重控制情况，是否有低血糖症状，是否存在糖尿病并发症或伴发症状，对于治疗方案是否满意。糖尿病患者应每年筛查1次糖尿病视网膜病变、糖尿病肾病、糖尿病神经病变等慢性并发症；已经确诊的并发症如病情稳定，每6个月重新评估1次。

（3）随访　通过电话、门诊、上门随访等形式，评估糖尿病患者的治疗效果，及时调整治疗方案，提高患者依从性，控制血糖、血压、血脂水平达标，减少或延缓糖尿病并发症，降低病死率或致残率。

4. 急性并发症的识别与处理

（1）低血糖

1）诊断标准：接受治疗的糖尿病患者血糖水平＜3.9mmol/L即属于低血糖范畴。

2）低血糖的表现：与患者血糖水平及血糖下降速度有关，表现为交感神经兴奋症状（如心悸、焦虑、出汗、头晕、手抖、饥饿感等）和中枢神经系统症状（如神志改变、认知障碍、抽搐和昏迷），老年患者症状不典型。

3）处理：糖尿病患者血糖＜3.9mmol/L，需立即补充葡萄糖或含糖食物。严重的低血糖则需根据患者的意识和血糖情况给予相应治疗：意识清楚者给予口服15～20g糖类食品（葡萄糖为佳）；意识障碍者给予50%葡萄糖溶液20～40ml静脉注射或胰高血糖素0.5～1.0mg肌内注射，每15分钟监测1次血糖。如血糖仍≤3.9mmol/L，再给予葡萄糖口服或静脉注射；如血糖＞3.9mmol/L，但距离下一次就餐时间在1小时以上，给予含淀粉或蛋白质食物；如血糖≤3.0mmol/L，再给予50%葡萄糖60ml静脉注射。如低血糖仍未纠正，给予静脉输注5%或10%葡萄糖溶液，并及时转诊至医院急诊科。

4）预防策略：针对低血糖常见诱因进行预防，糖尿病患者应加强自我血糖监测；定时定量进食；适当运动；戒酒或限制酒精摄入；对于严重低血糖或反复发生低血糖的患者应放宽短期血糖控制目标；糖尿病患者应随身携带糖类食品等。

（2）高血糖危象　高血糖危象包括糖尿病酮症酸中毒（DKA）和高血糖高渗状态（HHS）。其中，DKA多表现为食欲减退、恶心、呕吐、腹痛，常伴头痛、烦躁、嗜睡等神经系统症状，呼吸深快、呼气有烂苹果味；重则出现严重失水表现，尿量减少，皮肤黏膜干燥、血压下降、四肢厥冷，甚至昏迷。HHS多表现为脱水及神经系统症状体征，随着患者血浆渗透压增高，患者的精神症状可由淡漠、嗜睡逐渐进展至定向力障碍、幻觉、偏瘫、偏盲、失语、昏迷等，神经系统查体可见病理征阳性。临床上糖尿病患者如出现上述表现，且血糖≥16.7mmol/L，应考虑高血糖危象，尽快转诊至医院急诊科。转诊前应尽快建立静脉通道，给予静脉输注生理盐水补液治疗。

(二) 转诊

1. 转诊标准

（1）诊断困难和特殊患者　①初次发现血糖异常，临床分型不明确；②儿童和青少年（年龄＜18岁）糖尿病患者；③妊娠和哺乳期妇女血糖异常者。

（2）治疗困难者　①原因不明或经基层医生处理后仍反复发生低血糖者；②血糖、血压、血脂长期治疗不达标者；③血糖波动较大，基层处理困难，无法平稳控制者；④出现严重降糖药物不良反应难以处理者。

（3）合并严重并发症患者　①糖尿病急性并发症：严重低血糖或高血糖伴或不伴有意识障碍（糖尿病酮症酸中毒；疑似为DKA、HHS或乳酸性酸中毒）；②糖尿病慢性并发症（糖尿病视网膜病变、糖尿病肾病、糖尿病神经病变、糖尿病足或周围血管疾病）症状，未明确诊断，需进一步检查及治疗者；③糖尿病慢性并发症进展导致严重靶器官损害需要紧急救治者（急性心脑血管病；糖尿病肾病导致的肾功能不全或大量蛋白尿；糖尿病视网膜病变导致的严重视力下降；糖尿病外周血管病变导致的间歇性跛行和缺血性疼痛、糖尿病足等）；④其他：医生判断患者需上级医院处理的情况或疾病时。

2. 转诊流程　基层医疗机构向上级医疗机构转诊时，应提前沟通或进行远程会诊讨论，确定能否转诊。确定转诊后，应开具转诊单，做好病历资料交接。

如患者出现糖尿病急性并发症表现，如糖尿病酮症酸中毒、糖尿病高渗性昏迷等，应尽快建立静脉通道，呼叫急救车进行转诊。

当患者符合以下条件时，可以转回基层医疗机构继续处理：糖尿病诊断明确、治疗方案确定、病情平稳者；糖尿病急、慢性并发症经过治疗控制者；其他经上级医疗机构专业医生判定可以转回基层继续管理者。

第3节　冠心病的全科医学处理

一、概　　述

（一）定义

冠状动脉性心脏病（coronary artery heart disease，CHD），简称冠心病，是指冠状动脉供血不足或者心肌需氧量增加引起心肌血供与需求之间不平衡导致的心肌损害和功能失调。冠状动脉粥样硬化是90%以上冠心病的病因，其次是冠状动脉功能性改变，如冠状动脉痉挛，少见的原因包括冠状动脉先天性变异等。

目前将冠心病分为慢性冠心病和急性冠脉综合征（ACS）两大类。

1. 慢性冠心病

（1）慢性稳定型心绞痛　活动或休息时有胸痛或胸闷症状，疼痛多持续5～10分钟，休息或含服硝酸甘油可逐渐缓解。

（2）缺血性心肌病　往往有心肌梗死病史，长期慢性缺血、缺血程度重，往往出现心律失常、心脏增大、心力衰竭、射血分数降低、患者活动耐力下降，最终出现缺血性心肌病。

（3）无症状型冠心病　也叫隐匿性冠心病，患者没有明显的临床症状或者症状较轻微，做心电图检查时，会发现缺血表现。做心脏冠脉CT时，会发现冠状动脉有狭窄。

2. 急性冠脉综合征

（1）不稳定型心绞痛（UA）　目前仍沿用1979年WHO分型标准。包括如下亚型：①初发劳力型心绞痛；②恶化劳力型心绞痛；③静息心绞痛；④梗死后心绞痛；⑤变异型心绞痛。

（2）非ST段抬高型心肌梗死（NSTEMI）　由动脉粥样硬化斑块破裂引起，临床表现为突发胸痛、长时间不缓解，心电图检查提示急性心肌缺血性损害，但不伴ST段抬高。非ST段抬高型心肌梗死的发病率及死亡率高于ST段抬高型心肌梗死。

（3）ST段抬高型心肌梗死（STEMI） 是指具有典型的缺血性胸痛，持续时间超过20分钟，血清心肌坏死标志物浓度升高并有动态演变，心电图具有典型的ST段抬高的一类急性心肌梗死。

目前将猝死型冠心病也归到急性冠脉综合征一类，在冠心病发病的时候，表现为猝死。

（二）病因与高危因素

冠心病的病因是多方面的，其发生发展主要与以下因素有关。

1. 年龄、性别 本病多见于40岁以上人群，男性多于女性，但女性在更年期后发病率增加。年龄和性别是病变不可变的因素。

2. 高脂血症 脂质代谢异常是动脉粥样硬化的最重要的危险因素。

3. 高血压 血压增高与本病密切相关。高血压患者患本病较血压正常者高3～4倍，60%～70%的冠状动脉粥样硬化患者有高血压。

4. 糖尿病 由于糖尿病患者多伴有血脂代谢紊乱，同时高血糖对动脉血管内膜的损伤、凝血Ⅷ因子增高、血小板黏附增加，动脉硬化发病率明显增加。

5. 吸烟和饮酒 吸烟是冠心病发病的危险因素之一。吸烟引起冠心病死亡率的增加主要是由于心肌梗死和冠心病猝死。

6. 其他 还与肥胖、不良的饮食习惯、缺乏锻炼、遗传因素、性格和社会心理因素等相关。

（三）治疗

治疗原则：恢复缺血心肌血供、预防严重不良反应、保护心功能、及时防治各种并发症等。

1. 一般治疗 卧床休息，尽量避免各种诱发因素，监测生命体征，镇静、吸氧，积极处理可能引起心肌耗氧增加的疾病，建立有效静脉通道。

2. 专科治疗

（1）抗心肌缺血药物 常用药物有硝酸酯类、β受体阻滞剂和钙通道阻滞剂。

（2）预防心肌梗死，改善预后药物 ①抗血小板药物；②调脂药；③ACEI、ARB类。

（3）抗凝治疗 应常规用于中高危UA/NSTEMI，对于溶栓治疗的STEMI患者，溶栓制剂不同，肝素用法亦不同。

（4）血运重建治疗 包括：①经皮冠脉介入术（PCI）：包括急诊冠脉介入治疗和择期冠脉介入治疗，参照急诊PCI指南，有条件的医院对ACS患者及时行急诊冠脉造影检查和治疗。②溶栓治疗：对于STEMI患者根据指南及时进行溶栓治疗。③冠状动脉旁路移植术（coronary artery bypass grafting，CABG）。

（5）并发症防治 如并发心源性休克、室间隔穿孔、室壁瘤破裂、恶性心律失常等，应及时对症处理，心内科、心外科联合会诊制订相关策略。

（6）冠心病二级预防（ABCDE策略） ①A，抗血栓和抗心绞痛药物；②B，β受体阻滞剂和降压治疗；③C，控制胆固醇和戒烟；④D，控制糖尿病和控制饮食；⑤E，积极锻炼和患者教育。

二、基层管理与转诊

（一）基层管理

1. 健康教育

（1）严格控制冠心病危险因素，如降压、降糖、戒烟、降脂等。

（2）进行健康生活方式指导，改变不良生活方式，合理膳食、适当运动、防止肥胖。减少进食胆固醇含量高的食物，限制总热量，适当摄入蛋白质，选择富含维生素和纤维素的蔬菜瓜果。

（3）积极治疗高血压、高血脂、糖尿病、甲状腺功能减退、肾病综合征等相关疾病、定期随访、坚持服药。

2. 筛查

（1）筛查途径　①在基层医疗机构就诊，由二级及以上医院明确诊断冠心病的患者；②健康体检、健康讲座及健康咨询时发现的患者；③为社区居民建立健康档案时发现的患者；④通过其他途径发现的患者。

（2）筛查对象　所有存在胸闷、胸痛症状的患者；无胸闷胸痛症状但心电图显示异常的患者；冠心病高危患者；既往明确诊断为冠心病的患者。

（3）筛查方法　对于所有筛查对象，医生应通过详细的病史采集及相应的辅助检查结果等筛查是否为冠心病。

3. 健康档案管理　基层医疗机构接诊冠心病患者后，应建立全面的健康档案，包括：

（1）有无冠心病家族史、不良生活方式及改善情况。

（2）患者既往合并症、并发症及相应用药情况。

（3）患者口服冠心病二级预防药物情况。

（4）心脏专科检查，如心电图、超声心动图、冠状动脉影像学检查（冠状动脉CTA或冠状动脉造影检查）、动态血压等检查结果。

由基层医疗机构医务人员定期对于患者进行血压、心电图、血糖、血脂监测及饮食、运动指导。

4. 急症识别与处理

（1）急性心绞痛发作时的处理　①休息，立即进行心电图检查；②舌下含化硝酸甘油0.6mg或硝酸异山梨酯，严重者静脉滴注硝酸甘油；③必要时吸氧；④针对变异型心绞痛患者使用钙通道阻滞剂和硝酸酯类药物也是主要治疗手段。

（2）急性心肌梗死的处理：①卧床休息，吸氧。可适当给予镇静剂，如地西泮5～10mg或β受体阻滞剂。②止痛：如哌替啶（度冷丁）50～100mg肌内注射或吗啡2.5～5mg皮下注射，必要时可重复使用；为缓解缺血性胸痛通常给予硝酸甘油0.6mg舌下含服或静脉滴注硝酸酯类药物，开始时5～10μg/min，根据心率、血压情况可加量至50～150μg/min（维持收缩压不能低于90mmHg）。③监护呼吸、心率、血压等生命体征。如出现室颤或室速等致命性心律失常，应立即予非同步（室颤）或同步（室速）直流电复律。室速的药物治疗首选胺碘酮，用法：10分钟内静脉注射150mg（5mg/kg），必要时再每10～15分钟静脉注射150mg，或360mg 6小时内静脉滴注完（10mg/min），然后18小时内滴入540mg（0.5mg/min），24小时总量＜2.2g。④ST段抬高型心肌梗死应尽早行心肌再灌注治疗：无介入治疗条件且有溶栓指征应及时进行溶栓治疗；有条件时可直接行介入治疗或冠脉搭桥治疗。⑤积极治疗并发症：消除心律失常；控制低血压和休克；治疗心功能不全。

（二）转诊

1. 转诊标准

（1）需进一步检查评估者　需完善冠状动脉造影、心脏磁共振检查、心脏负荷试验等基层医院无法完成的项目时。

（2）需进一步治疗者　冠心病危险因素控制不理想，或经过规范化治疗冠心病症状控制不理想、仍频繁发作心绞痛者。

（3）不稳定型心绞痛者　①近48小时内缺血性胸痛加重；②出现低血压或严重心律失常；③左心室功能不全，存在与缺血有关的肺水肿，出现第三心音、新的或加重的奔马律；④休息时胸痛发作伴ST段变化＞0.1mV，新出现Q波或束支传导阻滞。

（4）急性ST段抬高型心肌梗死患者　根据患者血流动力学情况，如血流动力学稳定，应经急救车立即转往能提供心肌再灌注治疗的上级医院进行救治；如患者血流动力学不稳定，应先进行积极抢救，争取转院时机，然后转院。

（5）对于突然出现阿-斯综合征的患者，应立即实施心肺复苏，待呼吸恢复，心率（律）、血压能够维持，即初级复苏成功后再经急救车监护治疗情况下转往上级医院抢救。

2. 转诊流程　对于普通转诊的患者，基层医疗机构应提前与上级医疗机构进行沟通，确认转诊时间、开具转诊单进行转诊。对于病情不稳定需紧急转诊的患者，立即开放静脉通道，呼叫急救车进行转诊，同时与上级医院取得联系。

对于符合以下条件的患者，可以转回基层医疗机构继续治疗：诊断明确、治疗方案确定、病情平稳者；已完成血运重建治疗（冠脉搭桥或支架手术）者；上级医疗机构专业医师判定可以转回基层者。

第4节　脑卒中的全科医学处理

一、概　述

（一）定义

脑卒中（stroke）是以突然发病、迅速出现局限性或弥散性脑功能缺损为共同临床特征的一组器质性脑血管疾病。脑血管疾病是我国居民死亡和成人致残的首位病因。

脑卒中可以分为缺血性脑卒中和出血性脑卒中。出血性脑卒中是脑血管破裂导致的出血，包括脑出血及蛛网膜下腔出血；缺血性脑卒中指急性脑血液循环障碍导致脑血管堵塞或严重狭窄，使脑血流灌注下降，导致脑血管供血区脑组织缺血、缺氧进而坏死，包括脑梗死、脑栓塞。

（二）病因与危险因素

脑卒中的病因多数与全身血管病变及血液系统疾患有关，少数是由于局部病变如先天性脑血管畸形、外伤、肿瘤等引起。出血性脑卒中的病因主要有先天性脑血管畸形、动脉瘤、外伤等。缺血性脑卒中的病因主要有动脉粥样硬化及高血压导致的动脉硬化性改变，风湿免疫系统疾病、梅毒等导致的动脉炎性改变，血流动力学改变，血液黏稠度增高，凝血机制异常等。

引起脑卒中的危险因素分为可逆性危险因素和不可逆性危险因素。①可逆性危险因素：高血压、心脏病、糖尿病、血脂异常、吸烟、饮酒、颈动脉狭窄、肥胖，以及其他危险因素如高同型半胱氨酸血症、代谢综合征、饮食及运动习惯、口服避孕药、高凝状态等。②不可逆性危险因素：年龄、性别、种族、遗传因素等。

（三）治疗

1. 一般治疗　包括吸氧、心电监测、控制血压血糖、预防脑水肿及营养支持等。

2. 内科治疗　大多数患者以内科治疗为主，包括卧床休息，调整血压。出血性脑卒中患者应该控制出血及防止再次出血；缺血性脑卒中患者采用活血、抗血小板、降纤和抗凝、溶栓治疗。脱水降颅压可以减少坏死及水肿面积，保护脑功能。此外，还应加强患者护理及防止可能出现的并发症。

3. 外科治疗　危重、有手术适应证的出血性脑卒中患者应考虑采用去骨瓣减压术、脑室穿刺引流术等。缺血性脑卒中患者可考虑静脉溶栓、动脉溶栓及取栓治疗。

二、基层管理与转诊

（一）基层管理

1. 健康教育　脑卒中健康宣教应包括对脑卒中风险和对人生存质量、生命长度影响的宣导，以及对控制危险因素，改变生活习惯、定期筛查意义的教育。具体内容：脑卒中的先兆表现、及时就诊的意义、危险因素控制、急性期治疗和恢复期康复的作用和方法等。全科医生应该与居民（患者）共同制订膳食、运动、心理调整方案，协助控制高血压、糖尿病、高血脂等高危因素，实现有效的预防和最佳的治疗、康复。

2. 筛查

（1）筛查对象　辖区内40岁以上人群。

（2）筛查途径　①通过健康档案可取得居民一般信息；②通过周期性健康查体，可获得居民健康状况；③通过门诊患者就医，可取得相关的慢性病信息。

（3）筛查内容　主要包括危险因素初筛、实验室检查、体格检查和颈动脉超声检查等。根据脑卒中筛查和干预工作流程，依据以下危险因素对筛查对象进行脑卒中高危人群风险评估：高血压病史或正在服用降压药；房颤和心脏瓣膜病；吸烟；血脂异常或未知；糖尿病；很少进行体育活动（标准：每周锻炼≥3次、每次≥30分钟、持续时间超过1年；从事农业体力劳动可视为体育活动）；肥胖（BMI≥26kg/m^2）；有脑卒中家族史。

针对具有上述3项及以上危险因素的高危人群，或既往有脑卒中/短暂性脑缺血发作病史者，根据个体危险程度不同，选择性开展相关实验室和影像学检查。并对其进行生活方式干预和早期临床治疗。

危险因素的初筛：进行问卷调查，填写"脑卒中高危人群风险初筛评估简表"，开展初筛工作，进行风险评估。

评估对象分类及处理：非脑卒中或无慢性病史者，倡导健康生活方式；有慢性病史者，根据疾病诊治指南进行指导和干预；高危人群，应填写"脑卒中发病风险筛查表"；对既往有脑卒中病史或短暂性脑缺血发作病史的高危患者，应填写"脑卒中患者再发风险筛查表"。高危人群应进一步开展相关项目的实验室、体格、超声动脉检查。

3. 健康档案管理

（1）对纳入社区管理的脑卒中患者进行记录并依照统一要求成立居民健康档案，对筛查表格进行编号和内容的填写。

（2）建立《脑卒中社区健康管理专案》进行随访管理，每季度一次。

（3）每一年为脑卒中患者进行一次查体，包括血糖、血脂、尿常规、心电图及眼底检查等，结果记录到健康管理档案中。

（4）随访中对患者后遗症进行康复医治和功能训练指导。进行残障评价，制订康复计划，进行康复评价。

（5）数据建档，进行规范化管理，并及时上报、下传给相关单位。

4. 急症识别与处理

（1）脑卒中预兆　头晕；肢体麻木，突然感到一侧面部或手脚麻木，有的为舌麻、唇麻；言语不清；肢体无力或活动不灵；与平时不同的头痛；突然跌倒或晕倒；短暂意识丧失或个性和智力的突然变化；全身明显乏力；恶心呕吐；整天昏昏欲睡；一侧或某一侧肢体不自主地抽动；突感视物不清。患者出现上述表现，要考虑存在脑卒中的可能。

（2）急症处理

1）现场评估：①记录姓名、性别、年龄、发病时间（如果是睡眠中起病，应以睡前表现正常时间作为起病时间）、发病情况等。②记录近期或既往患病史、个人史、近期用药及其他治疗史。

2）现场处理：①保持呼吸道通畅，避免对意识不清的患者喂服各种药物，以免窒息。②对意识不清的患者一般取半卧、侧卧位比较好。③建立静脉输液通道，但应避免非低血糖患者输注含糖液体或大量静脉输液等。④有条件时可以查快速血糖，评估有无低血糖；监测心率及心律；维持血压平稳，但要避免过度降低血压。

对于疑似脑卒中的患者，基层医生应该迅速启动急救响应，做好现场评估工作，尽可能进行现场处置，但注意任何措施都不能延误及时转诊，必须将疑似脑卒中的患者尽快转至有条件进行静脉溶栓和（或）血管内介入治疗的上级医院进一步诊治。

（二）转诊

1. 转诊标准 社区医院应同有资质医治急性脑卒中的三级医院成立双向转诊合作系统，对怀疑急性脑卒中的患者或疑难病患者应及时转入上级医院进一步医治，为患者博得抢救医治机会，最大限度地提高治愈率，减少致残和死亡。

当患者出现以下情况时应及时转入上级医院：①突然出现的面部、上肢、下肢麻木或无力，特别是位于肢体一侧，可以是整个身体一侧，或单个上肢或下肢；②突然出现的说话或理解困难，如表达理解困难或言语含糊不清；③突然出现的单眼或双眼视觉障碍；④眩晕，突然或持续存在的眩晕；⑤突然行走困难、步态笨拙，平衡或协调困难，如站立或行走时不稳、上肢或下肢不协调；⑥突然出现严重的不明原因的头痛；⑦突然意识水平的下降。

2. 转诊流程

1）转运前医护人员应对患者病情进行评估（生命体征、病情变化、意识状态、活动耐力及合作程度、自理能力、治疗及各种管路情况等），告知患者及家属，联系转往科室做好接应准备。

2）责任护士依据患者病情确定转运工具及抢救药品和物品等。

3）危重或手术患者需急救车转运，转运过程中严密观察患者的生命体征和病情变化，如患者一旦出现意外情况，遵医嘱进行就地抢救。

第5节 慢性阻塞性肺疾病的全科医学处理

一、概　　述

（一）定义

慢性阻塞性肺疾病（chronic obstructive pulmonary disease，COPD），简称"慢阻肺"，是一种常见的以持续存在的呼吸道症状和气流受限为特征的可以预防和治疗的疾病。世界卫生组织预测至2060年死于慢阻肺及其相关疾病患者数量每年将超过540万。中国成人肺部健康研究调查结果显示，我国40岁以上人群慢阻肺患病率高达13.7%，估算我国患者数近1亿。为改善国民健康，减轻疾病负担，对慢阻肺患者进行规范的全程管理非常重要。

（二）病因与高危因素

引起慢阻肺的危险因素具有多样性的特点，宏观地概括为个体因素和环境因素共同作用。

1. 个体因素

（1）遗传因素　慢阻肺有遗传易感性。

（2）年龄和性别　年龄是慢阻肺的危险因素，年龄越大，慢阻肺患病率越高。

（3）肺生长发育情况　妊娠、出生和青少年时期直接和间接暴露于有害因素时可以影响肺的生长，肺的生长发育不良是慢阻肺的危险因素。

（4）支气管哮喘（简称哮喘）和气道高反应性　哮喘不仅可以和慢阻肺同时存在，也是慢阻肺的危险因素。

（5）低体重指数　体重指数越低，慢阻肺的患病率越高。

2. 环境因素

（1）烟草　吸烟是慢阻肺最重要的环境致病因素。

（2）燃料烟雾　燃料燃烧时产生的大量烟雾可能是不吸烟女性发生慢阻肺的重要原因。

（3）空气污染　空气污染物中的颗粒物质（PM）和有害气体物质，使慢阻肺的患病危险度明显增加。

（4）职业性粉尘　如二氧化硅、煤尘、棉尘和蔗尘等，可导致慢阻肺的发生。

（5）感染和慢性支气管炎　呼吸道感染是慢阻肺发病和加剧的重要因素。

（6）社会经济地位　慢阻肺的发病与患者的社会经济地位相关。

（三）治疗

1. 稳定期治疗　慢阻肺患者在二级及以上医院明确诊断、确定治疗方案后，应到基层医疗机构接受长期管理。稳定期药物治疗是长期管理的核心内容。全科医生应掌握稳定期慢阻肺的基本药物治疗。

（1）药物治疗

1）支气管舒张药物：是慢阻肺药物治疗的基础，吸入剂型为首选，短效药用于按需缓解症状，长效药用于长期维持治疗。在使用长效支气管舒张剂的基础上可以考虑联合吸入性糖皮质激素治疗。

2）支气管舒张剂：①$β_2$受体激动剂：短效$β_2$受体激动剂（SABA）主要包括特布他林和沙丁胺醇等；长效$β_2$受体激动剂（LABA）主要包括沙美特罗、福莫特罗、茚达特罗等。②抗胆碱能药物：短效抗胆碱能药物（SAMA）主要包括异丙托溴铵；长效抗胆碱能药物（LAMA）主要包括噻托溴铵、乌美溴铵和格隆溴铵等。③茶碱类药物：常见的有氨茶碱、多索茶碱和二羟丙茶碱等，可解除气道平滑肌痉挛，可与LABA联用，效果优于单用LABA。但需注意茶碱制剂可能导致心律失常或使原有的心律失常恶化；对于心力衰竭患者、伴有肾功能或肝功能不全或持续发热患者，应酌情减少用药剂量或延长用药间隔。

吸入用药与口服给药相比具有输送效率高、治疗指数高、不良反应小等优点。目前临床上已有十几种常用的吸入装置，临床医生应综合考虑患者的吸气流速、手口协调能力、药物可获得性。

（2）非药物治疗　健康教育，减少危险因素暴露，长期家庭氧疗，康复治疗，营养支持，心理疏导等。

2. 急性加重期治疗　急性加重期指呼吸道症状超过日常变异范围的持续恶化，并需改变药物治疗方案。治疗目标：尽可能减少当前急性加重的不良影响和预防急性加重的发生。治疗手段包括控制性氧疗，抗生素、糖皮质激素、支气管舒张药物的使用，机械通气，辅助治疗等。

二、基层管理与转诊

（一）基层管理

1. 健康教育　教育与督促患者戒烟；了解慢阻肺的危险因素及常见症状；正确使用吸入装置的指导和培训；学会自我控制病情的技巧，如腹式呼吸及缩唇呼吸等；掌握慢阻肺急性加重的自我管理及赴医院就诊的时机。

2. 筛查　对以下人群，首次就诊时建议进行肺功能检测：①有慢性咳嗽、咳痰、呼吸困难、喘息或胸闷症状的人群；②有吸烟史的40岁及以上人群；③有职业粉尘暴露史、化学物质接触史、生物燃料烟雾接触史的40岁及以上人群。

3. 健康档案管理

（1）建立健康档案　所选病历符合慢阻肺的诊断标准。内容包括：一般人口统计学资料，生活嗜好、居住环境、体检资料（身高、体重、血压、心率）、病程长短、每次住院情况、重要辅助检查资料、合并其他慢性病资料（如高血压、糖尿病、冠心病、脑卒中等）。

（2）定期或不定期随诊和康复知识培训　其目的是讲解疾病知识，提高自我防护和康复能力，使患者明白康复治疗对自己疾病恢复的好处，教育对象包括患者、家属和陪护人员，以取得家属的最大支持和配合，并形成与社区医务人员的互动。

4. 急症识别与处理　当慢阻肺患者出现中-重度急性加重，经过紧急处理后症状无明显缓解，需要住院或行机械通气治疗时，应考虑紧急转诊。

（二）转诊

1. 慢阻肺的双向转诊标准

（1）转至上级医院的标准　初次筛查疑诊；随访期间症状控制不满意、出现药物不良反应，或其他不能耐受治疗的情况；合并症需要进一步评估和诊治；诊断明确、病情平稳的慢阻肺患者每年进行一次专科医师全面评估；随访期间发现病情急性加重，需要改变治疗方案；医生判断患者出现需上级医院处理的其他情况或疾病；具有中医药治疗需求但基层医疗机构不能提供相应医疗服务的患者。

（2）从上级医院转回基层医疗卫生机构的标准　初次疑诊，已明确诊断，确定治疗方案，病情稳定；急性加重治疗后病情稳定；合并症已确诊，制订了治疗方案，评估了疗效，且病情已得到稳定控制。

2. 转诊流程

（1）紧急转诊　当慢阻肺患者出现中-重度急性加重，经过紧急处理后症状无明显缓解，需要住院或行机械通气治疗时，可直接联系急救车紧急转诊。

（2）普通转诊　①因确诊，或随访需求或条件所限，需要做肺功能等检查；②经过规范化治疗症状控制不理想，仍有频繁急性加重；③为评价慢阻肺合并症或并发症，需要做进一步检查或治疗。普通转诊患者可持社区转诊单择期到上级医院就诊。

（3）定期随访后转诊

1）急性加重频率：每年≥2次为频繁加重，考虑专科医生转诊。

2）运动耐量：mMRC呼吸困难分级3级或以上，转诊进行肺疾病康复。

3）血氧饱和度：如果吸入空气血氧饱和度＜92%，转诊专科医生进行血氧评估。

4）并发症：出现肺源性心脏病等并发症为不良预后指标，应转诊专科医生。

患者随访后根据病情变化转诊到上级医院，待病情平稳后再转回社区医院继续治疗，做好患者健康档案记录及随访。

（贺凌婕　王　艳）

第9章 社区常见急症的全科医学处理

第1节 急症的概述

一、急症的概念

急症是一系列起病急、发展迅速的疾病的统称。有些急症如果不及时救治，可能给患者带来巨大的痛苦或造成器官功能障碍，严重时可危及患者的生命。急症的发生不分时间和地点。随着基层医疗服务能力被社会认同，全科医生将面对越来越多的急症患者，通常是这类患者的首诊医生。所以全科医生掌握常见急症的识别、评估、处理是非常有必要且具有实际意义的。

二、急症的救治原则

全科医生在接诊急症患者时，首先要本着"稳定生命体征在先，病因治疗在后"的原则进行施治。由于社区医疗卫生机构的诊疗资源有限，常常难以进行复杂的检查和治疗。这就需要全科医生在社区卫生服务机构处理此类患者时，不能花费大量的时间和精力用于疾病的确诊工作，而应该重点关注患者的生命体征和脏器功能，治疗上以缓解患者症状和生命支持为主，为进一步的诊治和转运创造条件。

三、病情严重程度的评估

在接诊急症患者时，首先应对患者进行病情评估。目前最常采用的评估方法是根据患者的生命体征进行初步判断。在对患者病情的评估中，医生应最先关注患者的意识状态、呼吸状态和循环系统状态。因此，用于评估患者病情严重程度的生命体征包括：意识状态、呼吸（R）、脉搏（P）、心率（HR）、血压（BP）、体温（T）、经皮动脉血氧饱和度（SpO_2）等。在上述生命体征中，最能反映循环系统功能的是血压（BP）和脉搏（P）。值得注意的是，脉搏和心率对反映危重程度最为敏感，而意识状态和血压（下降）一旦出现变化则表明已危及生命。举例来说，一位活动性出血的患者，随着有效循环血容量的下降，首先出现的是心率加快，随着病情进一步恶化，血压开始下降。伴随着血压的下降，重要脏器的供血出现不足，患者出现意识改变，严重时出现昏迷。

除了根据患者的生命体征作出初步判断，专业人士还需应用评分系统进行评估。常用的评分系统有国家早期预警评分（national early warning score，NEWS），格拉斯哥昏迷指数（Glasgow coma scale，GCS），急性生理功能和慢性健康状况评分系统Ⅱ、Ⅲ（acute physiology and chronic health evaluation Ⅱ、Ⅲ，简称APACHE Ⅱ、Ⅲ）等。现以NEWS评分为例进行介绍。

在疾病恶化早期，采用国家早期预警评分系统监测能帮助医生确定患者的危险程度，动态评估可以帮助医生早期发现患者潜在的病情变化。若不能及时发现这些变化并积极处理，将导致临床不良事件的发生，甚至患者出现心搏骤停。NEWS评分在英国于2012年作为国家标准开始应用于各级医院。NEWS评分是一项预警评估病情变化的工具，用来识别具有潜在危险的患者（表9-1）。

表 9-1 国家早期预警评分

生理指标	3分	2分	1分	0分	1分	2分	3分
呼吸（次）	≤8	—	9～11	12～20	—	21～24	≥25
血氧饱和度（%）	≤91	92～93	94～95	≥96	—	—	—
是否吸氧	—	是	—	否	—	—	—
体温（℃）	≤35.0	—	35.1～36.0	36.1～38.0	38.1～39.0	≥39.1	—
收缩压（mmHg）	≤90	91～100	101～110	111～219	—	—	≥220
脉搏（次/分）	≤40	—	41～50	51～90	91～110	111～130	≥131
意识水平（AVPU）	—	—	—	A	—	—	V, P, U

注：A，清醒；V，无语言应答；P，对疼痛刺激无反应；U，无反应。

NEWS评分对应的危险分层：0～3分属低危，4～6分或其中任一单项指标达3分属中危，≥7分属高危，≥12分属极高危。

在处理社区急症患者时，对每一位患者都应进行此项评分。应对不同危险程度的患者给予相应的处置（表9-2）。

表 9-2 NEWS评分触发的临床对策

NEWS分值	可能出现病情变化的时间	分诊级别	临床应答
0分	12小时	Ⅳ级	可于基层医疗机构进行诊疗
1～3分	4～6小时	Ⅲ级	可于基层医疗机构进行诊疗，但需要追踪评估
4～6分或单项评分为3分	1小时	Ⅰ～Ⅱ级	应尽快采取支持措施，密切观察，随时转诊
≥7分	随时	Ⅰ级	立即采取措施，并安排急救车转诊

对于具备一定抢救能力的社区医疗机构，要根据评分进行预检分诊，使高危患者得到优先救治。对于救治能力有限的医疗机构或者院前情况，应重点关注中危和高危患者，及时安排急救车转诊。在等待转诊的过程中应对患者的生命体征进行监测，随时发现病情变化并给予相应的处理。

在对患者的病情进行评分时需要特别注意的是，此时的评分只代表当时的情况。这就需要临床医生定期对患者进行重复评分，根据评分的变化判断患者疾病发展的方向。

第2节 心肺复苏

一、概述

（一）概念

心肺复苏（cardio pulmonary resuscitation，CPR）是施救者对心跳和（或）呼吸骤停的患者进行紧急现场救治的技术，主要包括基础生命支持（BLS）和高级心血管生命支持（ACLS）。

（二）适应证和禁忌证

1. 适应证 各种原因引起的呼吸、心搏骤停。

2. 禁忌证 心肺复苏没有绝对禁忌证。心肺复苏的相对禁忌证：胸壁开放性损伤；多发肋骨骨折；胸廓严重畸形或严重的心脏压塞；已明确心、肺、脑等重要器官功能衰竭无法逆转者，可不必进行复苏术，如晚期癌症、断头者。

二、心肺复苏过程

(一) 基本生命支持

BLS的内容及其顺序依次为胸外按压（chest compressions，C）、开放气道（airway，A）、人工呼吸（breathing，B）、电除颤（defibrillation，D）。

1. 检查意识、脉搏、呼吸及启动急诊医疗服务体系 首先，判断患者反应，拍患者肩部或呼叫患者，观察患者有无语音或动作反应，如无反应，使患者平卧于硬木板或地上。立即呼救，启动急诊医疗服务体系。触摸颈动脉，同时用耳贴近患者口鼻，听和感觉呼吸道有无气体呼出，注视患者胸及上腹部有无起伏，时间<10秒，如无颈动脉搏动，应立即胸外按压。如有颈椎损伤，移动患者时应保持头颈部和躯干在一轴线上，以免损伤脊柱。溺水或窒息引起的心搏骤停，应先做5组心肺复苏，然后再启动急诊医疗服务体系。

2. 胸外按压 抢救者一手掌根部紧贴于胸骨下1/3处（即乳头连线与胸骨交界处），另一手掌放在此手背上，两手平行重叠且手指交叉互握稍抬起，使手指离开胸壁；双臂应绷直，双肩中点垂直于按压部位，利用上半身体重和肩、臂部肌肉力量垂直向下按压。胸外按压频率要快，至少100次/分；按压幅度至少5cm，婴儿和儿童的按压幅度至少为胸部前后径的1/3（婴儿约为4cm，儿童约为5cm）；每次按压后胸廓完全回弹，松开时按压人员的掌根不可离开胸壁；减少中断，不得冲击式按压；要用力按压但不能过猛，以防发生肋骨骨折；保证压下与松开的时间基本相等（图9-1）。

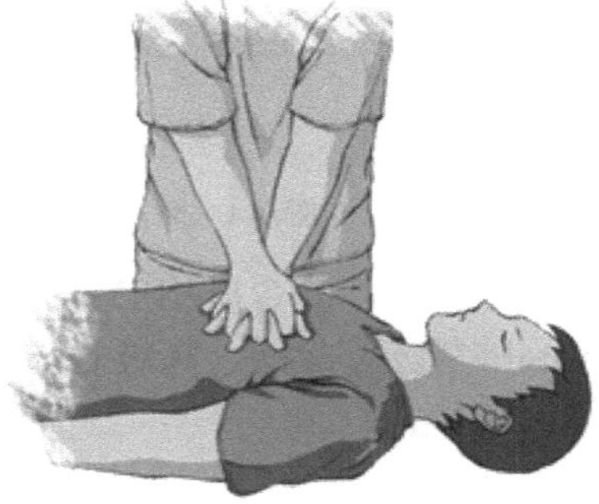

图9-1 胸外心脏按压的部位和手法

3. 开放气道 用仰额抬颏法开放气道，具体方法是抢救者一手放在患者的额头上向下按，另一手托起患者的下颏往上抬，迫使患者张口，令下颌与耳垂的连线同地面基本成90°，让气道充分打开（图9-2）。迅速检查并清理患者口腔、鼻腔内的分泌物、异物或活动义齿。如怀疑有颈椎损伤时使用托颌法开放气道，但是，如果托颌法无法开放气道，则仍然采用仰额抬颏法，因为在心肺复苏中维持有效的通气是最重要的。

4. 人工呼吸 口对口人工呼吸是为患者提供空气的有效手法。具体方法是抢救者站在其头部的一侧，深吸一口气，一手捏住患者鼻孔，对着患者的口（两嘴要对紧不要漏气）将气吹入，同时眼要注视患者的胸廓是否有明显的扩张，若有明显的扩张，表明吹气量足够多。然后离开患者的嘴，将捏住的鼻孔放开（图9-3）。具体要求：①每次吹气时间应持续1秒以上；②每次人工呼吸的潮气量足够，应见胸廓起伏；③避免迅速而强力的人工呼吸（降低胃膨胀及其并发症的风险）。按压/通气的比例为30∶2，每个周期为5组30∶2的心肺复苏，时间约2分钟。如果有两名救助者位于患者的两边，其中一名应做好准备，操作者每2分钟交替1次，每次更换尽量在5秒内完成，重点强调减少按压中断时间。人工呼吸中最常见的困难是开放气道，如果患者的胸廓在第一次人工呼吸时未发生起伏，则需确认仰额抬颏后再进行第二次人工呼吸。

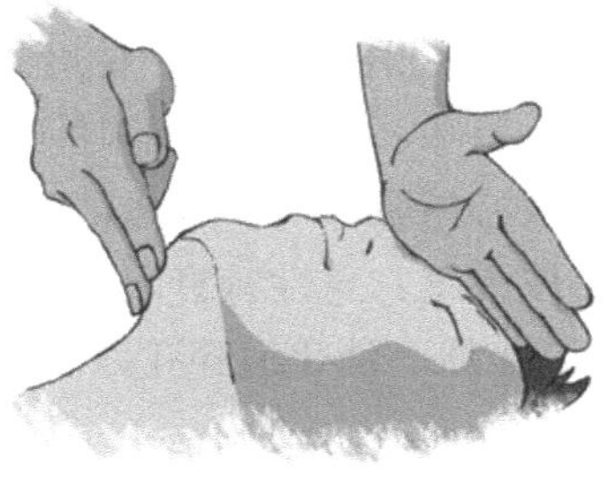

图9-2 仰额抬颏法打开气道　　图9-3 口对口人工呼吸

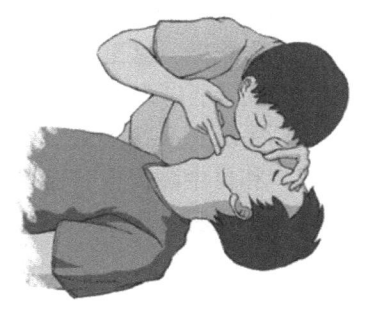

5. 电除颤　首次电除颤（图9-4），双相波除颤应选择200J（单相波首次360J），然后立即心肺复苏。心室颤动或无脉性室性心动过速应立即做1次电除颤，之后做5组心肺复苏，再检查心律。

出现以下情况之一，院前心肺复苏才可以终止：①恢复有效的自主循环和通气；②患者转给其他医疗救助人员；③已出现可靠的不可逆性死亡征象；④由于施救者体力不支，或环境可能造成施救者自身伤害，或由于持久复苏影响其他人的生命救治。

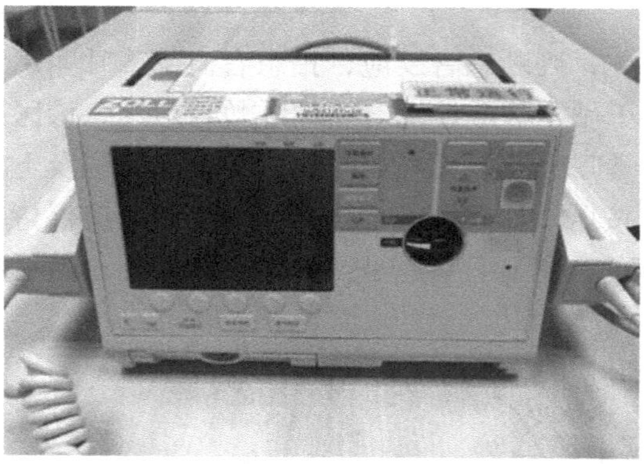

（二）高级心血管生命支持

高级心血管生命支持（ACLS）是由专业急救人员实施的院前、院内的高级生命支持，是在基础生命支持的基础上应用特殊仪器及技术，建立和维持有效的呼吸和循环功能及治疗原发病。ACLS包括建立人工气道（airway，A）；机械通气（breathing，B），建立液体通道，使用血管加压药物及抗心律失常药（circulation，C），寻找心搏骤停原因（differential diagnosis，D），即高级A、B、C、D。

图9-4　除颤仪

心肺复苏能否成功主要依赖于五个环节能否顺利进行，这五个环节是指启动应急反应系统、高质量心肺复苏、除颤、高级心肺复苏及心搏骤停恢复自主循环后治疗，其中核心部分是高质量的心肺复苏（图9-5）。

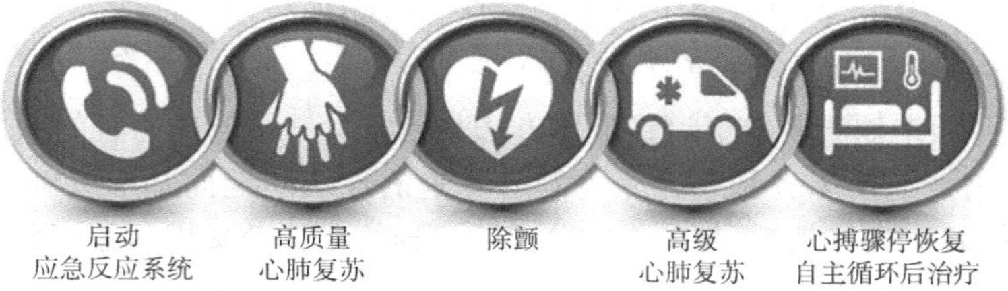

图9-5　高质量心肺复苏的五个环节

第3节　社区常见意外伤害

一、急性中毒

（一）概述

急性中毒主要是指各类毒物在短时间内经过皮肤、呼吸道、黏膜及消化道等途径进入人体，使机体受到损伤，或者导致器官出现功能障碍的现象。急性中毒具有症状较重、起病较急、病情变化较为迅速的临床特点，若未能及时采取相应的急救措施，会严重损害患者的器官功能，甚至造成患者死亡。急性中毒的临床表现因中毒类型不同，其临床表现也各有不同。主要临床表现：①皮肤黏膜：黄疸、发绀及灼伤等；②眼部：瞳孔缩小、瞳孔散大及视神经炎等；③神经系统：惊厥、肌纤维颤动、抽搐、瘫痪、昏迷、精神失常及谵妄等；④呼吸系统：酒味、大蒜味、苦杏仁味等呼吸气味，呼吸加快或呼吸减慢及肺水肿等；⑤循环系统：心律失常、心肌损伤及心搏骤停等；⑥血液系统：溶血性贫血、出血、血液凝固及白细胞减少和再生障碍性贫血等；⑦泌尿系统：急性肾衰竭等；⑧严重并发症：心力衰竭、休克、呼吸肌麻痹、呼吸衰竭、血尿、蛋白尿、高血压、消化道穿孔以及消化道狭窄等。

（二）救治原则

当急性中毒患者出现休克、昏迷、肾衰竭、惊厥并呈持续状态，以及严重心律失常等现象时，就需要采取相应的急救措施。对于急性中毒急救，需要坚持以下原则。

1. 现场评估环境是否安全，施救人员是否有接触毒物的风险，如有风险，应提前做好防护。
2. 评估患者可能接触的毒物，为进一步救治提供信息。
3. 终止患者与毒物的继续接触：关闭毒物泄漏的阀门、增加空气流通、转移患者等。
4. 清除已经进入体内或者尚未被吸收的毒物：施救者根据毒物类型的不同采取相应的清除措施，例如：口服中毒患者，应当立即采取催吐或洗胃处理；吸入中毒者就需要立即将患者撤离中毒环境，转至空气清新处；通过皮肤/黏膜中毒者应当立即脱去被毒物污染的衣物并对污染皮肤/黏膜进行清洗等。
5. 采用解毒剂解毒：根据中毒类型的不同准备不同的解毒药物，如急性安眠药中毒患者，需要给予氟马西尼进行拮抗，有机磷中毒患者就需要采用抗胆碱能药和胆碱酯酶复能剂治疗。
6. 支持治疗：根据不同的中毒类型，采取相应的治疗手段支持治疗，如出现休克时，应采取抗休克治疗，出现呼吸心跳停止时，应给予心肺复苏，同时注意纠正和维持水、电解质、酸碱平衡。
7. 注意保护和维持器官功能：当出现器官衰竭时，应根据脏器功能给予相应的器官功能支持或替代。如肝功能不全时，可给予保肝药物；呼吸衰竭时，应给予呼吸支持，甚至机械通气；肾功能不全时，可酌情给予肾脏替代治疗。
8. 所有中毒患者经基层医疗机构处理后，均应转至综合医院急诊科进行进一步评估治疗。

（三）常见中毒及处理原则

1. 急性一氧化碳中毒

（1）中毒机制　一氧化碳是一种无色、无味、无刺激性的气体。一氧化碳入血后，可以与血红蛋白结合。一氧化碳与血红蛋白的结合能力比与氧的结合能力更强，人一旦吸入一氧化碳，氧便失去了与血红蛋白结合的机会，使组织细胞无法从血液中获得足够的氧气。

（2）临床表现　①轻度中毒：中毒者会感觉到头晕、头痛、眼花、全身乏力。②中度中毒：中毒者可出现多汗、烦躁、走路不稳、皮肤苍白、意识模糊、困倦乏力。③重度中毒：中毒者多已神志不清，牙关紧闭，全身抽动，大小便失禁，面色口唇现樱桃红色，呼吸、脉搏增快，血压上升，心律不齐，肺部有啰音，体温可能上升。极度危重者可持续深度昏迷，脉细弱，不规则呼吸，血压下降，也可出现高热（40℃），此时生命垂危，死亡率高。

（3）现场急救

1）首先要保证自身安全，特别是在较为封闭、通风不良的场所，以免施救人员中毒。在对环境安全情况不清楚的情况，且必须前往救助时，施救者应弯腰前行。这是因为一氧化碳比空气略轻，会首先充满上部空间。

2）应尽快让患者离开中毒环境，并立即打开门窗，流通空气。

3）患者应安静休息，避免活动后加重心、肺负担及增加氧的消耗量。

4）给予中毒者充分的氧气，建议使用氧气面罩持续高流量吸氧。

5）如果中毒者呼吸心跳停止，立即进行心肺复苏。

6）启动紧急医疗服务（呼叫120），尽快将患者护送到综合医院急诊科进一步检查治疗。

2. 急性有机磷中毒　有机磷农药是全球使用最广泛、用量最大的杀虫剂之一，急性有机磷农药中毒为临床常见疾病。我国每年发生的中毒病例中急性有机磷农药中毒占20%～50%，病死率为3%～40%。急性有机磷农药中毒起病急、进展快，及时、规范的干预及救治可明显降低急性有机磷农药中毒的死亡率。

（1）中毒机制　有机磷农药对人体的毒性主要是对胆碱酯酶的抑制。有机磷农药进入体内可与胆碱酯酶结合，形成化学性质稳定的磷酰化胆碱酯酶，使胆碱酯酶分解乙酰胆碱的能力丧失，导致体内乙酰胆碱大量蓄积，胆碱能神经持续冲动，产生先兴奋后抑制的一系列毒蕈碱样症状（M样症状）、烟碱样症状（N样症状）以及中枢神经系统症状，严重者常死于呼吸衰竭。

（2）临床表现　短时间内接触较大量的有机磷农药后，出现头晕、头痛、恶心、呕吐、多汗胸闷、视物模糊、无力等症状，瞳孔可能缩小。较重的上述症状外，还有肌束震颤、瞳孔缩小、轻度呼吸困难、流涎、腹痛腹泻，步行不稳。严重时出现瞳孔缩小、大小便失禁、惊厥、昏迷、抽搐、肺水肿、呼吸肌麻痹等。

（3）现场急救　初步评估患者生命体征，维持生命体征稳定。呼吸、心跳停止者立即行心肺复苏术，同时给予足量解毒剂应用。衣物、皮肤等被有机磷农药污染者，应脱去污染的衣物，用肥皂水清洗污染的皮肤、毛发。保持气道通畅，开通静脉通道，并尽快将患者转运至有救治条件的医疗机构。

（4）基层紧急处理

1）清除体内毒物。①催吐和洗胃：明确有机磷农药中毒的清醒患者可以立即采取催吐措施。彻底洗胃是切断毒物继续吸收的最有效方法，口服中毒者常用清水反复洗胃，直至洗清。由于毒物不易排净，应保留胃管，定时反复洗胃。②导泻：可用清水或甘油灌肠剂灌肠导泻，加速肠道内有机磷的排出。③吸附剂：洗胃后让患者口服或胃管内注入活性炭，活性炭在胃肠道内不会被分解和吸收，可减少毒物吸收，增加其排泄率。④血液净化：包括血液灌流、血液透析及血浆置换等，首选血液灌流，可有效清除血液中和组织中的有机磷农药。

2）联合应用抗胆碱能药物和胆碱酯酶复能剂。①抗胆碱能药物：阿托品是最常用的抗胆碱能药，可对抗有机磷中毒的M样症状。使用阿托品的原则是及时、足量、重复给药，直至达到阿托品化。应立即给予阿托品静脉注射，之后根据病情每10分钟给予一次。有条件时最好采用微量泵持续静脉注射阿托品。使用阿托品应密切观察患者直到阿托品化。阿托品化时瞳孔较前逐渐扩大、不再缩小，但对光反射存在，流涎、流涕停止或明显减少，面颊潮红，皮肤干燥，心率加快而有力，肺部啰音明显减少或消失。达到阿托品化后，应逐渐减少药量或延长用药间隔，防止阿托品中毒或病情反复。如患者出现瞳孔扩大、神志模糊、狂躁不安、抽搐、昏迷和尿潴留等，提示阿托品中毒，应停用阿托品。盐酸戊乙奎醚注射液（长托宁）与阿托品一样是抗胆碱能药，对抗有机磷中毒的M样症状，是新型安全、高效、低毒的长效抗胆碱能药物。肌内注射，根据中毒程度选用。同时伍用氯解磷定。②胆碱酯酶复活剂：可以使尚未完全失去活性的胆碱酯酶恢复活性，应在中毒后36小时内使用。目前常用的药物有氯解磷定（PAM-Cl）、碘解磷定（PAM）、双复磷（DMO4）、双解磷（TMB4）和甲磺磷定（P4S）等。由于氯解磷定具有使用简单、安全、高效（是碘解磷定的1.5倍）等优点，因此临床上大多推荐使用氯解磷定，碘解磷定应用参照氯解磷定用量。氯解磷定一般宜肌内注射，也可缓慢静脉注射，疗程一般3~5天，严重病例可适当延长用药时间。

3. 常见杀鼠药急性中毒

（1）中毒机制　杀鼠药是用于控制鼠害的一类农药。这里提到的杀鼠剂仅指对鼠类具有毒杀作用的化学药剂。杀鼠剂从作用机制上可以分为多种，常用的杀鼠剂主要是抗凝血类杀鼠剂、中枢神经兴奋类杀鼠剂、有机氟类杀鼠剂、植物类杀鼠剂、干扰代谢类杀鼠剂等。其中抗凝血类杀鼠剂是目前适用范围比较广泛的一类。其代表药物有灭鼠灵、杀鼠醚、溴敌隆、溴敌醚等，目前农业生产中最常用的此类药物是溴敌隆。溴敌隆为香豆素类抗凝血灭鼠剂，在人体内的半衰期长达24天。作用机制是竞争性抑制维生素K_1的作用，使环氧化物还原酶活性降低，阻止肝脏生产凝血酶原及凝血因子。其代谢产物还可引起毛细血管损害，造成出血。所以中毒患者表现为凝血因子复合性缺乏。

（2）临床表现　溴敌隆中毒潜伏期为1~7天，大量接触时可在数小时内发病。早期多表现为创伤部位出血，皮下紫斑，溃疡面、针刺部位及刷牙后的牙龈面渗血。随着病情的发展，可出现自发性出血，如皮肤紫癜，受压部位青紫或血肿，鼻出血，齿龈或口咽部出血，经期延长等。也可出现咯血，呕血，黑便，血尿，子宫阴道等内出血。患者一般死于颅内出血或胃肠道失血性休克。

（3）急救处理　①口服中毒者（中毒后3~6小时）给予催吐、彻底洗胃及导泻，后口服活性炭50~100g。②污染皮肤者用清水或肥皂水彻底清洗。眼污染用清水冲洗10分钟。③现场处理后，应迅速转运至综合医院的急诊科进一步治疗。④口服量较大或已有出血症状者给维生素K_1 5～10mg肌内注射，每6小时一次。一日用量可达300mg。

4. 急性亚硝酸盐中毒

（1）中毒机制　亚硝酸盐是广泛存在于自然环境中的化学物质，特别是在食物中，如粮食、蔬菜、肉类和鱼类都含有一定量的亚硝酸盐。其中亚硝酸钠是工业用盐，它是一种白色不透明晶体，略带浅黄色，外观很像食盐。亚硝酸盐除用于染料生产和某些有机合成、金属表面处理等工业外，在食品生产中亦用作食品着色剂和防腐剂。允许用于肉及肉制品的生产加工中，添加亚硝酸盐可以抑制肉毒芽孢杆菌，并使肉制品呈现鲜红色，但是亚硝酸盐的添加造成了食品中亚硝酸盐的残留。我国《食品添加剂使用标准》中对亚硝酸盐的使用有严格规定。亚硝酸盐进入人体后，可将血中低铁血红蛋白氧化成高铁血红蛋白，失去运氧的功能，致使组织缺氧，出现青紫而中毒。人体摄入0.2～0.5g即可引起中毒，3g可致死。

（2）临床表现　纯亚硝酸盐中毒的潜伏期一般为10～15分钟。大量食入青菜类引起亚硝酸盐中毒的潜伏期为1～3小时，长者可达20小时。中毒的一般表现为精神萎靡、头晕、头痛、乏力、心悸、嗜睡、烦躁、呼吸困难，伴有恶心、呕吐、腹胀、腹痛、腹泻等症状。本病的特征表现是青紫。口唇、指甲和全身皮肤出现青紫。严重时神志不清，抽搐，昏迷，呼吸困难，血压下降，甚至发生循环衰竭及肺水肿，常因呼吸衰竭而死亡。

（3）现场急救　由于亚硝酸盐中毒造成血红蛋白携氧能力丧失，现场急救的原则是尽量使患者吸入氧浓度高的气体，并减少亚硝酸盐的摄入和吸收。现场急救时应使患者处于空气新鲜、通风良好的环境中，有条件时吸入高浓度氧气。进食时间短者可催吐。中毒者应尽快送到医院进行抢救。

（4）急诊处理　到医院后，可根据病情进行洗胃和导泻。提高患者的摄氧量，给予患者高浓度吸氧，出现呼吸衰竭的患者使用呼吸兴奋剂，必要时使用机械通气。亚硝酸盐中毒的特效解毒剂是亚甲蓝。亚甲蓝溶液以25%葡萄糖溶液稀释后缓慢静脉注射（每千克体重用量为1～2mg），溶于25%葡萄糖溶液20～40ml中缓慢静脉注射（10分钟注射完），30～60分钟后如果发绀没有缓解，可重复注射。可同时静脉滴注维生素C，重症患者可输入红细胞以提升血液携氧能力，同时考虑使用血液灌流以迅速清除体内的亚硝酸盐。

二、烧烫伤

（一）概述

烧烫伤一般指由于接触火、开水、热油等高热物质而发生的一种急性皮肤和皮下组织损伤。在众多原因所致的烧伤中，以热力烧伤多见，占85%～90%。在日常生活中烧烫伤主要是由热水、热汤、热油、热粥、炉火、电熨斗、蒸汽、爆竹、强碱、强酸等造成。烧烫伤根据致伤原理可分为热力致伤和化学致伤两种。热力致伤是由于外部热能作用于人体，通过热能损害皮肤、皮下组织、肌肉、骨骼等组织，引起剧烈疼痛、造成蛋白质变性坏死。化学致伤是化学品接触人体后由于其化学特性与接触到的物质发生化学反应，同时产生热能造成组织损伤。

（二）急救措施

热力、化学物质、放射线等造成的烧伤，其严重程度都与接触到的热能和化学物质的量有关。与接触物的表面温度、接触面积、接触时间、化学品的量密切相关，因此现场急救的原则是迅速去除致伤原因，同时给予必要的急救处理。在处理任何烧烫伤时，应避免惊慌，做出各种正确的紧急处理。现场尽快用低温中和进入人体的热能。最常用的办法是用冷水长时间冲洗烫伤部位。处理创面时应注意避免二次伤害。如果现场没有水，可用其他任何凉的无害的液体，如牛奶或罐装的饮料。如果烫伤部位有衣物覆盖，不要立即脱下衣物，以防衣物撕脱皮肤。如果皮肤已经出现破损，应保持创面清洁，可用无菌纱布覆盖。有水疱时千万不要弄破。完整的皮肤可以起到预防创面感染的作用。伤情严重的患者应及时送诊。

（三）口腔和咽喉烧伤的处理

面部、口腔和咽喉的烧烫伤是非常危险的，因为可能使呼吸道迅速肿胀阻塞呼吸道而导致呼吸困难，因此需要迅速就医。如果伤员意识模糊，要随时做好心肺复苏急救准备。

（四）化学药品烧伤的处理

弱酸、弱碱烧伤，应立即用大量流动清水彻底冲洗伤口。强酸、强碱遇水稀释时会释放出大量热能，处理时应用清洁的干布迅速将酸、碱蘸干后，再用流动的清水彻底冲洗受伤部位，以免释放出的热能对组织造成进一步损伤。

三、冻　　伤

（一）概述

冻伤是在一定条件下由于寒冷作用于人体，引起局部的乃至全身的损伤。损伤程度与寒冷的强度、风速、湿度、受冻时间及局部和全身的状态有直接关系。依损伤的性质冻伤可分为冻结性损伤与非冻结性损伤两类。在实际遇到的患者中，以非冻结性损伤中的局部冻伤最为常见，临床上通常所说的冻伤，即指此类损伤。

（二）临床表现

Ⅰ度损伤在表皮层。局部皮肤发红，肿胀，主要症状是刺痛、灼痛，一般能在短期内（约1周）痊愈。有时在数周或数月仍有局部出汗过多和冷感等后遗症状。Ⅰ度冻伤与冻疮的损伤机制虽有所不同，但临床表现和治疗基本相同。Ⅱ度损伤达真皮层。有局部充血和水肿，复温后12～24小时出现浆液性水疱。疱液多为橙黄色，透明，疱底呈鲜红色，局部疼痛较剧，但感觉迟钝，对针刺，冷、热感觉消失。如无并发感染，4～5天后水肿减轻，水疱逐渐干燥，形成痂皮，2～3周后开始脱痂痊愈。Ⅲ度损伤达皮肤全层、皮下组织甚至肌肉、骨骼。有显著的水肿和水疱，疱液多属血性，为鲜红色或咖啡色，疱底呈灰白色或污秽色。皮肤为青紫色、灰白色、苍白色甚至紫黑色，指（趾）甲床呈灰黑色。如无继发感染，局部变干、缩小，呈干性坏死，继发感染，则坏死组织产生恶臭分泌物，呈湿性坏死。干性坏死出现分界线的时间，一般需要1～2个月。从坏死组织的完全脱落，健康肉芽的出现和上皮形成，往往需要2～3个月及以上的时间。

（三）急救措施

1. 迅速脱离寒冷环境，防止继续受冻。
2. 抓紧时间尽早快速复温。
3. 快速复温具体方法：将冻肢浸泡于42℃（不宜过高）温水中，至冻区皮肤转红，尤其是指（趾）甲床潮红，组织变软，时间不宜过长。对于颜面冻伤，可用42℃的温水浸湿毛巾，进行局部热敷。在无温水的条件下，可将冻肢立即置于自身或救护者的温暖体部，如腋下、腹部或胸部，以达复温的目的。救治冻伤时严禁火烤、雪搓、冷水浸泡或猛力捶打患部。

四、电击伤的救治

（一）概述

电击伤是生产生活中的意外事件，人体接触超过安全电压（36V）时，称为触电，由此造成的伤害称为电击伤。根据接触电压的不同，电击伤可分为低压电击伤（接触1000V以下）和高压电击伤（1000V以上）。电击伤导致人体组织损伤的原因是电流通过人体时产生的能量对组织器官产生的损害，与接触的电压高低、接触时间呈正相关。但是低压电和高压电对人体损伤的重点却不太一样。低压电由于其能量相对较低，触电后对组织器官的损害相对较小，但是电流对心脏传导系统的影响较大。伤者容易出现心律失常，严重时可危及生命。而高压电能量巨大，对人体组织器官的损害也相对巨大，可直接损伤重要脏器致人死亡。

（二）急救原则

触电急救的要点是动作迅速，救护得法，切不可惊慌失措，束手无策。要贯彻"迅速、就地、正确、坚持"的触电急救八字方针。发现有人触电，首先要尽快使触电者脱离电源，然后根据触电者的具体症状进行对症施救。

（三）急救措施

首先要区分接触电压是低压电还是高压电，如果是低压电，应按照以下方法施救。

1. 将出事附近电源开关闸刀拉掉，或将电源插头拔掉，以切断电源。
2. 用干燥的绝缘木棒、竹竿、布带等物将电源线从触电者身上剥离或者将触电者拖离电源。
3. 必要时可用绝缘工具（如带有绝缘柄的电工钳、木柄斧头及锄头）切断电源线。
4. 救护人员可戴上手套或在手上包缠干燥的衣服、围巾、帽子等绝缘物品拖拽触电者，使之脱离电源。
5. 如果触电者由于痉挛手指紧握导线或导线缠绕在身上，救护人员先用干燥的木板塞进触电者身下使其与地绝缘来隔断入地电流，然后再采取其他办法把电源切断。

如果触电者触及断落在地上的带电高压导线，且尚未确证线路无电之前，救护人员不得进入断落地点8~10m的范围内，以防止跨步电压触电。进入该范围的救护人员应穿上绝缘靴或临时双脚并拢跳跃地接近触电者。触电者脱离带电导线后，应迅速将其带至8~10m以外立即开始触电急救。只有确定线路已经无电，才可在触电者离开触电导线后就地急救。

（四）注意事项

1. 未采取绝缘措施前，救护人员不得直接触及触电者的皮肤和潮湿的衣服。
2. 严禁救护人员直接用手推、拉和触摸触电者，救护人员不得采用金属或其他绝缘性能差的物体（如潮湿木棒、布带等）作为救护工具。
3. 在拉拽触电者脱离电源的过程中，救护人员宜用单手操作，这样对救护人比较安全。
4. 当触电者位于高位时，应采取措施预防触电者在脱离电源后坠地摔伤或摔死（电击二次伤害）。
5. 夜间发生触电事故时，应考虑切断电源后的临时照明问题，以利救护。

（五）脱离电源后的救治

1. 触电者未失去知觉的救护措施 应让触电者在比较干燥、通风、暖和的地方静卧休息，并派人严密观察，同时呼叫救护车送往医院诊治。

2. 触电者已失去知觉但尚有心跳和呼吸的抢救措施 应使其舒适地平卧，解开衣服以利呼吸，四周不要围人，保持空气流通，冷天应注意保暖，同时立即请医生前来或送医院诊治。若发现触电者呼吸困难或心律失常，应立即实施心肺复苏术。

（王　非）

第10章 重点人群的保健

第1节 社区儿童保健

> **案例 10-1**
> 一位家长带孩子来医院进行生长发育检查。检查结果：体重10.5kg，身长80cm，走路平稳，不会跳。
> 问题：1. 衡量小儿营养状态的最佳指标是什么？
> 2. 该小儿最可能的年龄是多少岁？
> 3. 该小儿能完成哪些精细动作？

一、儿童的生理、心理和社会特点及其常见健康问题

（一）儿童的生理特点及相关问题

1. 解剖特点 儿童的体格与成人明显不同。儿童的体重、身高、头围、胸围等不断增长，骨骼、肌肉、淋巴、神经、生殖等系统随年龄增加而发生变化。儿童体重与身长、头长与身长的比例等都与成人有差别，各器官脏器也存在很大差异。例如，儿童呼吸道狭窄容易阻塞；儿童肾脏的重量与体重相比，相对较成人的肾脏为重。年龄越小，肾功能越不成熟。儿童骨骼发育尚未完善，因而容易发生病变。

2. 生长发育规律 儿童生长发育有独有的特点，既存在个体差异，又遵循一定规律。

（1）生长发育是连续的、有阶段性的过程。生长发育在整个儿童期是连续进行的，但并不是等速进行的，各年龄阶段生长发育有各自的特点。出生后第一年（尤其前3个月）和青春期，是两个生长高峰。

（2）各系统、器官生长发育不平衡。人体各器官、系统的发育顺序是不一致的。神经系统发育最早，儿童大脑在2岁以内发育较快。而生殖系统则发育较晚，青春期才开始性发育。

（3）生长发育具有一般规律。遵循由上到下、由近到远、由粗到细、由低级到高级、由简单到复杂的规律。

（4）生长发育具有个体差异。儿童生长发育虽有一定的规律，但在一定的范围内受遗传、环境、营养、疾病等因素的影响，存在着相当大的个体差异。

3. 体格发育指标及临床意义

（1）体重 新生儿平均出生体重3.20～3.30kg。生后1周内体重可暂时性下降3%～9%，大多于生后10天恢复至出生体重，称为生理性体重下降。

（2）身高（长） 新生儿出生身长50cm。6个月达65cm，12个月达75cm，2岁达87cm。

4. 功能特点 儿童年龄越小，生长速度越快，因而所需营养物质和液体总量相对比成人高。成人每日所需能量约为50kcal/kg，而婴儿则可高达110～120kcal/kg。成人每日所需液体量约50ml/kg，婴儿每日所需水量可达150ml/kg。婴幼儿所需热量高，但消化力低下，故易出现消化不良。儿童的脉搏和呼吸频率也较成人高。

5. 免疫特征 儿童免疫功能不完善。婴儿时期对很多感染性疾病都有易感性，如新生儿易发生大肠埃希菌感染。但有些传染病如麻疹、水痘病毒感染等，在最初6个月却比较少见，因为母体的特异性抗体可以通过胎盘传递给婴儿，暂时形成被动免疫，直到母体传递的抗体消失后，才成为易感儿。

6. 病理反应 同一致病因素所致的病理反应儿童与成人有所不同，不同年龄儿童的病理变化也常有区别。例如，维生素D缺乏时，婴儿易患佝偻病，而成人只见骨软化病。又如婴幼儿患感染性贫血或溶血性贫血等需要增加造血的疾病时，肝、脾、淋巴结可随时适应需要，恢复到胎儿时的造血状态，称为"骨髓外造血"。再如肺部感染时，婴幼儿多为支气管肺炎，年长儿和成人多为大叶性肺炎。

7. 诊断及预后的特殊性 儿童疾病的临床表现可因年龄差别而明显不同，进行诊断时必须重视年龄因素。例如，惊厥在新生儿、年长儿和成人出现的原因大不相同。又如细菌性痢疾在成人危重病例较少，而在婴幼儿可集中起病，且易发生重症，甚至先发生高热和惊厥而无腹泻表现，增加诊断上的困难。儿童病情变化快。儿童疾病经过适当治疗后，由于恢复功能旺盛，往往迅速好转痊愈。例如，骨折之后易于矫正及恢复。又如脑炎，恢复期较短，后遗症一般较成人少。急性白血病的长期缓解率也较成人高。但是，儿童危重病症往往比成人进展快，有时尚未出现显著症状、体征而发生突然死亡，因此在判断小儿预后时须特别谨慎。

（二）儿童神经心理特点及相关问题

儿童神经心理发育也随年龄增长而发生规律性演变，既是连续性过程，也有阶段性特征。不同月龄段能力区的发育有不同的侧重。例如，新生儿期，以哭、笑、注视母亲、吸引母亲的爱抚的社会性行为为主；1～8个月主要是平衡、捏弄等简单运动及依恋感情的初步建立；9～18个月是移动及手的技能，同时语言功能逐步发展，1.5～3岁是细运动及语言迅速发育和表现自我意识及想象力的阶段。儿童神经系统的生长发育是心理发育的物质基础，心理发育在婴幼儿时可反映在多个方面，如感知觉（视、听、嗅、味、触、知觉等）、运动（大动作、细运动）、言语、心理活动（注意、记忆、思维、想象、情绪、情感、意志和性格等）等方面的发育。

1. 神经系统及神经反射

（1）脑和脊髓的发育 新生儿出生时，脊髓发育已较成熟，2岁时构造已接近成人，脊髓的发育和运动功能发育相平行，但与脊柱的发育不平衡，3个月胎儿的脊髓下端达第2腰椎下缘，新生儿的脊髓下端位于第3～4腰椎水平，4岁时移至第1～2腰椎间。

（2）神经反射的发育 婴儿出生后，即存在着一些原始反射（非条件反射），包括觅食、吸吮、吞咽、拥抱、握持、踏步反射等，这些原始反射随月龄的增长而逐渐消失，踏步反射在生后6周消失，握持反射在生后3～4个月消失，拥抱反射在生后3～6个月消失，吸吮反射和觅食反射在生后4～7个月消失。随着大脑皮质及感觉器官的发育，婴儿逐渐形成各种条件反射，使小儿能更好地适应周围环境。婴儿在出生后2周左右即可形成第1个条件反射，即抱起喂奶时出现的吸吮动作。2个月出现与各种感觉相关的条件反射。

2. 感觉的发育 婴儿出生就能对有兴趣（有用）的感觉信息集中注意，而忽略无关信息。选择性注意以良好的情绪及神经兴奋性状态为前提，是对环境感知的必要条件。

（1）听觉发育 婴儿出生3～7天后听觉已经发育较好，1个月时能分辨出"吧"声，6个月能区别父母的声音，1岁能听懂自己的名字，4岁听觉发育完善。

（2）视觉发育 新生儿眼球小，视黄斑区细胞少，眼肌调节功能未完善，故视觉不敏锐，仅能模糊看见距离约60cm的人脸。随着调节机制的完善，婴儿视力迅速提高。幼儿已有辨别颜色及亮度的能力。随月龄的增长，婴儿对空间信息如深度、物体转向、位置及动静态的敏感性也逐渐提高。

（3）味觉和嗅觉发育　新生儿已有良好的味觉和嗅觉。对甜味表示喜悦，酸味引起噘唇，苦味引起吐舌和厌恶表情。12～18天的新生儿已能辨别自己母亲（有乳渍的）与陌生妇女的乳垫气味。

（4）触觉　皮肤是人体最大的感觉器官，良性触觉刺激有促进婴儿生长发育的作用。除皮肤外，婴儿还善用唇舌的触觉功能，3个月就开始用口探索物品的物理性质。婴儿出生就有痛觉，但不甚敏锐。

3. 运动的发育

（1）儿童运动功能的发育具有规律性

1）原始反射消失后出现随意运动。

2）自上而下（颈、脊至下肢）。

3）从中央到末梢（臂、手到指）。

4）从泛化到协调（从手舞足蹈到伸手握取）。

5）先取后扔（先能握物后能扔掉）。

（2）大运动发育

1）抬头：新生儿颈肌无力，从仰卧位扶至坐位时头竖立仅3～5秒钟，到2个月方能间歇地仰头，4个月扶坐时抬头稳。

2）坐：婴儿腰肌张力低，3～4个月扶坐时背脊呈弧形，5个月方能直腰，5～6个月能伸臂向前撑身躯稍坐，8～9个月独坐稳。

3）爬：新生儿俯卧位仅能挣扎使头稍离床面，3～4个月能用肘撑起胸部达数分钟，7～9个月用手或肘撑胸腹在原地打转，8～9个月能从坐位卧下胸腹贴地爬，约1岁用手与膝"四脚爬"，约1.5岁能爬上低台阶。

4）站立与行走：婴儿被扶至立位并使其足背触及桌边时，可抬脚踏到桌面上（立足反射）。在桌上抱婴儿使其身躯稍向前倾，足触桌面，则出现两足交替向前跨步（踏步反射）。2～3个月，扶立时只见下肢肌张力增高而不能负重。到8～9个月立位时腰、髋、膝关节能伸直。1岁两足贴地独站数秒钟，2.5岁独脚站。婴儿多数在13～15个月能独走，18个月能向后倒走。1.5岁或稍晚能稳步拖着玩车或抱玩偶走，在搀扶下两脚一级地一级地登楼梯。2～3岁能自己两脚一级登楼梯。3岁一步一级登楼梯。4.5～5岁能快跑。

5）跳：2岁并足跳，3.5～4岁独脚向前跳1～3步，5岁独脚向前跳8～10步。

（3）细运动发育　新生儿两手紧握，不易松开。3个月时握持反射消失，在胸前玩弄与观看双手，看到物体时全身乱动，喜碰桌上或悬挂的物品。4～5个月能用手掌尺侧握物。6～7个月用桡侧抓物。7～9个月用整个拇指及食指掌面抓物。9～10个月能用拇指对食指远端夹取，并能将手中物品有意识放掉。12～15个月，开始会用汤匙，乱翻书，在纸上乱画。18个月能搭2～3块积木。2岁能搭6～7块积木，能握杯喝水，会逐页翻书。3岁能临摹圆形，在示范下用3块积木搭桥，在成人的协助下会穿衣。4岁临摹十字。5岁临摹正方形。

4. 语言发育　语言的发育包括发音、理解和表达三个阶段。2～4个月的婴儿注意听人声及音乐，对母声有反应，哭声分化。6～7个月无意识发"ma""ba"音。10个月看成人口型学发音。12个月听懂"给""再见"，有意识叫"爸爸""妈妈"，听懂几个字以上的词，包括自己名字。2岁能说2～3个字构成的句子。3～4岁能说歌谣。5岁咬音90%准确。6～7岁能讲故事。语言发育偏离有单纯表达型与理解表达混合型两类，需要鉴别，同时需注意听觉也与语言发育有关。

5. 认知发育　认知是处理信息的感知、注意、记忆和思考等心理活动的综合功能。婴儿时期以无意注意为主。3个月的婴儿能短暂地集中注意人脸、声音和色彩鲜艳的玩具等；5～6个月的婴儿能短时间集中地注意一个事物。1岁有意注意开始，2~3岁有意注意时间逐渐延长，5~6岁已能独立地控制自己的注意。随年龄的增长，有意注意的时间逐渐增长。记忆是认知的重要环节，条件反射的建立是记忆开始的标志。婴幼儿时期记忆的特点是时间短，内容少，易记忆带有欢乐、愤怒、恐惧等情绪的事情。随着年龄的增长，生活内容丰富，活动范围扩大，记忆的内容越来越广泛和复杂，记忆的时间也逐渐延长。思维是人利用理解、记忆、综合分析能力认识事物的本质，掌握事物发展规律，借助语言实现的一种思想或观念的精神活动。思维的发展过程分为三个阶段，即直觉行动思维、具体形象思维和抽象概念思维。3岁前的婴幼儿的思维是直觉行动思维。学龄前儿童以具体形象思维为主。6岁以后，通过各种形式的智力活动，逐渐学会了综合、分析、分类、比较、抽象等思维方法，使思维具有目的性、灵活性和判断性，出现了抽象概念思维。

6. 情绪发育 情绪（情感）是建立、保持或破坏人际及内外环境关系的心理过程。婴儿首先能表达自己的情绪，而后学会了解他人的情绪。随着看懂他人情绪能力的不断提高，社会性能力也随之提高。

（三）儿童社会性发育特点及相关问题

婴儿社会性发育的基础是依恋感情的建立。依恋感情是人对特定的对象怀有的持久性情感联结。人们幼时对亲人依恋感情的建立，为以后对别人的感情建立起模式作用。

小婴儿用哭声表示需要，用微笑和对亲人的注视吸引亲人留下。到6~7个月，婴儿开始认生。认生情绪在缓和一段时间后，到1.5岁前后又达新高峰。1.5~2.5岁间小儿常表现违拗性行为，强迫命令会伤害其自信和自尊。社会性玩耍开始于8~9个月，2岁后小儿玩的伙伴已不限于亲人，3~4岁可与小伙伴"竞赛"，5~6岁能参加集体游戏。社会性行为中的道德观念，儿童与成人不同，需要采取正确和引导的教育方法。

二、儿童期各阶段的保健重点

根据儿童的解剖、生理和心理特点，一般将其年龄分为7个期。各期之间既有区别，又有联系，也有部分重叠。了解各年龄期的特点，有利于掌握保健工作重点。

（一）胎儿期

从受精卵形成，直到分娩断脐，属于胎儿期。胎龄从孕妇末次月经的第1天算起为40周。一般以妊娠初8周为胚发育期，从受精卵分化开始，直至大体成形。从妊娠8周直至出生为止，称为胎儿期，以组织及器官的迅速生长和功能渐趋成熟为其特点。

胎儿期完全依靠母体而生存，孕母的健康对胎儿的存活和生长发育有直接影响，因此孕期保健必须从妊娠早期开始。

国内普遍将胎龄满28周至出生后足7天这段时间称为围生期（围产期）。这一时期包括了胎儿晚期、分娩过程和新生儿早期，是小儿经历巨大变化、生命遭受最大危险的时期。此期的死亡率是衡量一个国家或地区卫生水平、产科和新生儿科质量的重要指标，也是评价妇幼卫生工作的一项重要指标。

（二）新生儿期

自胎儿娩出脐带结扎到生后28天，称为新生儿期。新生儿期包含于婴儿期之内，是人类独立生活的开始阶段。由于新生儿机体发育尚未成熟，受内、外环境的影响较大，因此此期小儿的发病率高，常有产伤、感染、窒息、出血、溶血及先天畸形等疾病发生，而且死亡率也高，尤其是早期新生儿（生后第1周的新生儿）。故应加强新生儿护理工作，预防各种疾病。

（三）婴儿期

自胎儿娩出脐带结扎到1周岁，称为婴儿期。此期是小儿体格发育最迅速时期，是体格生长的第一高峰。到1岁时，儿童体重可长到出生时的3倍，身长可长到出生时的1.5倍。由于生长迅速，需要营养物质较多，但小儿消化功能尚未完善，易发生消化不良和营养缺乏。婴儿出生6个月后从母体获得的抗体逐渐消失，自身免疫功能又未发育成熟，易患各种传染病，故应提倡母乳喂养，按期预防接种。

（四）幼儿期

自满1周岁到满3周岁，称为幼儿期。此期小儿体格发育速度相对减慢，中枢神经系统发育加快，特别是活动能力增强，与周围环境接触增多，促进了语言和思维的发育，但对各种危险的识别能力差，故应防止意外创伤和中毒。幼儿期食物种类逐步转换，应加强营养和喂养指导。同时应重视传染病预防工作。此期小儿的可塑性较大，应注意培养良好的生活习惯和卫生习惯。

（五）学龄前期

自满3周岁到6～7周岁入小学前，称为学龄前期。此期体格发育进一步减慢，但智力发育加快，求知欲强，故应重视学前的科学知识和思想品德教育。因患儿进入托幼机构，应注意预防传染病，也应注意眼和口腔卫生。

（六）学龄期

6～7岁到进入青春期前，称为学龄期。此期基本相当于小学时期，儿童体格发育稳步增长，除生殖系统外各器官外形均已与成人接近，智能发育进一步加速，肌肉发育加强，动作比较精巧。大脑皮质发育完善，求知欲、理解力和学习能力大为增强，应注意学校和家庭教育，使儿童在德、智、体、美、劳各方面得到全面发展。此期小儿乳牙全部更换，故要加强卫生指导，注意预防龋齿。同时注意保护视力，预防近视。

（七）青春期

女孩从11～12岁到17～18岁，男孩从13～14岁到18～20岁，称为青春期。此期开始与结束的年龄可相差2～4岁。体格生长再次加速，出现第二个高峰。生殖系统迅速发育，并趋于成熟。但由于神经内分泌调节不稳定，精神、行为和心理方面的问题开始增加，故在这一时期，除供给足够的营养、加强体育锻炼和给予道德品质教育外，还应重视和加强青春期保健，进行青春期生理卫生和心理卫生知识的宣传教育，使青春期儿童的身心都能得到健康成长。

三、儿童保健系统管理

儿童保健系统管理是指为提高儿童身心健康水平，根据儿童不同时期生理、心理特点和保健需求，为儿童建立健康档案，并提供定期健康检查、神经精神发育评价与指导、营养与喂养指导、早期综合发展与体格锻炼指导、计划免疫、常见疾病的防治指导等系统的保健服务。开展儿童保健系统管理的机构必须为卫生行政部门已颁发医疗机构执业许可证的医疗保健机构。从事儿童保健的工作人员应取得相应的执业资格，并接受儿童保健专业技术培训，考核合格。

（一）胎儿保健

儿童保健系统管理应从胎儿开始。动态监测胎儿发育状况，为孕妇提供合理膳食、良好生活环境和心理状态的指导，避免或减少孕期有害因素对胎儿的影响，并开展产前筛查和诊断。

（二）新生儿保健

1. 新生儿出院前，由助产单位医务人员进行预防接种和健康评估，根据结果提出相应的指导意见。
2. 开展新生儿访视，访视次数不少于2次，对高危新生儿（低出生体重、早产、双胎或有出生缺陷的新生儿）酌情增加访视次数。访视内容包括全面健康检查、母乳喂养和科学育儿指导，发现异常应指导及时就诊。

（1）首次家庭访视　应在新生儿出院后7日之内进行，医务人员到新生儿家中进行，了解新生儿疾病筛查情况等，重点询问和观察喂养、睡眠、大便、黄疸、脐部、口腔等情况，测量体温、体重、身长，进行体格检查，同时建立《0～6岁儿童保健手册》。根据新生儿具体情况，针对家长进行母乳喂养、护理和常见病的指导。如发现新生儿未接种卡介苗和第1针乙肝疫苗，提醒家长尽快补种。如发现新生儿未进行新生儿疾病筛查，告知家长到具备筛查条件医疗机构补筛。

（2）新生儿满月健康管理　新生儿满28天后，结合接种第2针乙肝疫苗，重点询问和观察新生儿喂养、睡眠、大小便、黄疸等情况，并进行体重、身长、头围、胸围测量，体格检查和发育评估。

（三）婴幼儿及学龄前期儿童保健

1. 建立儿童保健册（表、卡），提供定期健康体检或生长监测服务，做到正确评估和指导。
2. 为儿童提供健康检查，1岁以内婴儿每年4次（3、6、9、12个月）检查，1～2岁儿童每年2次检查，3岁以上儿童每年1次检查。开展体格发育及健康状况评价，提供婴幼儿喂养咨询和口腔卫生行为指导。按照国家免疫规划进行预防接种。
3. 对早产、低出生体重、中重度营养不良、单纯性肥胖、中重度贫血、活动期佝偻病、先天性心脏病等高危儿童进行专案管理。
4. 根据不同年龄儿童的心理发育特点，提供心理行为发育咨询指导。
5. 开展高危儿童筛查、监测、干预及转诊工作，对残障儿童进行康复训练与指导。
6. 开展儿童五官保健服务，重点对龋齿、听力障碍、弱视、屈光不正等疾病进行筛查和防治。
7. 采取综合措施预防儿童意外伤害的发生。

四、全科医疗中的儿童保健

儿童卫生保健服务与管理水平是衡量一个国家社会、经济、文化全面发展的重要指标，儿童卫生保健在一个国家的卫生事业中占有举足轻重的地位。开展"以社区为中心"而非"以医院为中心"的医疗模式，不仅有利于提高儿童健康水平，也有助于医疗资源的高效利用。因此，应当充分发挥提升基层医疗卫生机构儿童服务能力，加强全科医生儿科专业技能培训。

全科医疗中的儿童保健工作相关内容如下。

（一）促进儿童预防保健

促进儿童预防保健是全科医疗的重点，熟悉社区家庭情况是全科医生开展预防保健的优势。全科医生应按照《国家基本公共卫生服务规范》开展儿童健康管理，做好预防接种，实施新生儿保健、生长发育监测、营养与喂养指导等，加强肺结核等儿童传染病的防治。

（二）提供儿童常见疾病诊疗

儿童常见疾病诊疗是全科医疗中的重要内容，因此全科医生应熟练掌握各类儿童常见病，如新生儿常见疾病、儿童呼吸系统常见疾病、儿童消化系统常见疾病、儿童常见营养性疾病及儿童常见传染病的诊治。

（三）主动发现个案

全科医生对儿童及其家庭的密切接触，有利于及时发现各种生理、心理、社会方面的异常情况，并及时进行早期干预。

（四）开展健康宣传

开展健康知识和疾病预防知识宣传，有利于提高家庭保健意识，减少季节性疾病暴发，促进儿童健康发育。

第2节 社区妇女保健与优生优育指导

案例 10-2

王女士，47岁，已婚，因经期延长12天，阴道大量出血3天伴头晕、乏力就诊。该患者近1年月经周期紊乱，经期长短不一，经量多少不定，未经系统治疗。

问题：1. 患者目前最可能发生了什么？
2. 应该如何对其做健康指导？

妇女保健作为妇幼卫生工作的重要组成部分，针对女性一生不同时期生理和心理特点，以预防保健为中心，保健和临床结合，通过收集相关影响妇女健康的各种高危因素的信息，进行分析研究，采取相应的对策降低妇女因生育、节育或生殖功能紊乱而导致疾病的发病率、伤残率和死亡率，提高其身心健康。妇女人数众多且分布到每个社区和家庭，促进社区妇女的身心健康，做好社区妇女的保健工作，不仅关系到每个家庭的幸福和健康，也关系着下一代的健康和国民素质。世界卫生组织（WHO）对妇女保健非常重视，认为：①妇女人数众多且容易患病；②大部分母亲因妊娠导致的疾病是可以预防的；③相关生命损失引起的生理、心理和社会不良影响可以避免；④妇女多是社会的弱者，如果没有特殊照顾，其需要可能被忽略；⑤妇女死亡率高的地区都有某些相同的生理、心理和经济上的特性，有可行的防治策略等。

一、妇女不同时期的生理和心理特点

妇女一生要经历女童期、青春期、围婚期、孕产期和围绝经期等特殊的生理时期，在这些时期妇女的各个系统尤其是内分泌系统变化较大，各有各的生理和心理特点，也容易罹患感染性和损伤性疾病，对环境因素的危害也较敏感。

（一）青春期

青春期指从儿童到成人转变的一段时期，自月经初潮开始生殖器官逐渐发育成熟的时期，WHO规定青春期为10～19岁。

1. 生理特点

（1）全身发育　下丘脑-垂体-卵巢轴开始逐渐发育成熟，先后经历月经初潮、性器官和第二性征发育、性腺接近成熟等变化。此期是身体生长和性器官均迅速发育的时期，女性的第一性征进一步发育，开始出现第二性征，如声调较高、乳房丰满、阴毛及腋毛的出现、骨盆宽大及胸肩皮下脂肪增多等。

（2）月经初潮　是青春期开始的重要标志。此时卵巢功能尚未完善，初潮后月经周期多欠规律，需5～7年可逐渐恢复正常。月经是指随卵巢的周期性变化，子宫内膜周期性脱落及出血。月经初潮年龄多在13～14岁，但也有可能早在11岁或迟在16岁。初潮早晚受遗传、气候、体质及营养等因素的影响。超过16岁月经尚未来潮应引起临床足够的重视。经血为暗红色，不凝，出血多时可有血凝块。两次月经第1天间隔的时间为月经周期。一般为21～35天，平均28天。每次月经持续的时间称月经期，正常为2～8天，多为4～6天。一次月经的总量为经量，正常为20～60ml，超过80ml为月经过多。一般月经期无特殊症状，少数妇女可有轻度不稳定症状，如头痛、失眠、抑郁等，但一般不影响女性的工作和学习。

2. 心理特点　青春期是青少年心理成长、智力发育和世界观形成确立的重要时期，心理学家将这个时期称为"危险时期"，教师、家长和保健工作者应特别关心青少年的成长，给予正确的指导和有计划、有系统的教育。心理特点主要表现在：①随着生理上发育加速，对性意识骤然增长；②肢体水平的发展使抽象逻辑思维发展迅速；③独立意识越加强烈但还必须依附于家庭，造成一系列矛盾心理，开始与双亲疏远；④认识问题有片面性、直观性和易感性，精神稳定性动摇，可能导致恐惧、羞怯、焦虑等反应；⑤人际交往意识强烈，具有女孩群意识，对异性产生兴趣；⑥兴趣爱好广泛，乐于参加创造性、竞争性活动等。

（二）围婚期

围婚期指从婚前择偶到受孕前的一段时期。

1. 生理特点 出现性反应生理：盆腔毛细血管充血、消退。性反应周期包括兴奋、平稳、高潮、缓解四阶段。女性平稳期远长于男性。长期无高潮盆腔充血不易消散，可导致妇科疾病。

2. 心理特点 婚前对婚姻充满幸福的憧憬，婚后夫妻双方各自缺点开始暴露，可能导致危机。婚后2～5年因孩子出生、家务繁重可能导致关系紧张，为危险期。

（三）孕产期

孕产期指从末次月经第一天开始到胎儿、胎盘娩出的一段时期。孕产期是女性生理和心理变化较大的时期，也是使妇女暴露于与妊娠、分娩和哺乳有关的各种危险因素和疾病的时期。

1. 生理特点 妇女经历了妊娠、分娩这一女性全身各个系统都剧烈变化的时期，在胎盘产生的激素和神经内分泌的影响下，孕产妇各系统发生一系列生理变化以适应胎儿生长发育和分娩的需要，同时为产后哺乳做好准备。妇女全身各器官负担加重，生殖系统尤其是子宫的变化最为显著。在妊娠的32～34周、分娩期和产后3天内妇女的心脏负担最重。

2. 心理特点 妊娠、分娩虽是自然生理现象，但每位女性的心理变化不完全相同。对妇女而言，妊娠和分娩是人生中的独特事件，也是一种挑战。妇女会出现不同程度的压力和焦虑，应正确调整心态，正确认识妊娠和分娩，以平和的心态面对未来的一切。妊娠期常见的心理反应有惊讶和震惊、矛盾心理、接受、情绪波动、内省。分娩期的心理反应有焦虑和恐惧。产褥期的心理分期有依赖期（产后第1～3天）、依赖-独立期（产后第3～14天）、独立期（产后2周～1个月）。

（四）围绝经期

围绝经期指从卵巢功能衰退直至绝经后1年内的时期。围绝经期是妇女一生中极重要的阶段，精神、体力、心理上的压力极重，经常受到理想与事业、婚姻与家庭、社会活动与人际关系、生活方式等诸多矛盾的困扰。

1. 生理特点 卵巢功能逐渐衰退，雌激素分泌逐渐减少，一般包括绝经前期、绝经期和绝经后期。一般始于40岁，可长至10～20年。月经不规则直至绝经。生殖器官开始逐步萎缩，丧失生育能力，可出现潮热、出汗、头痛、失眠等。一般60岁以后妇女机体逐渐老化进入老年期。至此卵巢功能完全衰竭。

2. 心理特点 由于激素不稳定，初期妇女情绪不稳定，多表现为兴奋型，如暴躁、易激惹、注意力不集中，也可表现为抑郁型，如焦虑、自卑、失落、绝望、抑郁等。到绝经后女性情绪逐渐平和。

二、妇女不同时期的主要健康问题

（一）青春期

经期卫生保健知识缺乏，缺乏良好的卫生习惯，有可能导致月经病，甚至妇科感染等疾病。此期少女有了朦胧的性意识，想探索其中的奥秘，如无必要的性知识及道德法治观念，有可能导致不正当性行为甚至导致性犯罪，影响今后的性功能甚至生育。

（二）围婚期

缺乏婚前保健知识、生育保健知识和计划生育知识。

（三）孕产期

孕妇全身器官负担加重，易导致各种妊娠并发症，如流产、早产、妊娠期高血压、死胎等。妊娠合并症也会因妊娠而加重并反过来对胎儿和新生儿造成不利影响，如胎儿窘迫、新生儿窒息等。分娩时易发生的问题包括难产、产后出血、产后感染等。在产后哺乳期，产妇既要关注自己的健康恢复，又要关注新生儿的健康，易发生的问题主要包括生殖道感染和出血、乳腺炎等。心理上的巨大变化可导致产后抑郁。

（四）围绝经期

由于卵巢功能衰退，雌激素水平下降，女性自主神经功能紊乱，出现血管舒缩异常、骨质疏松甚至骨折、月经紊乱、女性生殖系统萎缩、忧郁、烦躁、失眠等绝经期综合征的表现。心血管系统疾病和恶性肿瘤的发病率有所增高。

三、社区妇女的保健与计划生育指导

（一）社区妇女的保健

1. 青春期保健

（1）青春期心理保健卫生指导 主要进行女性性知识教育、妥善处理人际关系及理想与现实的统一的指导。①根据青春期女性生长发育的特点及所处的环境，可进行适度的青春期女性性知识教育。②人际关系的好坏是青少年是否走向成熟的重要标志。良好的人际关系是实现人生理想的重要保证，重点要妥善处理与父母、朋友、同学和异性的关系。③处理好理想和现实的关系，胜不骄、败不馁，理想要与社会发展的大趋势相一致。

（2）经期卫生保健指导 月经期由于神经内分泌的影响及宫颈口微张，容易造成感染，应注意经期卫生。①保持外阴清洁干燥，每天睡前温水冲洗外阴，不要坐浴。②月经期所用卫生巾应符合国家卫生标准。③保持精神愉悦，注意休息和保暖。④注意劳逸结合，月经期盆腔充血，不宜做剧烈的体育运动，患有异常子宫出血、痛经、生殖器官感染时经期不宜参加体育课。⑤经期应补充营养，多食富含蛋白、维生素及铁的食物，多食水果、蔬菜，勿食辛辣等刺激性食物。

（3）乳房保健知识 每次月经期结束后应进行一次乳房自检，若有包块应及时就诊。切勿过分束胸，以免影响乳房发育。

（4）疾病保健 ①异常子宫出血是指与正常月经的周期频率、规律性、经期长度、经期出血量中的任何一项不符并源自子宫腔的异常出血。青春期女性主要表现为排卵障碍性异常子宫出血。主要由于下丘脑-垂体-卵巢轴发育不完善所致，临床表现为月经周期紊乱、经期长短不一、出血量时多时少，有些可有数周或数月停经，之后发生阴道流血，可大量出血，无自限性，甚至导致贫血或休克，无痛经，雌激素治疗为首选。②闭经分为原发性闭经和继发性闭经，原发性闭经是指年龄超过14岁，第二性征尚未发育或年龄超过16岁，第二性征已发育而无月经来潮。继发性闭经以下丘脑性闭经多见，还包括垂体性闭经、卵巢性闭经及子宫性闭经。除子宫性闭经外，均可使用激素替代疗法治疗。③痛经以原发性痛经为主，无器质性病变，与前列腺激素增高有关，下腹痛是主要症状，多在行经第1天最剧烈，可持续2~3天，可伴有恶心、呕吐、腹泻、头晕等症状，严重时面色苍白、出冷汗。月经期下腹坠胀、腰酸属于生理现象，应避免紧张，必要时可使用前列腺素合成酶抑制剂治疗。

2. 围婚期保健

（1）婚前保健 直系血亲和三代以内的旁系血亲禁止结婚，婚前检查无异常者可以结婚。婚前检查的主要内容：①严重遗传性疾病；②法定传染病；③精神病；④影响结婚和生育的主要脏器疾病及生殖系统发育障碍和畸形。

（2）围婚期性健康保健 性健康教育包括生理、心理、社会适应能力和道德四个方面。①开展婚前性健康教育课促进围婚期女性了解生殖器官的解剖生理特点。树立性责任感，正确对待婚恋及性行为，增强对性刺激及性冲动的自我调节能力，自觉避免婚前性行为，减少婚前妊娠和人工流产的发生。新婚性知识和性心理教育课使女性了解性生活中的重要事项，解决性心理方面障碍，可促进夫妻性生活和谐。②婚后性卫生指导，了解女性生殖器官比男性更易感染。除内生殖器炎症外，最常见的有尿道炎、膀胱炎等。当身体劳累及抵抗力低时，发病风险会增加。应注意性生活卫生，性生活前清洗生殖器，性生活后及时排尿。一旦罹患易反复发作，应注意预防。初次性生活可能导致较重处女膜裂伤，出血较多时应缝合。裂伤后疼痛应停止性生活数日，以便伤口愈合和防止感染。③婚后健康保健，应做好计划生育和优生优育的宣传，适当进行计划生育指导。受孕时机选择在夫妇双方身体及心理状况均良好的时期。

（3）疾病保健

1）炎症

阴道炎：①滴虫性阴道炎：阴道毛滴虫引起，以性传播为主，主要症状为灰黄色稀薄泡沫样白带增多，外阴瘙痒，阴道灼热或疼痛。应注意卫生，夫妻同治，以局部治疗为主，用0.5%乙酸或乳酸冲洗外阴，可用甲硝唑置入阴道治疗，用药期间忌性生活。②外阴阴道假丝酵母菌病：由白假丝酵母菌引起，以内源性传播为主，主要症状为白色豆渣样白带增多，外阴瘙痒等。应注意卫生，以局部治疗为主，用2%～4%碳酸氢钠冲洗外阴，用抗真菌药置入阴道治疗。

宫颈炎：以慢性宫颈炎为主，可分为宫颈腺体囊肿、宫颈息肉、宫颈肥大、慢性宫颈黏膜炎，可表现为接触性出血、白带增多、下腹坠胀等。物理治疗为安全有效的治疗方式，治疗时间为月经干净后3～7天，生殖道炎症急性期通常不采取物理治疗，治疗后阴道分泌物较多，应注意外阴的清洁干燥，可有少量出血，出血多时应治疗。术后4～8周禁止性生活和盆浴，术后1个月月经干净后3～7天复查。

盆腔炎：多由产后感染、经期卫生不良、宫腔操作不当所致。主要表现为下腹痛及压痛、腰骶酸痛、低热，脓性白带，妇检疼痛极明显。应积极抗炎，注重经期卫生；发病时减少性生活；半卧位休息，调节情绪等。

2）异常子宫出血：此期女性多为排卵障碍性异常子宫出血，分为黄体功能不全和子宫内膜不规则脱落。黄体功能不全主要表现为月经周期缩短恒定，子宫内膜不规则脱落表现为月经周期正常但经期延长。建立自我观察制度，及时检查明确病因，调节情绪和生活作息，可应用激素补充治疗。

3）肿瘤：①子宫颈癌：女性生殖系统最常见的恶性肿瘤。好发部位为宫颈外口鳞柱上皮交界处，组织学上以鳞癌为主，大体分型为外生型、内生型、溃疡型和颈管型，以外生型为主。病因与人乳头状瘤病毒感染有关。主要临床症状为阴道出血、阴道排液和疼痛。阴道流血早期表现为接触性出血，晚期表现为阴道不规则出血；阴道排液早期表现为白带增多，晚期表现为米汤样恶臭白带；疼痛为晚期症状。以直接蔓延和淋巴转移为主，血行转移少见且为晚期转移途径。宫颈细胞学检查为筛查手段，宫颈活组织检查为确诊手段，可采用手术、化疗及放疗结合的治疗。35岁以上女性应1～2年筛查一次，适龄结婚、少育，保持良好性卫生及行为。家族有肿瘤史者应重点注意，积极治疗宫颈疾病，改善全身健康状况，有助于预防宫颈癌的发生。②子宫内膜癌：好发于绝经后的女性，好发部位为子宫底部和双侧宫角处，组织学上以腺癌为主。病因与长期雌激素刺激而无孕激素拮抗有关。主要症状为绝经后不规则阴道出血，体征上子宫增大较软，分段诊刮是确诊手段，以手术治疗为主。警惕肥胖等高危因素；勿滥用雌激素；③子宫肌瘤：好发于30～50岁生育年龄的女性，按肌瘤与子宫肌壁的关系分为黏膜下子宫肌瘤、肌壁间肌瘤、浆膜下肌瘤和阔韧带肌瘤，可出现玻璃样变、红色变、囊性变、钙化和肉瘤样变。玻璃样变最多见，红色变易发生在妊娠期和产褥期，可出现腹痛和低热，一般不超过38℃。肉瘤样变为恶性变。主要临床症状为月经改变，表现为经量增多、经期延长，常见于黏膜下肌瘤；可导致下腹部包块，多见于浆膜下肌瘤；肌瘤较大可导致压迫症状，压迫膀胱导致膀胱刺激征，压迫直肠导致直肠刺激征，压迫输卵管、宫腔黏膜等可导致不孕和流产等；还可导致贫血和感染。子宫可均匀和不规则增大，一般无压痛，质硬。B超是主要的检查手段，肌瘤小、无症状、近绝经期的患者可采取随访，3~6个月随访一次；肌瘤较大、症状轻、子宫小于妊娠10周的可采取药物治疗；肌瘤大，出现压迫症状，增长迅速有恶性倾向及子宫大于妊娠10周的可手术治疗，无生育要求的可采用子宫切除术，有生育要求的可采用子宫肌瘤切除术。④卵巢肿瘤：有良、恶性之分。良性肿瘤生长缓慢，一般情况良好，好发于生育年龄女性，多为囊性，单侧，表面光滑，可活动，一般无腹水，B超显示圆形液性暗区，边界清楚；恶性肿瘤生长迅速，可出现恶液质，好发于幼女、青年妇女和绝经以后的女性，多为实性、半实性，双侧多见，固定，可有腹水，常为血性，可查到癌细胞，B超显示不规则液性暗区，边界不清楚。常见并发症为蒂扭转、破裂、感染和恶变，以蒂扭转多见，主要表现为下腹一侧剧烈疼痛，一经确诊需急诊手术治疗。卵巢上皮癌的肿瘤标志物为CA125，内胚窦瘤的肿瘤标志物为甲胎蛋白（AFP），颗粒细胞瘤和卵泡细胞瘤的肿瘤标志物为雌激素，妊娠滋养细胞的肿瘤标志物为人绒毛膜促性腺激素（hCG）。卵巢肿瘤以手术治疗为主。

3. 孕产期保健 确诊为怀孕的孕妇应填写孕妇系统管理保健手册，定期到所属医院或社区保健机构进行产前检查、保健。产前检查从确诊早孕开始。妊娠6~13^{+6}周，14~19^{+6}周，20~24周，25~28周，29~32周，33~36周，37~41周（每周1次），高危妊娠应增加产前检查次数。妊娠期后持保健手册到医院住院分娩，出院后母婴一同转入社区保健机构进行产后3、7、28、42天随访检查登记，发现问题及时预防和处理。孕产期保健期间如发现高危因素按高危妊娠专案管理。具体内容如下。

（1）健康教育　采取多种形式开展健康教育工作。普及围生期保健知识，使孕产期女性掌握此期的保健要求、提高保健能力。

（2）早孕期保健　早发现、早检查、早确诊，如发现高危孕妇及时转诊和处理，避免病毒感染和戒除有害物质，避免滥用药物，建立孕产妇保健卡或围生期保健卡。

（3）产前检查　产前检查从确诊早孕开始。妊娠6~13^{+6}周，14~19^{+6}周，20~24周，25~28周，29~32周，33~36周，37~41周（每周1次），高危妊娠应增加产前检查次数。提高产前检查的质量，加强对孕妇健康和胎儿生长发育的观察指导，进行必要的实验室检查，防止妊娠期并发症和合并症的发生，认真填写有关的表、卡。

（4）高危妊娠筛查、监护和管理　通过产检及时发现高危孕妇，进行专门监护和重点检查，按危险程度及早转上级医疗保健单位诊治，并全面衡量危险程度，选择适宜的分娩方式，属妊娠禁忌证者，及早终止妊娠。

（5）产时保健　严格执行接产操作常规，加强产程观察，预防和正确处理难产，提高接产质量，严格掌握手术指征；进行床边教育，减少不必要的手术产。防止滞产感染、出血、窒息等，加强高危产妇的分娩监护等。

（6）新生儿保健　掌握新生儿健康状况，重点监护急危重症新生儿并严密观察。正常新生儿早吸吮、促进母乳喂养，严格消毒隔离制度，防止交叉感染。儿科医师应入产房协助抢救新生儿，产前产后对母亲传授新生儿喂养和护理知识。

（7）产褥期保健　严格执行产褥期护理常规，防止产褥感染。开展产后访视，产后3、7、28天各访视一次，产后42天作全面体检一次，指导产褥期卫生，进行新生儿疫苗接种。

（8）疾病保健

1）异位妊娠：指受精卵在宫腔以外种植和发育，又称宫外孕，好发部位为输卵管，最常见于输卵管壶腹部。可导致输卵管妊娠破裂和输卵管妊娠流产，主要病因为慢性输卵管炎症，腹痛是患者就诊的主要症状，破裂或流产时的典型症状为下腹一侧剧烈撕裂样疼痛；可有停经，一般为6~8周；阴道出血为暗红色少量出血；内出血可导致晕厥或休克，妇科检查阴道穹后部饱满，宫颈举痛、摇摆痛、子宫有漂浮感，下腹一侧有压痛性包块。阴道穹后部穿刺为异位妊娠破裂出血最简单有效的检查方式，腹腔镜是诊断的金标准。如输卵管妊娠流产或破裂导致休克，需在抢救休克的同时进行剖腹探查术，未流产或破裂时可采用药物保守治疗，但必须住院并同时监测血或尿的hCG水平。

2）流产：指妊娠未满28周胎儿体重不足1000g而妊娠终止者。最常见的原因为胚胎染色体的异常，主要临床表现为停经、腹痛和阴道出血。流产可表现先兆流产、难免流产、不全流产、完全流产、习惯性流产、稽留流产和感染性流产。先兆流产宫口闭合，子宫大小与孕周相符，无组织物排出，处理原则为保胎。难免流产宫颈口扩张，子宫大小与孕周基本相符，无组织物排出，处理原则为清宫。不全流产宫颈口扩张，子宫小于孕周，组织物部分排出，处理原则为清宫。完全流产宫颈口闭合，子宫正常或稍大于正常，组织物全部排出，一般无须处理。复发性流产为自然流产≥2次，保胎应超过每次妊娠流产的月份。稽留流产为胚胎或胎儿已死亡但尚未排出者，最严重的并发症是凝血功能障碍，处理原则为清宫。感染性流产有发热和白细胞升高，处理原则为控制感染后清宫。应在妊娠期避免重体力劳动，防止外伤，血型检查排除溶血，早期禁止性生活，有先兆流产史者妊娠期禁止性生活。

（9）建立孕产妇死亡及围生儿死亡评审制度 定期对社区内的孕产妇死亡情况及原因进行调查分析，找出卫生保健工作的薄弱环节，明确工作的努力方向，制订改进措施，促进工作的发展。

4. 围绝经期保健 进入围绝经期后，由于卵巢功能减退，性激素减少引发一系列躯体和心理症状。应予以足够的重视。

（1）健康教育 此期由于激素的原因，女性激动易怒、烦躁抑郁，情绪波动较大，应积极进行心理疏导，帮助此期女性保持乐观心态，客观认识这一生理过程。合理营养，注重蛋白质及维生素的摄入，适当补充钙剂。注意劳逸结合，适当锻炼身体。定期咨询和检查。

（2）雌激素及药物辅助治疗应用 药物可有效缓解围绝经期的症状，改善其生活质量。注意勿滥用，激素应选用天然性激素，使用最小有效量。并注意定期评估，确保在受益大于风险时使用。

（3）疾病保健 ①炎症：保持外阴清洁，预防萎缩的生殖器发生感染。②异常子宫出血：主要类型为排卵障碍性异常子宫出血。卵巢功能减退所致，临床表现为月经周期紊乱、经期长短不一、出血量时多时少，出血时间较长时应予以刮宫排除癌症的可能。③妇科肿瘤：围绝经期是女性容易好发妇科肿瘤的时期，应每年定期体检，发现异常随时就诊。④其他：还要注意心血管疾病的预防和指导。

（二）优生优育指导

妇女的生育期一般可持续30年左右，此期是女性一生中工作、生活和性生活最积极、最活跃的阶段，生殖健康对女性健康意义重大。因此生育期的女性需要进行生育调节，节育期保健十分重要。女性对生育调节的方法应该知情选择，不必担心意外怀孕，可以预防性传播性疾病。

1. 节育期保健内容

（1）节育方法的咨询、指导与服务 主动深入社区、家庭进行生育调节方法的服务，详细了解服务对象的要求和问题，指导其对节育方法进行知情选择及正确使用，并做好反馈和随访。做好各种节育方法的技术服务和技术质量管理。进行社区群体对节育方法的接受性、安全性及不良反应的流行病学调查研究，为社区妇女保健提供理论依据。尤其对高危人群如哺乳期妇女及剖宫产术后、多次人流史、严重全身性疾病者等提供重点服务。

（2）健康教育 传播生育调节相关科学知识，树立科学的生育观、正确的态度和行为，提高自我保健能力，及时评估效果。

（3）节育期保健系统管理 包括技术质量与服务质量的管理；计划生育手术并发症的管理；节育期保健人员的培训与质量管理及效果评估；数据的收集、整理、分析和信息交流。掌握所管辖社区内育龄妇女人数、年龄结构、节育措施、使用方法及并发症等，并专项档案记录。

2. 女性常用节育方法的适应证和禁忌证

（1）宫内节育器（IUD） 是我国育龄期妇女避孕的主要措施，易于接受、安全、有效、经济、简便、可逆。主要避孕原理是阻碍受精卵着床、使子宫内膜产生前列腺素、对精子和胚胎产生毒性作用。适应证为育龄期妇女无禁忌证，要求放置IUD者。禁忌证包括：月经过多、过频或不规则出血；生殖道急性炎症；可疑或已妊娠；生殖器官肿瘤；人工流产、分娩、剖宫产术后或子宫复旧不良；宫颈内口过松或重度宫颈裂伤、子宫脱垂或畸形；严重全身性疾病、对铜过敏；宫腔＜5.5cm或＞9.0cm。

（2）药物避孕　安全、简便、经济、有效、应用广泛。避孕制剂有睾酮衍生物、孕酮衍生物、雌激素衍生物。主要避孕原理为抑制排卵、改变宫颈黏液性状、改变子宫内膜的形态与功能和改变输卵管的功能。适应证为育龄期健康妇女。禁忌证：严重的心血管疾病，血液病或血栓性疾病；急慢性肝炎或肾炎；内分泌疾病、恶性肿瘤、癌前病变、子宫或乳房肿块者；月经稀发、哺乳期、严重反复发作的偏头痛；年龄＞45岁或年龄＞35岁吸烟者；精神疾病生活不能自理者。

（3）紧急避孕　适用于无保护性生活后或避孕失败后的3～5天内为防止非意愿妊娠而采取的避孕方法。①放置IUD：无保护性生活后5天内放置。②紧急避孕药：无保护性生活后72小时内服用，如左炔诺孕酮片，首剂1片，12小时后加服4片。

3. 避孕失败的补救措施

（1）人工流产　包括负压吸引术和钳刮术。负压吸引术适用于避孕失败自愿要求终止妊娠而无禁忌证、妊娠10周内，钳刮术适用于妊娠11～14周。禁忌证：各种疾病急性期、生殖道急性炎症、全身情况不良不能耐受手术、术前2次体温≥37.5℃。吸宫术后休息2周，钳刮术后休息2～4周。术后如有腹痛、发热、出血多或时间长应随时就诊。保持外阴清洁干燥，术后1个月内禁止性生活、盆浴。指导可靠的避孕措施，以防再次意外妊娠。再次妊娠应在月经复潮6个月后。以下情况属异常：①人工流产综合反应：因精神紧张、局部刺激引起迷走神经兴奋所致。术中或术后出现心动过缓、血压下降、面色苍白、出冷汗、头晕、胸闷甚至晕厥等。应立即停止手术，安慰患者，吸氧，一般可自行恢复，重者予阿托品0.5～1.0mg静脉注射，多可缓解。②出血量多超过月经量或出血时间＞2周，应返回手术医院检查以除外宫缩不良、感染和人工流产不全。③下腹痛明显，应除外盆腔感染、子宫创伤或宫腔积血，必要时转专科医院。④人工流产漏吸时，胎囊可继续长大导致闭经；宫腔或宫颈口粘连、内分泌紊乱无排卵可表现为闭经或再次妊娠闭经均应转专科医院，予以鉴别诊断并正确处理。

（2）药物流产　安全、简单，不需要宫腔内操作、痛苦小，但出血量多、出血时间长，必须在有正规抢救条件的医疗机构进行。适用于妊娠7周内的本人自愿、年龄小于40岁健康妇女的宫内妊娠。目前临床常用的药物是米非司酮配伍米索前列醇，完全流产率达90%以上。如药物流产后出血量多于月经量或出血时间大于2周，应行清宫术，出血时间长可增加感染机会，应同时服用消炎止血药。服药后出现恶心、呕吐、腹痛、腹泻等，一般不需要处理。保持外阴清洁干燥，禁止性生活和盆浴1个月。指导正确避孕，再次妊娠应安排在月经复潮6个月后。

（3）中期妊娠引产　常用依沙吖啶引产或水囊引产，适用于本人自愿、妊娠13～27周、要求终止妊娠而无禁忌证者。禁忌证同药物流产和人工流产。若流产后出血时间长，分泌物有异味，下腹痛或发热，应考虑宫腔组织残留或感染的可能，应及时诊治，最好转专科医院。出现闭经、无排卵、宫腔粘连或再次妊娠应转专科医院治疗。

4. 女性绝育术　指通过手术或药物，使妇女达到长期不生育的目的。适应证为自愿接受绝育手术且无禁忌证。禁忌证为各种疾病的急性期、全身情况不能耐受手术者、24小时内2次体温≥37.5℃、腹部皮肤有感染灶或生殖器官炎症者、患神经症者。主要方法是输卵管绝育术，包括经腹输卵管结扎术、经腹腔镜输卵管绝育术等。手术时间为月经干净后3～4天，也可用于人工流产或分娩后48小时内或与剖宫产同时进行以及用于哺乳期或闭经者排除早孕后。术后过程一般顺利。如出现红肿、溢液、裂开考虑感染，应行局部热敷、红外线理疗及抗生素治疗；已化脓者应切开扩创，引流排脓换药。出现腹痛应注意盆腔炎及腹膜炎的可能，需尽快鉴别诊断，正确处理。

5. 育龄期节育方法的选择　节育期保健服务中心医师应注意通过宣传教育、培训、咨询、指导等途径做到让社区女性对节育措施知情选择。让社区女性了解常用避孕方法的避孕原理、适应证、禁忌证、正确使用方法、常见副作用及防治方法等，从而在医疗保健人员的帮助下选择满意的适合自己的避孕方法。

（1）新婚夫妇　复方短效避孕药使用方便、效果好，可作为首选，男用阴茎套效果较好且可预防性传播疾病的发生，也较为理想。婚后2～3个月可选用阴道避孕药环及阴道隔膜等，不宜采用IUD、安全期避孕以及长效口服避孕药或长效避孕针剂。

（2）产后、哺乳期　阴茎套可作为首选避孕措施，也可选择IUD，于足月产后3个月、剖宫产后6个月放置。也可选择单纯孕激素长效避孕针、皮下埋植剂；不宜用复方口服避孕药及安全期避孕。

（3）生育后阶段　可选择IUD，皮下埋植剂；长、短效避孕药以及各种屏障避孕法和外用杀精剂。

（4）绝经过渡期　原使用IUD无反应者可继续使用至绝经后半年内取出，此外还可选择各种屏障避孕法、阴道避孕环，不宜选用安全期避孕。

（5）分居夫妇　可选择探亲避孕药、短效口服避孕药、阴茎套等。不宜选用安全期避孕。

（6）不同健康状况下的人群：①月经量过多、周期不规则或痛经者，可选用短效口服避孕药；②子宫肌瘤或乳房肿块的妇女，可选用单纯孕激素类避孕方法；③有心、肝、肾等内科疾病患者，宜用屏障避孕法、绝育术、IUD等；④有生殖道炎症、盆腔感染史者，可选用阴茎套、口服避孕药或皮下埋植剂等。

第3节　社区老年人保健

一、老年及老龄化的概念

（一）老年的基本概念

1. 老年的概念　自然状态下，人的一生需要经历童年、青少年、中年和老年阶段，老年是人生的最后一个阶段。处于老年阶段的人逐渐出现新陈代谢变慢、身体各器官系统功能减退，生理机能下降，表现为精力和体力逐渐下降，对原来从事的工作不再能轻松愉悦地胜任，感到力不从心等。老年是一个模糊的概念，每个人的身体健康情况不同，甚至从事的工作不同，对老年的定义也不相同。世界各国对老年的年龄界限不同，有的界定在60岁以后，有的界定在65岁以后，我国划分的年龄界限是年满60岁。

2. 老年人的概念　世界卫生组织（WHO）将年龄超过60岁的人定义为老年人。我国老年人的划分和WHO标准一致，即年满60岁的公民为老年人。具体根据所处的不同年龄阶段，WHO将44岁以下的人群划分为青年人，45～59岁的人群称为中年人，60～74岁的人群称为年轻老年人，75岁以上的才称为一般老年人，90岁以上的人群称为长寿老人。我国的划分标准：45～59岁为中年人，60～89岁为老年人，90岁以上为长寿老人，寿命超过100岁者为百岁老人。

（二）老龄化的概念

1. 老龄化的概念　老龄化是人作为特殊的生物所经历的一个同时带有自然属性和社会属性的变化过程。从个体层面看，该过程是一个人从出生、发育、成熟到衰老直至死亡的"全生命周期"的一部分；从群体层面看，由于人类遗传和再生产能力的存在，老龄化是"全生命周期"的一部分。

2. 健康老龄化的概念　1990年，为了应对人口老龄化的问题，WHO提出健康老龄化，其核心理念包括老年人生理健康、心理健康和良好的适应社会能力。1995年，我国人口学与老年学家、中国老年学学会会长邬沧萍教授在"健康老龄化的科学含义和社会意义"的会议中指出：健康老龄化主要包括六个要点：①健康老龄化的目标体现在健康预期寿命的提高；②健康老龄化更要关注寿命质量的提高，老年人口健康寿命的质量有客观的、可以量化的标准进行评价；③年龄结构向老龄化转变，一方面要求老年人与相应的"健康转变"相适应，另一方面，要求把健康的概念引申到社会、经济和文化方面；④人口老龄化是一个过程，从个体和群体增龄的过程中，认识老年人群的健康状况及发展趋势；把老年群体健康视为进入人生各阶段所有制约健康因素的最综合和最终的表现，历史地、全面地认识老年人的健康；⑤健康老龄化是人类面对人口老龄化挑战提出的一项战略目标和对策；⑥健康老龄化是同各个年龄段的人口、各行各业都有关系的一项全民性保健的社会系统工程，需要全民长期不懈努力才能逐步实现。

2015年，WHO在《关于老龄化与健康的全球报告》中发布：健康老龄化是促进和维护老年人健康能力的过程。老年人健康能力是一种功能性能力，即具有使老年人做其重视事情的能力，包括满足其基本的需求、学习、成长和决策、建立和维持各种关系，以及为社会做贡献的能力，受老年人自身内在的身心健康及其所处的家庭、社会环境因素影响。

（三）我国人口老龄化现状与发展趋势

我国是较早进入老龄化社会的发展中国家，截至2021年5月11日，中国60岁及以上人口为26 402万人，人口老龄化程度进一步加深。预计自2040年开始，我国人口老龄化速度会有所减缓。2010~2040年是我国老龄化社会迅速发展的时期，从2010年开始，中华人民共和国成立之后婴儿潮出生的婴儿相继步入老年。虽然我国人口老龄化速度自2040年开始会有所减缓，但2040年后我国老年人比例仍然居高不下。预计到2040年65岁及以上老年人口占总人口的比例将超过20%。同时，老年人口高龄化趋势日益明显，80岁及以上高龄老人以每年5%的速度增加，到2040年将增加到7400多万人。

根据我国人口年龄结构变化以及考虑到可能的生育政策调整，预测到21世纪末，我国人口老龄化的发展经历四个阶段：快速发展阶段、急速发展阶段、缓速发展阶段及高位稳定阶段。

（四）全科医生研究人口老龄化的意义

随着我国人口老龄化，老年人各器官功能退化，所患疾病多为慢性非传染性疾病，多病共存、病情复杂，对全科医疗需求大、依赖程度高。目前，我国老年人医疗保健仍存在很多不足。医院分科太细，老年人通常患有多器官疾病，需要到多个科室就诊，为其带来极大不便，同时也容易出现重复检查、重复用药，造成卫生资源浪费。另外，社区卫生保健网络不完善，全科医生较少，家庭病床和家庭护理发展不够。再者，老年人缺乏医疗保健知识。老年人到医院就诊时，大部分疾病已经到了中晚期或处于急性期，增加了治疗难度和资源消耗。

全科医学作为一门新兴的专门科学，有自己独特的知识、理论体系和哲学概念。处理问题不局限于临床医疗和单个器官系统的健康，而是关注整体的身心健康，基于这一理论培养的全科医生可以更有效地服务于社区居民，尤其是老年人。而全科医生通过研究人口老龄化情况，深入了解老年人健康管理的需求、现状及不足，从而可以针对性地建立并完善适合我国老年人的全科医疗保健体系，方便老年人就医，更好管理老年人的健康。

二、老年人生理、心理特点与卫生保健需求

（一）老年人的生理特点

衰老是生命过程的自然趋势，人体各种组织器官的功能逐渐减退。

1. 形体变化　身高出现下降。毛发逐渐变白、脱发。皮肤弹性下降，随着年龄增长，出现松弛、皱纹。皮脂腺功能减退，色素沉着，出现老年斑。皮下脂肪分布改变，腰腹部脂肪增多。

2. 神经系统　脑体积逐渐变小，重量减轻，脑回萎缩，脑沟增大，脑膜增厚。脑血管壁逐渐硬化，脑血流阻力增加，脑功能逐渐下降。思维活动的迟缓，注意力不集中，记忆力减退，近期记忆减退更

明显，严重受损时可能出现痴呆。另外，周围神经传导速度减慢，皮肤感觉灵敏度降低。

3. 循环系统　心血管系统退行性变和代偿性改变，心肌舒缩力下降，心房增大、瓣环扩大、瓣尖增厚。冠状动脉、主动脉硬化，血管弹性纤维减少，胶原纤维增加，冠状动脉供血减少，心率和血压对运动情况反应迟钝。

4. 呼吸功能　肺组织弹性下降，肺通气功能下降，残气量增加。气管内径变窄，支气管黏膜和腺体退行性变，咳嗽反射减弱，呼吸道分泌物不易咳出，容易发生痰液残留和感染。

5. 消化系统　牙龈萎缩，牙根暴露，齿间隙增宽，牙齿逐渐松动、脱落。味觉阈值增加，对味觉敏感性下降。口腔腺体萎缩，唾液分泌减少，易口干。胃肠黏膜和肌层萎缩，消化液分泌减少，胃pH升高，胃肠蠕动减弱、排空速度减慢，消化和吸收能力下降，易出现胆石症、消化不良或便秘。

6. 泌尿系统　肾脏萎缩，重量减轻，肾功能下降。老年人膀胱容量减少，括约肌收缩无力，易出现尿频。尿道纤维化，弹性组织减少，排尿缓慢和排尿不畅，易出现残余尿和尿失禁。

7. 生殖系统　男性前列腺和精囊腺重量减轻，睾丸萎缩，生精能力下降，精子数量减少，活力降低。睾酮分泌减少，性功能下降。老年女性卵巢萎缩，子宫变小，外阴萎缩。雌激素水平下降，生育性功能下降。

8. 内分泌和代谢系统　下丘脑-垂体、甲状腺、肾上腺等内分泌功能减退，相应激素分泌不足，基础代谢率下降，生物转化过程减慢。关节退行性改变，肌肉萎缩，易产生关节活动范围减少和疲劳感。骨密度降低，骨质疏松和脆性增加，易发生骨折。

9. 其他　眼睑外翻，溢泪，眼底血管硬化，晶状体弹性减退，出现老视、视力下降。听力逐渐下降。血容量和血红蛋白轻度减少。细胞、体液免疫功能下降，易患各种感染性疾病。

（二）老年人的心理特点

随着年龄的增长，除了生理功能逐渐减退之外，老年人慢性病的出现、退休、社会角色和社会职能的变化，对其心理带来不同程度的影响，容易出现心理性的健康问题。

1. 认知功能　智力逐渐下降，对新知识、新事物的学习速度减慢，反应减缓，想象力比年轻时差。在衰老的过程中，与社会因素相关性较大的高层心智活动，尤其是依赖既往掌握的专业技术知识和经验等，解决问题的思维能力、逻辑性推理能力和抽象概况的高级智力在一定年龄范围内，不但不下降，反而会增高。上述现象和老年人是否勤于学习和思考有关。记忆力下降，以有意识记忆为主，机械性记忆减退，回忆能力差。

2. 情绪和性格

（1）影响因素　老年人情绪和性格主要受社会职能和生活环境的影响。离退休后，没有工作压力，有更多的时间休闲或做自己感兴趣的事情，心情变得轻松、平静。但是，离开了工作集体，生活节奏变慢，交际范围缩小，社会地位下降，易出现失落感、空虚感和退休综合征。除此之外，子女独立、丧偶、丧子等家庭生活环境的变化，也使老人容易产生孤独感和沮丧等。

（2）情绪和性格　随着老龄化的进展，老年人的性格可能变得偏保守、固执、狭隘、抑郁等，也可能变得更为宽厚、豁达、开朗和热情，主要取决于其文化素养，以及家庭和社会环境。

1）焦虑抑郁：出现焦虑、抑郁情绪反应时，常伴有自责，过度担心自身的健康问题、生活不能自理、给家人带来负担和明显的孤独感等，表现为烦躁、焦虑、对生活提不起兴趣，冷漠，沉默寡言、孤僻和不爱交际。

2）情绪多变：随着年龄增长，常出现明显的情绪变化，容易情绪激动，失去自我控制，如大怒，其情绪激动程度和遭遇的事情不对应。有时为周围环境或影视中有关人物的命运悲伤或不平，迅速又出现情绪高涨、低落、激动等情绪多变的特征。老年人调整能力减弱，情绪和情感一旦被激发，通常需要较长时间平复。

3）猜疑和固执：进入老年期后，对周围人不信任和自尊心增强，易计较他人的言谈举止，敏感多疑、心胸狭窄、嫉妒。由于判断力和理解力减退，考虑问题易偏执、固执。

4）依赖：多数身患疾病、生活不能自理的老年人易出现依赖，要求家属孝敬和提各种无理要求。

5）宽容和温和：一生经历诸多成功和挫折，对他人的缺点能够谅解，比较宽容、豁达和开朗；更注重实际，关爱他人，淡泊名利，理智克服情绪冲动，变得愉悦、性格温和。

（三）社区老年人的卫生保健需求

随着居民生活水平的不断提高，人们的平均寿命迅速提高，以及进入老龄化社会的现状，各种慢性病、心脑血管疾病等在疾病谱和病因谱中占据了主要地位，日常生活保健与护理、健康促进与预防疾病，以及老年疾病的诊疗与康复显得尤为重要。

1. 日常生活保健与护理的需求　由于老龄化，老年人的脑力、听力以及各个脏器的储备功能均不同程度地减退，生存能力、环境适应能力和生活自理能力逐渐下降，因此老年人首要的健康问题是日常生活中的安全问题，包括饮食、运动、起居和用药等。做好社区老年人的健康安全问题，可以有效预防多种意外和疾病的发生，推迟衰老进程，提高老年生活质量。

2. 健康促进与预防疾病的需求　老年人越高龄，基础疾病患病率越高，而社区健康促进与疾病预防是防治老年疾病、促进疾病康复最有价值的工作。因此，在社区开展居民健康教育，普及健康知识，使老年人树立正确的个人自我保健能力和健康信念，对膳食平衡、运动方式和生活方式等给予个体化指导，培养其科学的饮食结构、健康的生活方式、良好的心理素质和较强的社会适应能力，提高自我保健意识，预防各种急慢性病的发生，提高老年人生活质量具有重要意义。

3. 疾病医疗与康复的需求　慢性疾病往往是终身的，漫长的病程使患者在一定程度上承受精神和身体的双重压力。慢性病虽不能根治，但科学的健康指导和康复照护，可以有效预防慢性病的进展，缓解患者的心理压力。因此，在社区充分发挥社区卫生服务的功能，将健康管理的理念和方法融入社区老年卫生保健，更好地贯彻"预防为主"的策略，将社区老年卫生保健转变为主动预防具有重要意义。另外，老年病的预防通常从中青年开始，建立个人健康档案，对有危险因素的个人和家庭进行长期跟踪、全程性系统管理，增强预防工作的精确性，有利于疾病的早发现、早诊断、早治疗，进而预防和控制疾病的发生，提高生活质量，减轻疾病负担。

4. 心理健康的保健需要　因为年龄和生理的变化，以及家庭和社会地位的变化，对心理安慰的需求越来越大，另外，渴望长寿又长期生病，对现实问题想太多。再者，慢性病和医疗费用负担过重，容易出现急躁、失落和悲伤等不良情绪。老年人的心理健康需要家庭和社区提高关注，了解其心理需求，提供人文关怀服务和社会支持，如帮助老年人创造一个互相交流的平台，鼓励老年人参加一些自己感兴趣的活动，激发老年人的生活情趣，增强身体健康，调整心理状态，获得最适合自身情况的身心状态。

三、全科医疗中的老年保健服务

针对社区老年人的卫生保健需求，全科医疗中的健康保健服务主要包括老年人日常生活照料；健康促进与预防疾病，如膳食保健和运动保健；社区老年疾病的诊疗与康复，包括社区老年常见疾病，心理健康保健等，维持和促进老年人的健康。

（一）日常生活保健与护理

1. 生活环境的指导　生活环境要适合老年人的需要。居室的温度控制在（22±4）℃，湿度（50%～60%）适宜，保证光线充足，环境安静，避免噪声，保持定时通风，避免异味。室内环境干净整洁，移除影响生活的障碍物，物品放置合理，放在触手可及的地方。对于有疾病后遗症、走路不稳或高龄老人，可以使用防滑地砖、设置扶手等。

2. 防跌倒 老年人常因眩晕、直立性低血压、视力碍物等发生跌倒。社区基层需做好健康教育和指导，如衣裤不宜过于长、拖鞋不宜过大，变换姿势时动作不宜太快。对于行走困难者，在行动前先站稳、站直后再起步，建议使用拐杖协助或他人搀扶。另外，看电视、阅读时间不宜过长，避免用眼过度产生视疲劳，外出活动最好在白天。去除居住环境中易引起跌倒的危险因素，如光滑的地面。再者，参加体育锻炼，增强肌肉力量、协调性和平衡能力。

3. 防意外伤害 进食时不宜讲话，注意力集中，速度不宜过快，采取坐位或半卧位，将卧床老人床头抬高或后背垫背支撑。对于心脑血管病、糖尿病、高龄老人，建议加床挡，避免翻身幅度过大引起坠床。高龄老人外出时可以借助手推车或手杖协助，外出活动时间不宜太长，避开人多拥挤的地方，最好有人陪伴。另外，在传染性疾病流行期间，尽量减少公共场所的外出活动，以防交叉感染。

（二）健康促进与预防疾病

老年人作为社区的特殊群体，有其突出的生理和心理特征，以及常见的健康问题。因此，开展系统的、全方位的老年人社区卫生保健服务，有助于延长寿命、改善健康状况和提高生活质量。老年人社区健康促进与预防疾病的主要具体措施如下。

1. 膳食保健

（1）老年人营养需求特征 老年人的营养状况与其健康情况和衰老过程密切相关。体力活动减少，老年人对热能的需求量也相对减少。老年人体内蛋白分解代谢占优势，易出现负氮平衡，中性脂肪和类脂在血中浓度增高，空腹血糖易增高，钙、铁、锌、硒、碘等矿物质和微量元素，以及维生素A、B_1、B_2、C、D、E和叶酸等维生素体内含量下降等。

（2）老年人的膳食保健

1）保持膳食平衡：从能量平衡角度，摄入量与消耗量需要平衡。从三大营养素平衡角度，碳水化合物占总热量的55%~65%；脂肪占总热量的20%~30%；蛋白质占总热量的15%~20%。从各餐分配平衡角度，原则上少食多餐。三餐比例：30%、40%、30%；四餐比例：30%、30%、30%、10%。另外，摄入的酸性和碱性食物保持平衡。肉、蛋、鱼等动物性食物，碳水化合物，碳酸饮料和酒等均属于酸性食物，而蔬菜、水果多属于碱性食物。

2）膳食种类和量：遵循平衡膳食宝塔中各类食物在膳食中的地位和比重，碳水化合物优选富含纤维素的谷物类食物，每人每日300~500g。每日400~500g蔬菜和10~200g水果，避免摄入过多蔗糖。尽量选用鱼、虾类、乳类、瘦肉等优质蛋白，每日125~200g（鱼虾类50g，畜、禽肉50~100g，蛋类25~50g）。每日奶类及奶制品100g和豆类及豆制品50g。肝肾功能减退者，蛋白质的摄入量建议接受医生的指导。适当限制动物内脏、蛋黄、蟹黄等含胆固醇较多的食物。尽量选用植物油，减少肥肉等动物性脂肪摄入。油脂类每日不超过25g。注重荤素搭配、粗细搭配。

3）膳食注意事项：减少盐的摄入量，每日不超过5g为宜，尽量少吃酱油、咸菜等高盐的食物。忌辛辣，多饮水，每天应在2000ml以上，同时，保持食物的质量安全、就餐环境等。另外，糖尿病患者，水果摄入需要适当限量、限时和限品种。限量是指根据血糖决定水果的进食量。时间选择在两餐之间。

2. 老年人的运动保健

（1）运动益处 老年人参加适当规律的运动，不仅可以增强肌肉力量，延缓和防止骨质疏松，减少体内多余的脂肪，而且可以促进人体新陈代谢，改善人体内脏功能，尤其是呼吸、循环和中枢神经系统，增强胰岛素敏感性，提高人体的免疫功能，预防疾病的发生。另外，运动有助于释放压力、愉悦心情，有效改善不良情绪。最终，达到延缓衰老、强身健体、提高老年人生活质量的效果。

（2）老年人的运动保健

1）运动强度：通过自我感觉判断，运动后微汗、轻松愉快、食欲和睡眠良好，虽然稍感疲乏、肌肉酸痛，休息后消失，视为运动量适宜；运动时大汗淋漓、胸闷、气喘、头晕，或运动后有明显疲劳感甚至倦怠,脉搏15分钟尚未恢复正常,次日全身明显乏力,则视为运动量过大。

2)运动方式:选择散步(每分钟60～90步,或每小时3～4公里)、慢跑、游泳、乒乓球等运动、太极拳和跳舞等有氧运动。

3)运动时长和频率:每次运动30～60分钟,开始运动时从10分钟开始,以后按照5～10分钟的递增量,循序渐进地达到1个小时左右为佳。每周3～5次。

4)运动时间:清晨、上午、下午、黄昏或晚上均可。晨练宜在天亮或太阳出来,云开雾散,污染物飘散后开始。

5)注意事项:如果是患有心脑血管疾病、糖尿病或骨关节病等的老年人,建议在医生指导下运动。

3. 日常生活保健　随着年龄的增长,老年人出现身体机能的下降,通过对其个体或特殊群体进行详细全面的问诊、查体和相应检查的判读,了解其健康状况和相关危险因素,分析和评估健康状况,提供健康教育和咨询、危险因素干预、疾病防治措施及动态的健康监测等健康管理,制订随访计划,为老年人提供个性化的、综合的、连续的和可及性的日常生活保健和健康管理服务。具体内容包括以下几方面。

(1)建立健康档案　通过建立老年人健康档案,详细记录其个人基本信息、健康状况、生活习惯、生活质量、家庭背景及潜在的社区卫生服务需求等,便于全面了解和评估其健康状况,为长期观察、连续追踪其疾病的发生、发展和转归过程,实施个体化、针对性和系统性的卫生保健措施提供依据。

(2)开展健康体检　通过为老年人开展健康体检,有助于及时发现无症状或处于无症状期的疾病,切实做到早发现、早诊断和早治疗。同时,定期健康体检可以让老年人了解自身的健康状况,各种健康指标的达标情况,以及基于检查结果给予相应的管理和干预措施,进而提高老年人疾病管理的自主能动性和疾病治疗的依从性,提高治疗效果,改善疾病的预后。

(3)开展健康教育　通过向老年人及其家属进行健康教育,使其获得相关的健康知识和技能,纠正其不良生活习惯和错误的健康观念,建立良好的生活方式,增强自我保健和自我照顾能力,从根本上改变老年人的知-信-行模式,提高其生活和生命质量。

(4)定期家庭访视　尤其是对于失能及行动不便的老年人,如长期卧床的患者,定期进行家庭访视,走进老年人的家中,了解其病情、居住环境、家庭成员关系等,向老年人提供迅速、便捷的医疗保健服务和个体化健康指导。

(三)老年疾病的诊疗与康复

1. 老年疾病的特点

(1)老年人易患的常见疾病　随着年龄的增长,老年人易患多种急慢性疾病,涉及全身多个系统,包括呼吸系统疾病,如流感、肺炎、慢性支气管炎、慢性阻塞性肺疾病和肺癌;消化系统疾病,如功能性消化不良、便秘、慢性肝病、胃癌、肝癌和肠癌;心血管疾病,如高血压、冠心病、心律失常、心力衰竭;神经系统疾病,如脑梗死、脑出血、帕金森病和阿尔茨海默病(尤其是80岁以上的老年人);内分泌和代谢性疾病,如甲状腺功能亢进症、甲状腺功能减退症、糖尿病、血脂异常和骨质疏松;慢性肾脏疾病,如慢性肾炎、肾衰竭;泌尿系统疾病,如泌尿系统感染、膀胱癌;生殖系统疾病,如慢性盆腔炎、子宫内膜癌,男性前列腺癌;精神心理疾病,如抑郁症、焦虑症;此外还有骨性关节炎、白内障、压疮、意外伤害,如跌倒后骨折。

(2)常见疾病的特点

1)起病隐匿、进展缓慢:老年病多属于慢性疾病,通常起病隐匿、进展缓慢,可以在相当长时间内没有症状,无法确定其准确的发病时间,如高脂血症和动脉粥样硬化、老年性白内障、糖尿病和骨质疏松等,通常在体格检查时发现。因此,对老年人进行定期健康检查,有助于早期诊断和治疗疾病。

2）临床表现不典型：随着年龄的增长，老年人的神经系统和免疫系统发生退行性改变，体温调节、感觉、咳嗽、呕吐等生理反应能力下降，导致患者多无症状，出现自觉症状通常比较轻，临床表现不典型，容易造成误诊和漏诊。例如，无症状性消化性溃疡、无症状菌尿和无腹肌紧张的内脏穿孔等疾病。老年人患重症肺炎时，无肺部症状，仅表现为低热甚至不发热，全身乏力，食欲减退，或突然出现意识障碍、休克。所以，老年人轻微症状的背后可能隐藏着严重疾病。另外，老年人对疼痛刺激的敏感性减退，通常以非特异性症状表现为主。如发生急性心肌梗死时，无典型的胸痛，仅表现为胸闷不适感，或心力衰竭、心律失常，或上腹部痛、恶心、呕吐等消化道症状，或牙痛，或仅出现轻微的衰弱和嗜睡。上述非特异性症状提示患者处于患病状态，但并不能提示何种疾病，使老年疾病的诊断更困难。再者，老年人患病时，易出现各种程度的意识障碍，如烦躁/淡漠、抑郁、痴呆、精神错乱、谵妄和昏迷等。

3）容易发生并发症：老年人多种脏器功能减退，内环境的稳定性和代偿能力差。老年期是严重疾病的高发期，通常多种疾病并存，一旦出现应激反应，病情进展迅速，可以在短时间内迅速恶化，造成心、肺、肾等多脏器衰竭。如老年冠心病患者并发肺炎时，如果诱发了急性左心衰，肺淤血有利于细菌的生长繁殖，导致肺部感染加重不易控制，形成恶性循环。另外，不同诱因导致水电解质紊乱者，容易出现多器官衰竭。例如，老年人活动能力严重减退或卧床者，食欲下降，血清白蛋白减低，引起免疫力下降。一旦发生感染、创伤和出血等应激性疾病，易引起多个器官衰竭。再者，长期卧床者易合并运动减少性健康问题，如果病变发生在局部，可以表现为关节挛缩与运动障碍、失用性肌萎缩、压疮、血栓与栓塞、水肿以及皮肤指甲萎缩等；若发生于全身，通常表现为感染性疾病（如坠积性肺炎、泌尿系感染）、抑郁症、痴呆、消瘦、直立性低血压、便秘、尿潴留或大小便失禁等。

4）多种疾病共存：老年期是多种常见疾病合并存在的高发期，如原发性高血压老年患者，同时伴发2型糖尿病、冠心病、骨质疏松和良性前列腺增生。老年人多种疾病同时存在，通常累及多个脏器，或一个器官合并多种病变，使临床表现错综复杂而不典型，如失明、偏瘫患者，体力活动严重受限，容易导致心绞痛的症状或心功能不全的症状被掩盖，增加老年病的诊断和鉴别诊断难度。另外，由于老年人的免疫功能减退，在慢性疾病的基础上，容易并发呼吸道、胆道和泌尿系感染。再者，同时使用多种药物，药物动力学原因导致医源性问题，如糖尿病患者合并急性心肌梗死，长期使用瑞格列奈的患者，增加硫酸氢氯吡格雷的使用，会增加低血糖发生的风险。

2. 老年人用药原则 老年人器官功能的生理学改变以及各系统对药物反应的变化，导致其对药物的吸收、代谢、解毒和排泄的能力均下降。药物代谢缓慢，半衰期延长，易引起药物的毒副作用。如老年人对洋地黄敏感，治疗剂量和中毒剂量非常接近，洋地黄的用量只需用年轻人的1/2或1/4量即可获得疗效。另外，多数老年患者多病共存，多重用药和联合用药非常普遍，易引起药物之间的相互作用，增加药物毒副反应的发生风险，出现药物不良反应，造成医源性伤害。所以，老年人需要结合药物代谢动力学和药效学合理用药。

（1）根据药物代谢动力学合理用药　脂溶性药物容易在体内脂肪组织中暂时蓄积，如地西泮和利多卡因，使之作用持久，所以，在服用脂溶性药物时，给药时间间隔需适当延长。水溶性药物因分布容积减少，易出现血药高峰浓度增加，如地高辛和对乙酰氨基酚等，服用时应适当减少剂量。另外，由于老年人清蛋白的含量减少，使与其结合的药物量减少，导致非结合的游离状态的药物量增多，即血药浓度增大，如磺胺类和华法林，易出现毒副作用，需注意减少给药剂量。应用水溶性药物和结合型药物时，注意减少给药剂量。

（2）结合药效学合理用药　由于老年人器官功能的生理学改变以及各系统对药物反应的变化，应结合药效学合理用药，具体如下。

1）消化系统：老年患者肝脏对药物的代谢能力降低，如茶碱、奎尼丁、苯二氮䓬类、普萘洛尔和利多卡因等，使其血药浓度升高，易在体内蓄积，产生毒副作用。应用主要经肝脏代谢的药物时，需减少剂量，一般为成年人用量的1/3～1/2，用药时间间隔也需适当延长，尤其是对于已有肝病存在的老年患者，更应注意用药剂量和给药时间间隔。

2）泌尿系统：老年人即使无肾脏疾病，药物的肾清除率也会降低，引起药物在体内蓄积，增加毒副反应。主要以原型经肾脏排泄的药物或毒性大的药物，如别嘌醇、甲基多巴、地高辛、呋塞米、乙胺丁醇、苯巴比妥、锂盐、氨基糖苷类抗生素、青霉素及大剂量头孢菌素类、呋喃妥因、金刚烷胺等，应用时注意调整剂量和给药时间间隔，避免或减少毒副作用。

3）循环系统：老年高血压患者用降压药治疗时，易致直立性低血压。老年人对洋地黄类的正性肌力作用的敏感性降低，对其毒性反应的敏感性增高，治疗的安全范围变窄，易出现中毒反应。因此，给老年人应用洋地黄类药物时，应特别注意剂量，应个体化给药。老年人对异丙肾上腺素的心率加快和普萘洛尔心率减慢作用的敏感性均弱于年轻人，应用时应适当增加剂量；同样，老年人对奎尼丁的抑制心室起搏点和心房膜反应性作用的敏感性均降低，应用时也应增加剂量；而老年人对硝酸甘油扩张血管作用的敏感性明显增强，应减少剂量。

4）中枢神经系统：老年人对中枢神经抑制药的敏感性增高，药效增强，如治疗帕金森病的抗胆碱、抗组胺药、苯二氮䓬类药物（如地西泮等）、吗啡、巴比妥类、乙醇等，不良反应的发生率增多，应用时应注意使用剂量。

5）凝血系统：老年人对华法林的敏感性随年龄增大而增强，老年患者服用华法林后，其作用和不良反应均增强。因此，老年患者应用华法林剂量应减少，并在用药过程中观察出血迹象（血尿、大便隐血），定期复查凝血时间。

6）其他：老年人的中枢神经系统对低血糖非常敏感，若不及时纠正，可引起严重或永久性损害。长效胰岛素制剂使用时需要注意低血糖反应。

（3）老年人用药原则

1）最低有效剂量原则，从最小剂量开始，一般为成人剂量的3/4即可，既能达到治疗效果，又尽可能减少不良反应。根据患者的肝肾功能等，用药剂量个体化。

2）根据患者具体情况，选用适宜的剂型。口服给药是最常用、最方便的给药途径。

3）注意药物间的相互作用。老年人易患多种疾病，常须同时服用多种药物，药物间存在相互影响，如抗酸剂和轻泻剂，可以减少其他药物的溶解与吸收；另外，同时使用凝血药与抑制血小板功能的药物，可增加出血风险。

4）须在诊断明确的前提下，尽量减少用药种类，优化给药方案，强调药品的正确用法与用量，增加老年人用药的依从性。

3. 社区老年常见健康问题的保健与康复　老年人伴随各系统器官功能老化，身体、心理及社会活动功能减退，由此可带来各种健康问题，影响老年人的生活质量。跌倒、便秘、排尿困难和骨质疏松等社区老年常见健康问题对老年人的生命质量造成严重影响。

（1）跌倒　是突发、不自主的体位改变，倒在地上或更低的平面上。跌倒严重威胁着老年人的身心健康、日常活动及独立生活能力，增加家庭和社会的负担。

1）影响因素：①生理性因素：如骨骼、关节、韧带及肌肉的结构或功能损害引发跌倒；②病理性因素：如虚弱以及引起平衡功能失调、眩晕、视觉或意识障碍的急慢性疾病；③药物性因素：如抗抑郁药、抗焦虑药、多巴胺类药物和抗帕金森病药；④环境因素：如地面潮湿、有障碍物，鞋子尺寸不合适，裤腿或睡裙下摆过长；⑤心理因素：如沮丧、抑郁、焦虑。

2）处理措施：发现老年人跌倒，不要急于扶起或搬动。进行全面评估，首先检查其意识和生命体征，重点检查着地部位、受伤部位。①意识不清者，立即拨打急救电话。另外，如有外伤、出血，应立即止血、包扎；如有呕吐，将头偏向一侧，并清理口鼻腔呕吐物，保证呼吸道通畅；如有呼吸、心跳停止，立即进行胸外心脏按压、口对口人工呼吸等急救措施。②意识清楚时，可采取下列措施：如跌倒情况及对跌倒过程不能记起,立即护送到医院诊治;如有剧烈头痛、口角歪斜、言语不利、手脚无力等,应立即拨打急救电话;如有明显外伤、出血,立即止血包扎,送往医院进一步处理;如有肢体疼痛、畸形,不要搬动,以免加重病情,立即拨打急救电话。③评估社区老年人跌倒危险因素,建立个体化跌倒防护方案。另外,通过健康教育,提高老年人及其照顾者的个人预防和处理跌倒的知识和技能。

(2)便秘 是指大便次数减少,一般每周少于3次,排便困难,粪便干结。

1)影响因素:引起便秘的常见因素包括饮食结构不合理(是最常见的原因),活动量减少,精神因素,环境因素,中枢神经系统疾病,内分泌性疾病,结肠出口梗阻(如结肠癌)。

2)处理措施:①饮食疗法是便秘治疗的基础,保持膳食平衡,多食富含膳食纤维的食物,多饮水。②定时排便。③适量运动,利于改善胃肠功能。④应用泻药:容积性泻药是最安全的泻药;排便动力衰弱者可以选择刺激性泻药;粪便较干结的老年人、体弱或排便动力减弱的患者可以选择软化性泻药和润滑性泻药。⑤转诊,进行手术治疗:肿瘤、梗阻、狭窄所致的便秘应及时手术治疗。⑥进行老年防便秘认知教育,避免因排便时用力过猛,引起血压骤升或急性心肌梗死、脑卒中等危险事件的发生。

(3)排尿困难 前列腺增生是中老年男性排尿困难最常见的疾病之一。前列腺增生处于不同分期,症状各异。

1)排尿困难的表现:①储尿期:尿频、夜尿增多。尿频为早期症状,先为夜尿次数增加,但每次尿量不多。②尿急、尿失禁:50%~80%的患者下尿路梗阻期有尿急或急迫性尿失禁。③排尿期症状:随前列腺的腺体增大,机械性梗阻加重,排尿困难加重,下尿路梗阻的程度与腺体大小不成正比。因尿道阻力增加,患者排尿起始延缓,排尿时间延长,射程不远,尿线细而无力,有排尿不尽的感觉。④排尿后症状:尿不尽、残余尿增多,残余尿是膀胱逼尿肌失代偿的结果。当残余尿量很大,膀胱过度膨胀且压力很高,高于尿道阻力时,尿便自行从尿道溢出,称充溢性尿失禁。⑤其他症状:随病情发展,还可出现血尿、泌尿系感染、膀胱结石、肾功能损害等严重疾病。

2)处理措施:①戒酒,不吃刺激性食物,如辣椒。②避免受凉,预防感冒。③不憋尿、不久坐(尤其是软沙发)、不久骑车,减少对前列腺的压力。④定期体检,遵医嘱用药。

(4)骨质疏松 是一种以骨密度降低、骨微结构破坏、骨脆性增加为特征的全身代谢性骨病,容易引起骨折。

1)骨质疏松危险因素:①不可控的危险因素:如人种、老龄和绝经后;②可控的危险因素:如低体重、用药情况、低雌激素现状、吸烟、过量饮酒、维生素D摄入不足、钙摄入不足和缺乏锻炼。

2)临床表现:①骨痛(以腰背疼痛为主);②骨折;③畸形(驼背,腹部受压);④生活质量下降:丧失自信,身材扭曲,产生止痛剂依赖,睡眠不良,情绪低落,丧失独立生活能力。

3)骨质疏松的治疗:可以从以下方面进行治疗。①基础措施:改变生活习惯,如适当加强营养、锻炼,增加日晒时间,戒烟;补充骨的基础营养制剂,包括钙和维生素D;预防跌倒。②药物治疗:促进骨矿化、促进骨形成、抑制骨吸收。用药指征包括骨质疏松(T≤-25);有脆性骨折;骨量低下(-2.5<T≤-1)且有骨质疏松的危险因素。

4. 心理健康保健 随着社会老龄化程度的加深,空巢老人越来越多。另外,退休、丧偶、再婚和经济状况等社会问题容易给老年人带来烦恼、心理压力和精神痛苦。持续不良的负面情绪有害身体健康,除了锻炼身体是调节情绪的有效手段之外,以下简单易行的心理保健措施也有助于维护老年人的健康。

(1)丰富日常生活 根据个人的健康情况、职业、经济状况和愿望等,丰富日常生活,规划老年生活的长期目标和眼前目标,有效调节心理状态。如发展个人爱好和兴趣,学习新知识和新技能,丰富生命的意义;医生、律师、销售员和作家等延续职业追求,实现生命过程的完整性。

（2）情绪调节方法　常用的情绪调节方法如下。①明确需要解决的核心问题。研究并明确生活中出现的社会问题，明确需要解决的核心问题，列出解决问题的方法，必要时寻求家庭与社会的支持。或者学会换个角度看待问题，有助于让自己尽快平静。②及时宣泄不良情绪。采用交谈、读书、锻炼、听音乐或娱乐等方式，及时宣泄不良情绪。对于家庭矛盾突出、空巢、丧偶的老年人，医护人员在尊重和理解的基础上，关心其心理状态，帮助平复不良情绪。③适时和适当地放松和冥想。可以采用平躺、或依靠着椅背的坐姿，缓慢深吸气、憋气、缓慢深呼气。反复深呼吸几分钟后，呼吸和心率减慢，肌肉松弛，心情放松。另外，闭目回忆愉快的经历，详细回想细节，有效转移注意力。④建立良好的人际关系。平时注重人际关系的建设，保持人格独立，处理好日常生活中与自我、家属和朋友的关系，保持良好的心理状态，减少和避免不愉快事件的发生。⑤科学理解生与死的意义。对生与死的态度，对老年人的情绪有着积极或消极的影响。建立科学、合理、健康的死亡观，坦然面对生死问题，将生死观念转化为珍爱健康、珍惜生命的强大动力，提高自己的生活和生命质量。

第4节　临终关怀

一、临终关怀的含义及理念

临终关怀是20世纪60年代发展起来的新兴医疗保健服务项目，由医生、护士、心理学工作者、社会工作者、宗教人员和志愿者等多学科、多领域、专业人士组成的团队，提供对晚期患者及家属的全面照护，其宗旨是提高晚期患者的生活质量，使之能够舒适、安详、无痛苦、有尊严地走完人生，同时使家属的身心健康得到保护，也称为安宁疗护、舒缓疗护。

晚期患者的确定原则，凡在现有医疗技术水平条件下，所患疾病无治愈希望，且不断恶化濒临死亡，预期生命不超过6个月即被视为晚期患者。

临终关怀的理念：①以治愈为主的治疗转变为以对症为主的照料；②以延长患者的生存时间转变为提高患者的生命质量；③尊重临终患者的尊严和权利；④注重临终患者家属的心理支持。

临终关怀的焦点是生活，而不是死亡。临终关怀不是刻意延长生存期，也不提供缩短生命的安乐死，是为患者提供身体、心理、社会和心灵上的支持。临终关怀的服务范围，包括疼痛和症状管理、心理精神关怀、社会支援和居丧照护四部分。

二、临终关怀服务理念

四全照护理念，即全人（综合性的照护，考虑病患身、心、灵各方面的需求），全程（持续性的照顾，照顾病患之生、老、病、死的每一过程），全家（以家庭为中心的社区性照顾，不仅是病患，其家属亦应被关怀和照顾），全队（团队化的照顾，通过不同专业合作，提供整合性的高品质服务）。团队人员是跨专业的团队组合，每位团队人员是专家，也是全才，必须不断学习。安宁护理计划由整个团队共同决定，包括患者及家属。

1. 服务对象　既包括临终患者，也包括患者家属；既包括老年临终患者，也包括儿童和成人。服务范围既包括恶性肿瘤患者，也包括非恶性肿瘤终末期临终患者。

2. 服务内容　服务的内容广泛全面。包括缓和医疗、安宁护理、死亡教育、社会支援和居丧照护等多学科、多方面的综合服务。

3. 临终关怀强调照顾料理，淡化治疗　临终关怀目的是：①解除由疾病引起的疼痛和不幸；②照顾和护理那些不能治愈的各种疾病临终患者；③追求安详死亡，包括生理上的舒适，心理适应的良好，心灵上的宁静。用临终关怀取代临终治愈性治疗。临终关怀服务中淡化"治疗"的观念。照料护理是广义的治疗，是临终关怀的重要任务。照料护理服务中应该是"管理照料"临终患者，而不是以治愈疾病为目的积极治疗。以舒适为目的的临终关怀服务是尽力围绕患者及家属的希望，包括丰富临终生命质量的内涵。

三、临终关怀服务机构核心服务的基本要素

1. 减轻临终患者生理肉体和精神心理与心灵的痛苦。
2. 避免不适当的、有创伤的、以治愈为目的的治疗。
3. 采取让患者表达自己愿望的治疗手段，以维护患者尊严。
4. 给予患者尽可能高的生命质量。
5. 在患者还能与人交流时，给患者和家属提供充分的空间和时间相聚。
6. 将家属的医疗经济负担降到最低。
7. 所花的医疗费用要告知患者或家属。
8. 临终患者内心冲突消除，特殊心愿实现，未尽事情有安排，和亲朋好友道别。

四、临终关怀服务机构

临终关怀服务机构的产生和发展是社会文明与进步的标志。生命终末期的安宁疗护，需要依据患者疾病状态、个人意愿等因素，提供不同场所及医疗照护模式。临终关怀服务机构要隶属于一个健全的医疗机构，并要求具备以下条件：①有安宁病房（室）；②有社会志愿队伍；③有标准化作业并有健全的管制体系、制度和运作机制；④有卫生行政部的支持，政策制度的管理，同时得到医疗保健部门的支持；⑤有能力有计划地对社区全科医师、护士及从事临终关怀服务人员进行培训；⑥能开展临终关怀学术研究和交流工作。

我国的安宁疗护机构形式大致分为四类：居家医疗模式，社区医院模式，二三级医院模式，医养/养老模式。社区医院作为由政府主导、支持开展安宁疗护的机构，或将成为解决安宁疗护普及化发展的主体。以北京市西城区德胜社区卫生服务中心探索开展的"社区-居家-门诊-住院"一体化临终关怀服务体系为例，对于晚期癌症患者及慢性严重老年性衰竭性疾病的患者及家庭有临终关怀需求的人群，开展身体和心理评估，制订目标计划，实施"五位一体"关怀服务。服务方式有三种：①居家服务，服务内容主要有筛查评估、入户随访、心理支持、护理指导、健康教育。②门诊服务，服务内容主要有开具麻醉止痛药和辅助用药、上级转诊、电话随访。③住院服务，进一步开展症状控制、心理支持、安宁护理、灵性照顾、善终服务。该体系集约化地运用社会资源，减轻社会、家庭经济负担，提升目标人群生存价值，体现社会公益取向。

（晁　爽　朱慧芳　魏学娟）

参考文献

成蓓,曾尔亢,2018. 老年病学. 2版. 北京:科学出版社
何坪,夏晓萍,2014. 全科医学概论. 2版. 北京:高等教育出版社
梁万年,路孝琴,2013. 全科医学. 北京:人民卫生出版社
路孝琴,席彪,2016. 全科医学概论. 北京:中国医药科技出版社
于晓松,路孝琴,2018. 全科医学概论. 5版. 北京:人民卫生出版社